高等医学院校系列教材
基础医学复习纲要与强化训练

医学微生物学学习指南

第2版

主　　编　陈　锋　王红英
副主编　孙玉萍　马海梅
编　　者　(以姓氏笔画为序)
马海梅　王红英　刘雪莉　孙玉萍
张　蓓　阿孜尔古丽·阿布都克日木
陈　锋　孜来古丽·米吉提
迪丽达尔·库德热提

科学出版社
北京

内　容　简　介

本书与全国高等医学院校教材配套，是基础医学复习纲要与强化训练教材。全书包括医学微生物学的各章内容纲要以及训练，并附有答案和模拟试卷。本书有助于医学生复习、巩固及自测所学的本学科内容，是医学生和准备应试的执业医师等参加医学微生物学考试的必要参考书。

图书在版编目(CIP)数据

医学微生物学学习指南 / 陈锋，王红英主编 .—2 版 .—北京：科学出版社，2014. 3

ISBN 978-7-03-039888-8

Ⅰ. ①医…　Ⅱ. ①陈…　②王…　Ⅲ. ①医学微生物学-医学院校-教学参考资料　Ⅳ. ①R37

中国版本图书馆 CIP 数据核字(2014)第 036975 号

责任编辑：李国红　朱　华 / 责任校对：刘小梅

责任印制：赵　博 / 封面设计：范璧合

科学出版社 出版

北京东黄城根北街 16 号

邮政编码：100717

http://www.sciencep.com

三河市春园印刷有限公司印刷

科学出版社发行　各地新华书店经销

*

2006 年 8 月第　一　版　开本：787×1092　1/16

2014 年 3 月第　二　版　印张：13 1/4

2025 年 2 月第二十六次印刷　字数：310 000

定价：48.00 元

（如有印装质量问题，我社负责调换）

前　　言

根据人民卫生出版社教材《医学微生物学》(第8版),参照新修订的临床医学本科教学大纲和全国执业医师资格考试知识点纲要的要求,为便于学生全面且有重点的掌握本课程各章节内容,获得理想的考试成绩,特此编写了这本学习指南。

本书基本内容以新修订的五年制本科教学大纲要求掌握和熟悉内容为主,可供临床、预防、基础、口腔、麻醉、影像、药学、检验、护理、中西医结合及中医学等专业七年制本硕班及本、专科学生学习医学微生物学时参考。也可作为教师的授课提纲。

本书重要名词及章节标题附有英文,方便七年制本硕班学生学习专业英语。

本书每章后附有练习题,题型及内容紧扣教学大纲和全国执业医师资格考试知识点基本要求,可方便学生复习巩固所学知识,能够胸有成竹地应考并获得理想的成绩。

本书最后附有各章复习题的参考答案和两套模拟试卷及答案,便于学生复习时自测。

编　者

2014年1月

目　　录

第一篇　细　菌　学

第二篇　病　毒　学

第三篇　真　菌　学

第一章　绪　论(Introduction)

本章要求

1. 掌握:微生物的定义、种类;病原微生物的概念。
2. 熟悉:微生物与人类的关系。
3. 了解:医学微生物学的发展简史和研究对象。

第一节　微生物和病原微生物
(Microorganism and Pathogenic Microorganism)

一、微生物的定义(definition)

微生物(microorganism)是一类肉眼不能直接看见,必须借助光学显微镜或电子显微镜放大几百倍或几千倍甚至几万倍才能观察到的微小生物。具有形体微小、结构简单、繁殖迅速、容易变异、种类繁多、分布广泛等特点。

二、微生物的分类(classification)与分布

根据微生物有无细胞结构、分化程度和化学组成等特点可将其分为三大类:

(一) 非细胞型微生物(noncellular microorganism)

无细胞结构,缺乏产生能量的酶系统,由单一核酸(DNA/RNA)和蛋白质构成,必须在活细胞内增殖。病毒属之。

(二) 原核细胞型微生物(prokaryote)

一般为单细胞,细胞核分化程度低,无核膜核仁,细胞器不完整。细菌(bacterium)、衣原体(chlamydia)、支原体(mycoplasma)、螺旋体(spirochete)、立克次体(rickettsia)、放线菌(actinomycetes)属之。

(三) 真核细胞型微生物(eukaryote)

单细胞或多细胞微生物,具有完整的细胞结构,细胞核分化程度高,有核膜核仁,细胞器完整。真菌(fungus)属之。

微生物分布很广。空气、土壤、水体以及人类和动体表以及与外界相通的通道均有大量的微生物存在。

三、微生物与人类的关系
(relationship of microorganism and human beings)

1. 病原微生物(pathogenic microorganism)　是指存在于自然界,以各种方式侵入人体,引起人类疾病的微生物,包括细菌、病毒和真菌。

2. 正常微生物丛(normal flora)　是指寄居于人体的体表及人体与外界相通的腔道内

的对人体无害的微生物丛,包括细菌、病毒和真菌。习惯上称之为正常菌群。

3. 条件致病性微生物(conditioned pathogenic microorganism) 是指正常情况下寄居于人体各部位,在一定条件下(机体抵抗力下降、正常寄居部位改变、菌群失调等)引起人类疾病的微生物。习惯上称之为条件致病菌(conditioned pathogen)或机会致病菌(opportunistic pathogen)。

第二节 医学微生物学(Medical Microbiology)

1. 本学科由微生物学发展而来,主要研究与人类疾病有关的病原微生物的生物学特性、致病机制、机体的抗感染免疫、检测方法以及相关感染性疾病的防治措施。

2. 医学微生物学发展简史(自学)。

3. 医学微生物学的学习目的

(1) 加强传染性疾病和感染性疾病的病原学研究,及时发现新现的病原体及其变异情况,为及时诊治疾病提供病原学依据。

(2) 深入开展病原微生物生物学特性及其致病机制的研究,为开发新的抗细菌、抗病毒和抗真菌新药提供理论基础。

(3) 研制开发免疫抗原性好,副作用小的新型疫苗,以提高机体特异性免疫力,预防传染病的发生,降低传染病发病率。

(4) 研究特异、灵敏、简便、快速的微生物学诊断技术,及时的为临床和流行病学诊断提供依据。

第三节 强化训练

一、判断题

1. 立克次体属于非细胞型微生物。
2. 噬菌体属于原核细胞型微生物。
3. 中国是首先使用人痘接种术的国家。
4. 郭霍法则适用于所有感染性疾病。
5. 原核细胞型微生物有完整的细胞器。
6. 真核细胞型微生物缺乏完整的细胞器。
7. 非细胞型微生物含有两种类型核酸,既含 DNA、又含 RNA。

二、填空题

1. 根据微生物的形态、结构及组成不同,可分成________、________和________三个大类,其中仅含原始核的包括________、________、________、________、________和________等。
2. 发明巴氏消毒法的科学家是________。
3. 开创外科消毒技术的临床医师是________。
4. 三大类微生物的主要区别在于________的不同。

三、单项选择题

【A1 型题】

1. 原核细胞型微生物与真核细胞型微生物的根本区别是

A. 单细胞　　B. 有细胞壁

C. 仅有原始核结构,无核膜和核仁等　D. 对抗生素敏感
E. 繁殖方式

2. 下列对原核细胞型微生物结构的描述中,正确的一项是
A. 有细胞壁但不含肽聚糖　B. 有细胞膜且含有胆固醇
C. 含有线粒体、内质网、溶酶体等细胞器　D. 细胞核内含染色体遗传物质
E. 无核膜,核质为裸露环状 DNA

3. 下列各种微生物,不属于原核细胞型微生物的是
A. 细菌　B. 支原体　C. 真菌
D. 立克次体　E. 螺旋体

4. 非细胞型微生物是指
A. 细菌　B. 真菌　C. 衣原体
D. 病毒　E. 放线菌

5. 原核细胞型微生物的特征是
A. 体积微小,可通过细菌滤器　B. 胞质内细胞器完整
C. 菌体内有核膜,核仁和染色体　D. 体积微小,可有菌丝和孢子
E. 仅含有原始物质,无核膜或核仁

6. 下列哪项不是微生物的共同特征
A. 个体微小　B. 种类繁多　C. 分布广泛
D. 可无致病性　E. 只能在活细胞内生长繁殖

7. 下列哪种病原体不含有核酸
A. 朊粒　B. 小病毒 B19　C. 巴尔通氏体
D. 伯氏疏螺旋体　E. 汉坦病毒

8. 证明有机物发酵和腐败是由微生物引起的是
A. 柯赫　B. 列文虎克　C. 巴斯德
D. 李斯特　E. 琴纳

9. 下列各种微生物,不属于原核细胞型微生物的是
A. 肺炎支原体　B. 沙眼衣原体　C. 梅毒螺旋体
D. 噬菌体　E. 普氏立克次体

10. 下列各种微生物,属于真核细胞型微生物的是
A. 放线菌　B. 结核杆菌　C. 噬菌体
D. 白假丝酵母菌　E. 普氏立克次体

11. 有完整细胞核的微生物是
A. 真菌　B. 支原体　C. 衣原体
D. 立克次体　E. 细菌

12. 下列微生物中仅含一种核酸的是
A. 白色念珠菌　B. 噬菌体　C. 螺旋体
D. 放线菌　E. 衣原体

13. 最先创用固体培养基将细菌进行培养的科学家是
A. 法国的巴斯德　B. 德国的柯霍
C. 俄国的伊凡诺夫斯基　D. 英国的李斯特

E. 荷兰的列文虎克

14. 关于在微生物学发展史上做出重要贡献的科学家及其所做出的贡献,下列哪项叙述是错误的

A. 巴斯德首次研制出狂犬病疫苗

B. 柯霍先后分离出炭疽杆菌、结核杆菌和霍乱弧菌

C. 伊凡诺夫斯基发现烟草花叶病毒

D. 琴纳分离出天花病毒

E. 弗莱明发现青霉菌产物能抑制金黄色葡萄球菌的生长

15. 用无毒力牛痘苗接种来预防天花的第一个医师是

A. Koch　B. Jenner　C. Pasteur

D. VonBehring　E. Bordet

16. 最早用人痘接种预防天花的国家是

A. 中国　B. 美国　C. 日本

D. 俄罗斯　E. 英国

17. 最早观察到微生物的学者是

A. 中国宋末年的刘真人

B. 荷兰人 Antony Van Leeuwenhok(吕文虎克)

C. 法国人 Louis Pasteur(巴斯德)

D. 英国人 Joseph Lister(李斯特)

E. 德国人郭霍

18. 严格说来,结核分枝杆菌在分类上属于

A. 细菌　B. 衣原体　C. 支原体

D. 螺旋体　E. 立克次体

【B1 型题】

A. 细菌　B. 病毒　C. 朊粒

D. 真菌　E. 立克次体

1. 属于非细胞型微生物的是
2. 属于原核细胞型微生物的是
3. 属于真核细胞型微生物的是

A. 列文虎克　B. 巴斯德　C. 琴纳

D. 郭霍　E. 李斯特

4. 第一个用无毒力牛痘苗接种来预防天花的医师是
5. 发明了显微镜首先观察到细菌的是
6. 证明有机物发酵和腐败是由微生物引起的是

四、问答题

1. 简述非细胞型、原核细胞型和真核细胞型微生物的主要特点。
2. 简述科赫法则的基本内容。

(孙玉萍 编,马海梅 校)

第一篇　细　菌　学

第二章　细菌的形态与结构

本章要求

1. 掌握:细菌细胞壁的化学结构、功能及革兰阴性菌和阳性菌细胞壁的区别;细菌特殊结构(形态结构、形成条件、功能及在实践中的意义)。

2. 掌握:细菌的基本形态、基本结构;掌握革兰染色法的步骤,结果及实际意义。

3. 熟悉:L型细菌的概念及意义。

4. 了解:细菌形态与结构检查的原则。

第一节　细菌的大小与形态(Bacterial Morphology)

一、细菌的大小

细菌个体微小,须用光学显微镜油浸镜放大 900~1000 倍才能看清形态,而观察和研究其结构则需用电镜。测量细菌个体大小的单位是微米(μm),1μm=1/1000mm。

二、细菌的基本形态

细菌按其外形可分为:球菌、杆菌和螺形菌三种基本形态。

1. 球菌(coccus)　多数球菌直径约 0.8~1.2μm,根据细菌排列方式及分裂平面不同又可分为:① 葡萄球菌(staphylococcus);②链球菌(streptococcus);③双球菌(diplococcus);④四联球菌(tetrads);⑤八叠球菌(sarcina)。

2. 杆菌(bacillus)　各种杆菌的大小、长短、粗细很不一致,排列方式也有不同。分别是①大杆菌(Larger bacillus),如:炭疽杆菌;②中杆菌(middle bacillus),如:大肠埃希菌;③小杆菌(smaller bacillus),如:布鲁菌;④球杆菌(coccobacillus),如:流感杆菌。

3. 螺形菌(spiral bacterium)

1) 弧菌(vibrio):菌体短,只有一个弯曲,呈弧形。如霍乱弧菌。

2) 螺菌(spirillum):菌体较长,坚硬,有几个弯曲。如鼠咬热螺菌。

3) 螺杆菌(helicobacterium):菌体细长弯曲,呈弧形或螺旋形。如幽门螺杆菌。

细菌的形态受环境因素影响很大。改变环境条件如温度、培养时间、培养基成分和浓度、pH 等,均可引起细菌形态变化。

第二节　细菌的结构

细菌的结构包括基本结构和特殊结构两种。各种细菌共有的结构称为基本结构,由外向内依次可分为细胞壁、细胞膜、细胞质及核质四部分。某些细菌特有的结构称为特殊结构,包括鞭毛、菌毛、荚膜和芽孢。

一、细菌的基本结构

(一) 细胞壁(cell wall)

细菌最外层的一层膜状结构。

1. 性质与功能　细胞壁坚韧而有弹性,厚约 18 ~ 30nm,占菌体干重的 10% ~ 25% 。细菌胞质内有高浓度的无机盐和蛋白质、糖类,渗透压高达 5 ~ 25 个大气压,为高渗,而胞外相对为低渗,所以细胞壁对细菌具有重要的功能和意义。

(1) 维持细菌的固有外形。

(2) 保护细菌、抵抗低渗、起到屏障作用。

(3) 调节菌体内外的物质交换。

(4) 带有多种抗原决定簇,决定菌体的抗原性。

2. 主要化学成分及结构——肽聚糖　肽聚糖(peptidoglycan)又称黏肽(mucopeptide),为原核生物细胞所特有。

(1) 聚糖骨架(sugar backbone):由两种氨基糖即 *N*-乙酰氨基葡萄糖胺(*N*-acetylglucosamine)和 *N*-乙酰胞壁酸(*N*-acetylmuramic acid)交替间隔排列,经 β-1、4 糖苷键联结成的聚糖链。各种细菌的聚糖链相同。

(2) 四肽侧链(tetrapeptide sidechain):化学组成及联结方式随菌种而异。如葡萄球菌等 G^+ 菌其四肽侧链依次为 *L*-丙氨酸、*D*-谷氨酸、*L*-赖氨酸、*D*-丙氨酸,而大肠埃希菌等 G^- 菌第 3 位为二氨基庚二酸(diaminopimilic,DAP),并由 DAP 与相邻的四肽侧链末端的 *D*-丙氨酸直接联结。

(3) 五肽交联桥(five-glycines crosslink bridge):为 G^+ 菌所具有。化学组成为五个甘氨酸分子,并与四肽侧链第 3 位的 *L*-赖氨酸和相邻的四肽侧链的末端的 *D*-丙氨酸相联结,从而使 G^+ 菌的肽聚糖构成一个机械强度十分坚韧的三维立体结构、网架结构,并聚合成多层框架。而 G^- 菌则因缺乏五肽交联桥使其肽聚糖为一个结构较为疏松、单层平面网络的二维结构。

肽聚糖是细菌胞壁的主要成分。凡能破坏肽聚糖结构或抑制其合成的物质,都能损伤细胞壁而使细菌变性或杀伤细菌。

青霉素和头孢菌素能与细菌竞争合成胞壁过程中所需的转肽酶,抑制四肽侧链上 *D*-丙氨酸与五肽交联桥之间的联结,而使细菌不能合成完整的细胞壁,可导致细菌死亡。

3. G^+ 菌细胞壁的特点　较厚,约 20 ~ 80nm,粘肽含量丰富,有 15 ~ 50 层,占细胞干重的 50% ~ 80% 。各层肽聚糖之间通过四肽侧链和五肽交联桥相互交联,交联率高达 75% ~ 100% ,组成三维立体框架。结构坚固致密。

G^+ 菌细胞壁内还含有大量磷壁酸(teichoic acid),由核糖醇(ribitol)或甘油(glycerol)残基借磷酸二酯键互相连接成多聚物,约 30 个或更多的 teichoic acid 分子组成长链,穿插于黏肽层中,按其结合部位不同可分为:①壁磷壁酸(wall teichoic acid)其长链一端与黏连分子上的胞壁酸共价联结,另一端则游离于胞壁外。②膜磷壁酸(membrane techoic acid)又称脂磷壁酸(lipotechoic acid,LTA)。其长链末端带有糖脂相联结,向外穿透肽聚糖层的网格而伸出胞壁表面。

磷壁酸(teichoic acid)的作用:

(1) G^+的重要表面抗原,与血清学分型有关。

(2) 通过离子交换作用维持细胞内的离子平衡:Mg^{2+}。

(3) 通过与细胞壁和细胞膜的联结,增强细菌结构的稳定性。

(4) 能黏附在人和某些动物细胞表面,类似细菌菌毛,可能与致病性有关。

如:A 族链球菌之 LTA。

此外,M 蛋白、SPA 等特殊结构为某些 G^+菌所特有,并与其致病性和抗原性有关。

4. G^-菌细胞壁的特点　较薄,黏肽含量少,只有 1～2 层,仅占胞壁干重的 5%～20%。黏肽层之间由四肽侧链直接交联,缺乏五肽桥,为二维结构,结构较为疏松薄弱。

G^-菌胞壁黏肽层外还含有外膜,为其胞壁的主要结构,约占胞壁干重的 80%,其结构组成如下:

(1) 脂质双层(lipid bilayer):为外膜的基本结构,是液态脂质双层,其中有脂蛋白向内伸入连接在肽聚糖上,脂多糖则向外伸出至细胞壁表面。

(2) 脂蛋白(lipoprotein)

(3) 脂多糖(lipopolysaccharide,LPS):即 G^-菌的内毒素,由以下三部分组成。

1) 脂质 A(lipid A):耐热、是 LPS 的毒性部位,与 G^-菌致病性有关,无种属特异性,各种 G^-菌的脂质 A 均相同,故不同的 G^-菌感染时,由内毒素引起的毒性作用大致相似。

2) 核心多糖(core polysaccharide):位于脂质 A 层,由已糖(葡萄糖)庚糖(7 碳糖)2-酮基-3 脱氧辛酸(2-keto-3-cleoxyoctonic acid,KDO)、磷酸乙醇胺等组成,经由 KDO 与脂质 A 共价连接,有属特异性,同一属细菌的相同。

3) 特异多糖(specificpolysaccharide):为 LPS 的最外层,露出于表面之外,是由若干个(最多可达 40 个)低聚糖(3～5 个单糖)重复单位所构成的多糖链,链上可附加其他基因。

特异多糖即 G^-菌的 O-Ag 具有种的特异性,不同 G^-菌的特异多糖中单糖的种类、位置、排列顺序和空间构型各不相同,由此决定了 O-Ag 的特异性。O-Ag 如缺损,细菌即由 S 型变为 R 型。

LPS 是 G^-菌的重要成分,有多种生物学效应,它能使机体中毒致死、引起发热(热原质)、促进淋巴细胞分裂增殖、刺激骨髓细胞增生、激活补体和凝血因子,有免疫佐剂作用,在致病性和免疫性上均有重要意义。

G^+菌和 G^-菌在细胞壁结构方面的显著不同,导致这两类细菌在染色性、抗原性、毒性、对某些药物的敏感性等方面存在很大差异。

5. L 型细菌(L-form of bacterium)　在某些情况下,如细菌的细胞壁受溶菌酶或青霉素作用,黏肽结构可遭破坏,或其合成受到抑制,细菌胞壁受损后在普通环境中大多数细菌不能耐受菌体内部的高渗透压而裂解死亡;但在高渗环境下,多数细菌仍可存活而成为细胞壁缺损细菌,不能维持其固有形态,呈现高度多形性。

G^+菌和 G^-菌都能形成 L 型,前者细胞壁几乎完全缺失,原生质仅被一层细胞膜包住,称为原生质体(protoplast)。原生质体内部的渗透压很高,可达 20～25atm,在相对低渗的环境中如在普通培养基上或人体内很易胀裂死亡,但在高渗环境中(5% Nacl 或 12%～15% 蔗糖溶液)仍可存活。

G^-菌胞壁中黏肽含量少,且有外膜保护,黏肽的缺失对细胞造成的损失较小。其胞内渗透压(5～6atm)亦比 G^+菌低。故在低渗透环境中仍有一定抵抗力。称为圆球体(spheroplast)(原生质球),L 型菌形态不规则,大小不一着色不均,不论其为 G^+ 菌或 G^- 菌形成 L 型后均染成 G^- 菌,L 型菌在高渗低琼脂含血清的培养基中仍能缓慢生长,2 ~7d 后形成荷包蛋样小菌落,L 型菌的抑制物去除后,仍可恢复原有的形态。

意义:L 型菌在体内、体外均能产生。某些 L 型菌仍有致病力。在临床上可引起尿路感染、骨髓炎、心内膜炎等疾病。并常在作用于细胞壁的抗生素(青霉素、头孢菌素)治疗过程中发生。临床上遇有症状明显,而标本培养为阴性者应考虑 L 型菌感染的可能性。

(二)细胞膜(cell membrane)

1. 性质与结构　位于胞壁内层,仅包住胞质,柔韧致密,富于弹性,占菌体干重的 10%~30%。基本结构是平行的液态脂质双层,多为磷脂,其中镶嵌有多种蛋白质,多为酶类和载体酶,可移动变化其位置。

2. 功能

(1)渗透和运输作用:即物质转运作用,细胞摄取营养和排出废物均通过细胞膜,其上有许多微孔,具有选择性通透作用,能允许分子量小于 1000 的可溶性物质通过,并向胞外分泌水解酶,能将大分子营养物质降解成简单的小分子,便于吸收,在细菌的营养机制中起重要作用,有的胞外酶能分解对细菌有害的物质,从而保护自身,G^+ 菌的胞外酶则多积聚于胞质周围间隙中。G^- 菌的胞外酶则存在与周浆间隙中。细胞膜上还镶嵌有特殊的载体蛋白如透性酶(permease)能在胞膜外侧与营养物质结合,在脂质双层中逆浓度梯度移动至胞膜内侧卸下,完成主动转运作用。

(2)细胞呼吸作用:细菌胞膜上(主要在中介体中)含有细胞色素和氧化还原等多种呼吸酶,可以转运电子,完成氧化磷酸化作用,参与细胞呼吸的过程,与能量的产生、贮存和利用有关。

(3)生物合成作用:细胞膜上含有多种合成酶,如青霉素结合蛋白(penicillin binding protein,PBP)是参与肽聚糖合成的酶类,又是青霉素作用的靶点,与耐药性有关。菌体的许多成分如肽聚糖、磷壁酸、磷脂、脂多糖、鞭毛等均在膜上合成。

(4)参与细菌分裂:细菌的细胞膜向内凹陷,折叠形成囊状物,称为中介体(mesosome)多见于 G^+ 菌,中介体与细菌分裂有关(类似于真核细胞有丝分裂时纺锤体的作用),亦与细菌呼吸作用有关,可为细菌提供大量能量(拟线粒体作用)。

3. 周浆间隙(periplasmic space)　G^- 菌的胞膜与外膜脂质双层之间有一间隙,称为周浆间隙。该间隙含有许多种蛋白酶、核酸酶、解毒酶及特殊结合酶,与细菌对抗生素的耐药性、获得营养、解除有害物质毒性等有关。如:β-内酰胺酶(BLA)和超广谱 β-内酰胺酶(ESBL)等。

(三)细胞质(cytoplasm)

呈溶胶状态,其化学组成随菌体、菌种、菌龄和环境条件而异,基本成分为水、蛋白质、核酸和脂类及少量的糖和无机盐。

细胞质内含有多种酶系统,是细菌合成蛋白质和 RNA 的场所,是新陈代谢的主要场所。

1. 核糖体(ribosome)　是游离存在于胞质中的微小颗粒,每个菌体内可达数万个,细菌核糖体为 70s,由 50s 和 30s 两个亚基组成,真核生物细胞核糖体为 80s,分别由 60s 和 40s 两个亚基组成,多存在于内质网上。链霉素和红霉素能分别作用于细菌核糖体的 30s 和 50s 亚基,干扰细菌蛋白质合成,从而杀菌,但对人类核糖体无作用。

核糖体是细菌合成蛋白质的场所,其稳定性有赖于 Mg^{2+} 的存在,Mg^{2+} 不足时易解离为两个亚基。

2. 质粒(plasmid)　是细菌染色体外的遗传物质,为闭合环状的双股DNA,大小不等,带有遗传信息,控制细菌某些特定的遗传性状。

质粒可在胞质中自我复制并传代,但并非细菌生命活动所必需。

质粒赋予细菌某些特定的遗传性状,且可以通过接合或转导作用在细菌细胞之间转移。医学上重要的质粒有:致育性质粒(fertility plasmid,F)、耐药性质粒(resistant plasmid,R)、毒力质粒(virulence plasmid,Vi)等。由质粒控制的性状有性菌毛形成、耐药性、细菌素和毒素产生等。

3. 胞质颗粒(cytoplasmic granule)　又称为内含物(inclusion)存在于胞质中,多为与营养有关的贮存物,包括多糖、脂类、多磷酸盐等。较有意义的颗粒是异染颗粒(metachromatic granule)多见于白喉杆菌、鼠疫杆菌、结核杆菌,主要成分为RNA和多偏磷酸盐,嗜碱性强,用亚甲蓝(美蓝)染色,着色深,与菌体其他部位不同,故名之。

白喉杆菌的异染颗粒多在菌体两端,又称为极体(polar body),有助于该菌的鉴定。

(四)核质(nuclear material)

细菌无成形的核,其遗传物质称为核质,无核膜和核仁;由裸露的纤维状双股DNA组成单一环状,反复回旋卷曲盘绕成松散的网状结构,无组蛋白包绕,又称为拟核(nucleoid)。控制细菌的遗传特性,是细菌生命活动所必需,亦称为细菌染色体(bacterial chromosome)。

二、细菌的特殊结构

(一)荚膜(capsule)

某些细菌在细胞壁外围绕着一层黏液性物质,用特殊染色法在普通光镜油镜下可见边界分明的膜状结构,称为荚膜。

1. 化学组成　随菌种而异。多为多糖(肺炎球菌等),少数为多肽(炭疽杆菌)。

2. 形成条件　荚膜形成与环境条件密切相关,一般在动物体内或体外含大量糖分或血清的培养基中易形成荚膜。有荚膜细菌在培养基上形成S型菌落,失去荚膜后则变为R型。荚膜多糖、多肽具有抗原性,用于细菌分型。

3. 荚膜的功能　①抗吞噬作用。②抗有害物质损伤作用。③黏附作用。

(二)鞭毛(flagellum)

许多细菌(所有弧菌、螺菌、约半数的杆菌及少数的球菌)在菌体上附着有细长呈波状弯曲的丝状物,称为鞭毛。

鞭毛的化学成分为鞭毛蛋白,是一种弹力纤维蛋白,其氨基酸的组成与骨骼肌中的肌动蛋白相似,可能与鞭毛的运动性有关。

1. 鞭毛菌分类　根据鞭毛的数目和位置可将鞭毛菌分为:①单毛菌,如:霍乱弧菌。②双毛菌,如:空肠弯曲菌。③丛毛菌,如:绿脓毛菌。④周毛菌,如:伤寒沙门菌。

2. 鞭毛的实际意义

(1) 鞭毛是运动器官。有鞭毛菌动力(+),无鞭毛菌动力(-)。例如伤寒沙门菌动力(+),痢疾杆菌(-),有鉴别意义。

(2) 鞭毛蛋白有特殊的抗原性,称为H-Ag,常用于细菌的鉴定和分型。

(3) 某些细菌如霍乱弧菌、空肠弯曲菌等菌的鞭毛与其致病性(穿透或黏附作用)有关。

（三）菌毛（pilus，fimbriae）

许多 G^- 菌及少数 G^+ 菌，菌体表面有菌毛，比鞭毛细、短而直，与细菌动力无关，须用电镜才能观察。菌毛的化学成分为菌毛蛋白（pilin），有抗原性。

菌毛按功能可分为：

1. 普通菌毛（common pilus） 可黏附于易感细胞表面，进一步侵入机体内引起疾病，与细菌致病性有关。

2. 性菌毛（sex pilus） 又称 F 菌毛，仅见于少数 G^- 菌。带有性菌毛的细菌具有致育性（fertility），称为 F^+ 菌或雄性菌。在细菌接合（conjugation）时，F^+ 菌能与不带性菌毛的 F^- 菌（雌性菌）配对，将遗传物质（质粒或核质）通过性菌毛输入 F^- 菌，从而使 F^- 菌获得 F^+ 菌的某些特性。细菌的毒力和耐药性都能通过此种方式转移。此外性菌毛也是某些噬菌体吸附于细菌细胞的受体。

（四）芽胞（spore）

芽胞是指某些 G^+ 菌（芽胞杆菌属和梭菌属，bacillus and clostridum）在一定环境条件下，胞质脱水浓缩，菌体内形成的一个圆形或卵圆形小体，是一个折光性强、壁厚、不易着色的多层膜结构。

一般来说，芽胞形成是对营养物质缺乏的一种反应，是细菌休眠期形式。芽胞带有完整的核质、酶系统和合成菌体成分的机构，能保存细菌的全部生命物质，不直接引起疾病，但在适宜条件下又可发芽形成具有繁殖和致病能力的菌体称为繁殖体（vegetative body）。

芽胞的实际意义：

（1）细菌芽胞的大小、形状、位置随菌种而异。有重要的鉴别价值。

（2）细菌芽胞对理化因素抵抗力强，在自然界中能存活多年，成为某些疾病的重要传染源，如破伤风、炭疽、气性坏疽。

（3）芽胞抵抗力强，在医学上常用来作为判断灭菌效果的指标。杀死芽胞最可靠的方法是高压蒸汽灭菌法。

第三节 强化训练

一、判断题

1. 细菌的核质缺乏核仁和核膜，故属于原核细胞型微生物。
2. 鞭毛是细菌的运动器官，其化学成分是多糖，无抗原性。
3. 芽胞是某些细菌的休眠状态，代谢缓慢，抵抗力低。
4. 芽胞一般在营养丰富的培养基中形成，而荚膜在体外营养缺乏时形成。
5. 普通菌毛与细菌黏附作用有关，性菌毛与细菌之间遗传物质转移有关。
6. 细菌发生 L-型变异后，即失去致病性。
7. 测量细菌大小的单位是 mm，测量病毒大小的单位是 μm。

二、填空题

1. 细菌基本形态有________、________和________三种类型。
2. 细菌的基本结构由外向内依次为________、________、________和________。
3. 细菌的特殊结构有________、________、________和________。

4. G^+菌细胞壁肽聚糖由________、________和________3 部分构成。

5. G^-菌细胞壁除黏肽层外还有________,包括________、________和________3 部分。

6. 细菌细胞膜的生理功能包括________,________,________和________。

7. 细菌细胞壁的功能包括________,________,________,________。

8. 细菌细胞内的遗传物质有________和________两种,其中________不是细菌生命活动所必需的。

9. 经革兰染色后,被染成紫色的称为________菌,被染成红色的称为________菌。

10. 菌毛可分为________和________两类,前者具有________作用,后者具有________作用。

三、单项选择题

【A1 型题】

1. 细菌的测量单位是
   A. cm　　B. mm　　C. μm
   D. nm　　E. pm

2. 细菌的基本结构有
   A. 细胞壁、细胞质、细胞核
   B. 细胞壁、细胞膜、细胞质、核质
   C. 细胞壁、细胞膜、细胞质、核质、质粒
   D. 细胞壁、细胞膜、细胞质、核质、丝状体
   E. 细胞壁、细胞膜、细胞质、核质、核蛋白体

3. 下列哪项结构的功能类似真核细胞线粒体
   A. 细胞壁　　B. 菌毛　　C. 中介体
   D. 核质　　E. 细胞膜

4. 细菌的特殊结构不包括
   A. 荚膜　　B. 鞭毛　　C. 菌毛
   D. 中介体　　E. 芽胞

5. 对细菌的特殊结构有以下描述,其中哪一条是错误的
   A. 一个细菌只能形成一个芽胞
   B. 鞭毛的化学成分主要是蛋白质
   C. 菌毛是细菌的运动器官
   D. 荚膜与细菌的致病力有密切关系
   E. 一个芽胞发芽只能生成一个菌体

6. 细菌的革兰染色性主要决定于
   A. 核质结构　　B. 细胞壁结构　　C. 细胞膜结构
   D. 磷壁酸的有无　　E. 中介体的有无

7. 下列对芽胞的叙述哪点是错误的
   A. 芽胞的形态、大小和位置有助于鉴定细菌
   B. 一般在机体外才能形成芽胞
   C. 芽胞不是细菌的繁殖单位
   D. 芽胞是所有细菌生活周期中的一定形态
   E. 芽胞一旦污染周围环境,很难迅速消灭

8. 鞭毛的主要作用是
   A. 与细菌抵抗力有关
   B. 与细菌的分裂有关
   C. 与细菌的运动有关
   D. 与细菌的染色性有关

E. 与细菌的吸附有关

9. 细菌芽胞内能使芽胞中酶类具有很高耐热性的物质是
A. 二氨基庚二酸 B. 脂类 A C. 吡啶二羧酸
D. 脂肪酸 E. 中介体

10. G^+菌细胞壁特有的化学成分是
A. 肽聚糖 B. 脂多糖 C. 脂质双层
D. 脂蛋白 E. 磷壁酸

11. G^-菌细胞壁特有的成分,正确的一项是
A. 肽聚糖 B. 外膜 C. 中介体
D. 磷壁酸 E. 脂质 A

12. 细菌缺乏下列哪一种基本结构仍可存活
A. 细胞壁 B. 细胞膜 C. 细胞质
D. 核质 E. 中介体

13. 下列说法错误的是
A. 有荚膜的细菌侵袭力强 B. 有菌毛的细菌可运动
C. 一个芽胞只能形成一个繁殖体 D. 鞭毛由蛋白质组成
E. 质粒是遗传物质

14. 细菌的结构中,与维持细菌固有外形有关的是
A. cell wall B. cell membrane C. cytoplasm
D. nuclear material E. capsule

15. 细菌的结构中,与细菌物质交换有关的是
A. cell wall B. cell membrane C. cytoplasm
D. nuclear material E. capsule

16. 与某些细菌形态学鉴别有关的是
A. ribosome B. mesosome
C. plasmid D. metachromatic granules
E. capsule

17. 细菌的结构成分,与其抗吞噬和抗有害物质损伤作用有关的是
A. LPS B. 鞭毛 C. 荚膜
D. 性菌毛 E. 芽

18. 细菌对外界理化因素抵抗力最强结构的是
A. 荚膜 B. 菌毛 C. 芽胞
D. 鞭毛 E. 细胞壁

19. 质粒的化学本质是
A. protein B. polysaccharide C. RNA
D. DNA E. rRNA

20. 了解细菌的形态结构对下列哪项无意义
A. 鉴别细菌 B. 诊断细菌性疾病
C. 了解细菌的致病性 D. 了解抗原结构
E. 指导预防和治疗

21. 革兰阳性菌和革兰阴性菌细胞壁的共同成分是
A. 磷壁酸　　B. 脂多糖　　C. 脂蛋白
D. 脂质　　E. 肽聚糖

22. 关于细胞壁的功能,下列哪一项是不正确的
A. 维持细菌固有形态
B. 与细胞内外的物质交换有关
C. 决定细菌的分裂
D. 是细菌外层结构,比较坚韧,且具有高度弹性
E. 带有多种抗原决定簇,决定了菌体的抗原性

23. 关于 G^-菌细胞壁的叙述,哪项是错误的
A. 肽聚糖含量少　　B. 缺乏五肽交联桥
C. 含有大量磷壁酸　　D. 致病力与所含脂多糖有关
E. 外膜是其特有结构

24. 关于革兰阳性菌和阴性菌细胞壁结构的描述,哪一项正确
A. 革兰阴性菌肽聚糖含量丰富,壁厚,坚韧,有外膜
B. 革兰阴性菌肽聚糖含量少,壁薄,无外膜
C. 革兰阴性菌肽聚糖含量丰富,壁薄,无外膜
D. 革兰阳性菌肽聚糖含量少,壁厚,有外膜
E. 革兰阳性菌肽聚糖含量丰富,壁厚,无外膜

25. 下列对细菌细胞壁的描述哪一项是错误的
A. 由肽聚糖的复合多聚体所组成　　B. 与革兰染色反应有关的主要结构
C. 是一种特别柔韧而可塑的结构　　D. 主要维持细菌的固有形态
E. G^+细菌与 G^-细菌的细胞壁结构有显著差异

26. 对脂质 A 的描述,下列哪一项是错误的
A. 是脂多糖的组成成分之一　　B. 是内毒素的主要毒性成分
C. 各种 G^+菌的脂质 A 作用类同　　D. 是 G^-菌细胞壁的组成成分之一
E. 不同种属的细菌脂质 A 骨架基本一致

27. 下列哪项不符合 L 型细菌的特性
A. 多形性,不易着色
B. 在固体培养基上形成“油煎蛋样”小菌落
C. 子代细菌保持原来的遗传性状
D. 去除抑制物后可以返祖
E. 分离 L 型细菌须用低渗、含有血清的培养基

28. 有关 L 型细菌的描述哪项是错误的
A. 缺乏完整细胞壁,而呈现高度多形性　　B. 常规细菌学检查阳性
C. G^+、G^-菌都能形成 L 型,但均染成 G^-　　D. 某些 L 型细菌仍有致病力
E. 除去抑制物,可返祖恢复原有形态

29. 关于细菌 L 型的培养特点,下列哪项是错误的
A. 生长繁殖较原菌缓慢
B. 培养需加入血清

C. 须补充 3%～5% NaCl 以提高培养基的渗透压
D. 须加入较高浓度的琼脂，使 L 型可以琼脂为支架生长
E. 典型菌落为荷包蛋样小菌落

30. 溶菌酶对 G^+ 菌溶菌作用的机制是
A. 裂解 *N*-乙酰胞壁酸与 *N*-乙酰葡萄糖胺间的 β-1,4 糖苷键
B. 抑制四肽侧链上 *D*-丙氨酸与五肽交联桥间的联结
C. 干扰细菌 DNA 复制
D. 干扰细菌蛋白质合成
E. 增加细胞膜通透性

31. 青霉素能杀死某些细菌，但不杀伤人体细胞是因为
A. 人体细胞无细胞壁和肽聚糖
B. 人体细胞表面无青霉素受体
C. 人体组织中含有青霉素酶分解青霉素
D. 人体细胞中核糖体由 60S 和 40S 两个亚基组成，青霉素不能与之结合
E. 人体细胞中核糖体由 50S 和 30S 两个亚基组成，青霉素不能与之结合

32. 青霉素对 G^+ 菌的抑菌机制是
A. 切断 *N*-乙酰葡糖胺与 *N*-乙酰胞壁酸间的 β-1,4 糖苷键
B. 抑制四肽侧键上 *D*-丙氨酸与五肽桥间联结
C. 干扰菌体蛋白质合成
D. 改变细胞膜通透性
E. 干扰细菌正常代谢

33. 关于细菌革兰染色操作步骤，下列哪项是错误的
A. 涂片固定　B. 结晶紫初染　C. 碘液媒染
D. 盐酸酒精脱色　E. 稀释复红复染

【B1 型题】

A. 与细菌抵抗力有关　B. 与细菌的分裂有关
C. 与细菌的运动有关　D. 与细菌的染色性有关
E. 与细菌的吸附有关

1. 芽胞
2. 荚膜
3. 鞭毛

A. 磷壁酸　B. 外膜　C. 脂蛋白
D. 脂质　E. 肽聚糖

4. 革兰阳性菌和革兰阴性菌细胞壁的共同成分是
5. 革兰阳性菌细胞壁特有的成分是
6. 革兰阴性菌细胞壁特有的成分是

A. 裂解 *N*-乙酰胞壁酸与 *N*-乙酰葡萄糖胺间的 β-1,4 糖苷键
B. 抑制四肽侧链上 *D*-丙氨酸与五肽交联桥间的联结

C. 干扰细菌 DNA 复制
D. 干扰细菌蛋白质合成
E. 增加细胞膜通透性
7. 溶菌酶的杀菌作用机制是
8. 青霉素的杀菌作用机制是
9. 红霉素的杀菌作用机制是

四、问答题

1. 革兰阳性细菌和革兰阴性细菌细胞壁有何区别？其结构对细菌的致病性、药物敏感性、革兰染色性有什么影响？
2. 简述青霉素和溶菌酶的杀菌机制。
3. 细菌有哪些特殊结构？简述其特点和医学意义。
4. 简述细胞壁的功能。
5. 细菌芽胞抵抗力强大和哪些因素有关？
6. 请叙述革兰染色的原理、步骤、结果和实际意义。
7. 何谓质粒？其有何特点？医学上常见的质粒有哪些？
8. 何谓 L 型细菌？有何特点？其鉴定的依据有哪些？

（孙玉萍 编，马海梅 校）

第三章　细菌的生理

本章要求

1. 掌握：消毒、灭菌、无菌及无菌操作的概念；湿热灭菌法和干热灭菌法的作用特点比较、常用种类及适用范围；紫外线杀菌的原理及作用特点。

2. 熟悉：温度对微生物的影响；常用的低温保藏菌中的条件；常用消毒剂的种类、作用机制及用途。

3. 了解：电离辐射、微波、超声波杀菌，滤过除菌的概念及应用。

第一节　细菌的理化性状

一、细菌的化学组成

化学组成：水分、C、H、N、O、P、S、K、Na、Cl、Fe、Mg。

二、细菌的物理性状

①光学性质；②表面积；③带电现象；④半透性；⑤渗透压。

第二节　细菌的营养和生长繁殖

一、细菌的营养类型

自养菌和异养菌(所有的病原菌都是异养菌，大部分属寄生菌)

二、细菌的营养物质

①水；②碳源；③氮源；④无机盐；⑤生长因子。

无机盐功能：①构成有机化合物，成为菌体成分；②作为酶的组成部分，维持酶的活性；③参与能量储存与转运；④调节菌体内外渗透压；⑤参与菌体生长作用和致病性。

三、影响细菌生长的环境因素

(1) 营养物质。

(2) 氢离子浓度(pH)多数病原菌最适宜的 pH 为 7.2～7.6。

(3) 温度：分为嗜温菌(10～45℃)、嗜冷菌(10～20℃)、嗜热菌(50～60℃)，病原菌均为嗜温菌，最适宜温度为人的体温 37℃。

(4) 气体：根据细菌对氧的需求分为 4 种，①专性需氧菌(obligate aerobe)；②微需氧菌(microaerophlic bacterium)；③兼性厌氧菌(facultative anaerobe)；④专性厌氧菌(obligate anaerobe)。

(5) 渗透压。

四、细菌的生长繁殖(bacterial growth and culture)

1. 细菌个体繁殖方式与速度

(1) 繁殖方式：无性二分裂(binary fission)。

（2）代时（generation time）：一般细菌为 20～30 分钟。

2. 细菌群体生长繁殖——生长曲线（growth curve）及实际意义

（1）迟缓期（lag phase）。

（2）对数期（logarithmic phase）：研究细菌的生物学性状（形态染色、生化反应、药敏试验等）选用该期的细菌。

（3）稳定期（stationary phase）：细菌的芽胞、外毒素和抗生素在该期产生。

（4）衰亡期（decline phase）。

第三节　细菌的新陈代谢和能量转换

细菌的新陈代谢包括分解代谢（catabolism）和合成代谢（anabolism），前者是将摄取的营养物分解转化为能量的过程，后者则是利用产生的能量进行菌体自身组分的合成过程。两者紧密结合在一起称为中间代谢，伴随代谢过程还将产生许多在医学上有重要意义的代谢产物（metabolic products）。

一、细菌的能量代谢（energy metabolism）

病原菌合成细胞组分和获得能量的基质（生物氧化的底物）主要为糖类，通过糖的氧化或酵解产生能量，以 ATP/ADP 形式储存能量。

1. 发酵（fermentation）　以有机物为受氢体的生物氧化过程。

（1）糖酵解（sugar fermentation pathway）：即 EMP（Embden-Meyerhof-Parnas）途径，是大多数细菌共有的基本代谢途径，专性厌氧菌唯一的产能途径。反应最终的受氢体为未彻底氧化的中间代谢产物。

$$1\ C_6H_{12}O_6 \longrightarrow 2CH_3COCOOH+2ATP+2NADH+H^+$$

（2）磷酸戊糖途径（pentose phosphate pathway）：又名磷酸己糖途径（hexose monophosphate pathway），是 EMP 途径的分支，由己糖生成戊糖的循环途径。其主要功能是为生物合成提供前体和还原能，反应获得的 12 分子 $NADPH+H^+$（供氢体）可供进一步利用。其产能效果仅为 EMP 途径的一半，所以不是产能的主要途径。

2. 需氧呼吸（aerobic respiration）　是需氧菌和兼性厌氧菌产能的主要方式。

$1C_6H_{12}O_6 \longrightarrow 2CH_3COCOOH \longrightarrow$Acetyl-CoA $\longrightarrow$TAC（tricarboxylic acid cycle）produce $38ATP+CO_2+H_2O$

3. 厌氧呼吸（anaerobic respiration）　$1\ C_6H_{12}O_6 \longrightarrow 2CH_3COCOOH+2ATP$，最终以外源的无机氧化物（$CO_2$、$SO_4^{2-}$、$NO_3^-$）为受氢体，是专性厌氧菌的产能方式。

二、细菌的代谢产物

（一）分解代谢产物及细菌的生化反应试验（catabolic products and biochemical reaction）

1. 糖发酵实验（sugar fermentation test）

	G. S	L. S
E. coli：	⊕	⊕
S. typhi：	+	−

2. VP 试验（Voges-Proskauertest）　*E. aerogenes*（+），*E. coli*（−）。

3. 甲基红试验(methyl red test) *E. aerogenes*(-),*E. coli*(+)。

4. 枸橼酸盐利用试验(citrate utilization test) *E. aerogenes*(+),*E. coli*(-)。

5. 吲哚试验(indol test) *E. aerogenes*(-),*E. coli*(+)。

6. 硫化氢试验(H_2S test) *S. Paratyphi B*(+),*E. coli*(-)。

7. 尿素酶分解试验(urease test) *Proteus*(+),*S. typhi*(-)。

细菌生化反应常用于鉴定细菌,尤对于形态染色和培养特性相同或相似的细菌更有鉴别意义。

(二) 合成代谢产物及其医学意义(anabolic products and medical significance)

(1) 热原质(pyrogen)。

(2) 毒素和侵袭性酶(toxin and Invasive enzymes)。

(3) 色素(pigment)。

(4) 抗生素(antibiotics)。

(5) 细菌素(bacteriocin)。

(6) 维生素(vitamin)。

第四节 细菌的人工培养

(1) 细菌的培养方法。

(2) 培养基。

(3) 细菌在培养基中的生长情况。

(4) 人工培养细菌的用途:①感染性疾病的诊断,预防及治疗。②细菌生物学性状的研究。③基因工程技术中的应用。

第五节 细菌的分类(自学)

第六节 强 化 训 练

一、判断题

1. 细菌的分裂繁殖速度都很快,其代时是20~30min。

2. 大多数致病菌属于自养菌。

3. 硫化氢属于细菌的合成代谢产物。

4. 结核杆菌属于专性需氧菌。

5. 外毒素和芽胞的形成多发生在细菌的对数生长期。

二、填空题

1. 细菌的合成代谢产物包括________、________、________、________、________和________等。

2. 细菌生长繁殖的条件有________,________,________和________。

3. 细菌群体生长曲线分为________,________,________和________4个期。

4. 根据对氧的需要不同,可把细菌分为________,________,________,________4类,多数致病菌属于________。

5. 按用途不同,可把常用的细菌培养基分为________、________、________、________和________5类。

6. 细菌在液体培养基上生长,可出现________,________和________3种生长现象。

7. 大多数致病菌生长的最适 pH 为________,最适温度为________,而结核杆菌生长的 pH 偏________性,霍乱弧菌生长的 pH 偏________性。

8. 细菌的合成产物中,与致病性有关的是________、________和________。

9. 细菌产生的色素可分________和________两类,铜绿假单胞菌产生的色素属于________。

10. 根据细菌在代谢过程中对营养物质的需要,可将细菌分为________和________两种营养类型,而病原菌属于________。

三、单项选择题

【A1 型题】

1. 细菌繁殖的方式是
   A. 发芽　B. 芽生　C. 二分裂
   D. 接合　E. 复制

2. 大多数细菌分裂一次所需要的时间是
   A. 75min　B. 20min　C. 45min
   D. 80min　E. 60min

3. 细菌繁殖越来越慢,死亡数越来越多并超过活菌数的阶段是
   A. 迟缓期　B. 对数生长期　C. 稳定期
   D. 衰亡期　E. 窗口期

4. 单个细菌在固体培养基上的生长现象是
   A. 菌苔　B. 菌膜　C. 菌丝
   D. 菌团　E. 菌落

5. 大多数病原菌生长最适的 pH 为
   A. 8.0~9.0　B. 7.6~8.0　C. 6.9~7.1
   D. 7.2~7.6　E. 6.0~6.8

6. 大多数致病菌最适宜的温度是
   A. 28℃　B. 32℃　C. 37℃
   D. 35℃　E. 39℃

7. 有关热原质的描述,哪项是错误的
   A. 细菌的合成性代谢产物　B. 注入人体、动物体能引起发热
   C. G^+菌产生　D. 耐高温,121℃ 20min 不被破坏
   E. 玻璃器皿 250℃干烤可破坏热原质

8. 下列哪一种不是细菌的合成代谢产物
   A. 内毒素　B. 细菌素　C. 维生素
   D. 抗生素　E. 抗毒素

9. 属于细菌分解性代谢产物的是
   A. 热原质　B. 硫化氢　C. 外毒素
   D. 维生素　E. 抗生素

10. 关于细菌对氧的需要分类,下述哪项是错误的
A. 兼性厌氧菌——大肠埃希菌　B. 专性厌氧菌——破伤风梭菌
C. 专性厌氧菌——脆弱类杆菌　D. 专性需氧菌——结核分枝杆菌
E. 微需氧菌——霍乱弧菌
11. 对人类致病的细菌都是
A. 化能自养菌　B. 光能自养菌　C. 腐生菌
D. 寄生菌　E. 需氧菌
12. 与其他生物相比,细菌繁殖速度较快是因为
A. 细胞膜具有半渗透性,可允许水分及营养物质选择性地进入菌体内
B. 细菌的代谢类型多样化
C. 细菌体积微小,表面积大,有利于和外界进行物质交换
D. 细菌具有多种酶系统
E. 细菌表面带有电荷,可以吸附营养物质
13. 与细菌的生长特点不符合的是
A. 细菌群体生长是指数式的
B. 细菌转种到新鲜培养基后立即开始生长
C. 细菌生长率受环境中营养物质物质调节
D. 细菌生长率受温度调节
E. 细菌的繁殖方式是二分裂
14. 细菌的外毒素和芽胞主要在哪一期产生
A. 稳定期　B. 窗口期　C. 迟缓期
D. 对数生长期　E. 衰亡期
15. 细菌生长曲线中研究细菌生长性状和最合适于进行药敏试验的是
A. 迟缓期　B. 对数生长期　C. 稳定期
D. 衰亡期　E. 各期均可以

【B1 型题】

A. 迟缓期　B. 对数生长期　C. 稳定期
D. 衰亡期　E. 窗口期
1. 细菌生长曲线中最合适于进行药敏试验的是
2. 研究细菌生长性状最好选用细菌生长的
3. 细菌的代谢产物如氨基酸、抗生素产生在哪个期

四、问答题

1. 简述细菌生长繁殖的条件。
2. 简述细菌的繁殖规律及意义。
3. 简述细菌的合成代谢产物及其意义。
4. 细菌在不同性状的培养基中生长的现象如何?
5. 什么是热原质?有何特点和作用?怎样去除热原质?
6. 细菌的人工培养有何意义和用途。

(孙玉萍 编,马海梅 校)

第四章　消毒灭菌(Disinfection Sterilization)与病原微生物实验室生物安全

本章要求

1. 掌握:消毒、灭菌、无菌及无菌操作的概念;湿热灭菌法和干热灭菌法的作用特点比较、常用种类及适用范围;紫外线杀菌的原理及作用特点。

2. 熟悉:温度对微生物的影响;常用的低温保藏菌中的条件;常用消毒剂的种类、作用机制及用途。

3. 了解:电离辐射、微波、超声波杀菌,滤过除菌的概念及应用。

第一节　消毒灭菌的常用术语

①消毒(disinfection);②灭菌(sterilization);③抑菌(bacteriostasis);④防腐(antisepsis);⑤无菌(asepsis);⑥无菌操作(aseptic technique)。

第二节　消毒灭菌的方法

一、物理消毒灭菌法(physical agents for disinfection and sterilization)

(一)热力灭菌法(heat sterilization)

1. 湿热灭菌法(moist heating)

(1) 巴氏消毒法(pasteurization):用较低温度杀死液体中的病原菌和特定微生物,保持物品中所含不耐热成分不被破坏的方法。此法由法国微生物和免疫学家路易·巴斯德(Louis Pasteur,1822—1885)创建。用于牛乳、酒类的消毒。具体方法有两种:①加热61.1~62.8℃,30min(分钟);②加热71.7℃,15~30s(秒)。

(2) 煮沸法(boiling):在101.325 kPa(1atm)条件下,加热水煮沸(100℃)维持5分钟,可杀死细菌繁殖体,杀死细菌芽胞需煮沸1~2h(小时)。此法常用于食具刀剪注射器等的消毒。

(3) 流动蒸汽消毒法(steam):又名Arnold流通蒸汽灭菌法,100℃维持15~30分钟,可杀死细菌繁殖体。

(4) 间歇蒸汽灭菌法(fractional sterilization):利用反复多次的流通蒸汽间歇加热以达到灭菌目的。将需灭菌物品置于流通蒸汽灭菌器内,100℃加热15~30分钟,杀死其中的繁殖体;但尚有残存的芽胞。取出后放37℃过夜,使芽胞发育成繁殖体,次日再蒸一次,如此连续三次可达灭菌效果。

(5) 高压蒸汽灭菌法(autoclaving):灭菌效果最好,医疗实践中最常用的消毒灭菌法。是利用高压蒸汽灭菌器(autoclave),在103.4 kPa(1.05kg/cm^2)蒸汽压下,121.3℃,维持15~30分钟,可杀灭包括细菌芽胞在内的所有微生物。

2. 干热灭菌法(dry heating) ①焚烧(burning/ set on fire);②烧灼(burning);③干烤(bake/roast);④红外线(infrared ray):波长0.77 ~1000μm,其中1 ~10μm效果最佳。

(二) 辐射灭菌法(radiation)

1. 紫外线(ultraviolet rays light,UV)

(1) 杀菌原理:波长240~300nm的紫外线具有杀菌作用,其中以260~266nm杀菌作用最强,这与DNA吸收光谱一致,可使细菌核质DNA链上两个相邻的胸腺嘧啶以共价键结合形成二聚体,干扰细菌DNA的复制与转录,导致细菌的变异死亡。紫外线不仅可杀死DNA病毒,亦可RNA杀死病毒,如对SARS-coV有灭活作用。

(2) 作用特点:紫外线穿透力弱,故仅适用于物体表面或空气的消毒灭菌。

2. 电离辐射(ionization radiation) 利用高速电子、X射线和γ射线具有较高的能量和强大的穿透力杀死微生物。适用于一次性医疗用品、食品、药品和生物制品的消毒或灭菌。

3. 微波(microwave) 波长1~1000 mm的电磁波,可穿透玻璃、陶瓷和薄塑料等物质但不能穿透金属表面。微波主要靠热效应灭菌。

(三) 滤过除菌法(filtration)

使用物理阻留的方法除去液体或空气中细菌达到无菌的目的。主要适用于不耐高温的血清、毒素、抗生素以及空气等的除菌,但不能除去支原体和病毒。常用的滤菌器(filter)有薄膜滤菌器、玻璃滤菌器、石棉滤菌器和素陶瓷滤菌器等。

(四) 干燥与低温抑菌法(dry and low temperature)

干燥法常用于保存食物,盐渍或糖渍食品可使细菌体内水分逸出造成生理性干燥,使细菌的生命活动停止从而防止食物变质。

低温可使细菌新陈代谢减慢,故常用于保存菌种。常用的低温条件有-4℃、-20℃、-70℃(二氧化碳干冰温度),-196℃(液氮温度)。长期保存还可用真空冷冻干燥法(lyophilization),一般可保存菌种数年至数十年;是目前保存菌种最好的方法。

二、化学消毒灭菌法(chemical agents for disinfection and sterilization)

(1) 消毒剂的种类、作用机制与用途 参见教材。

(2) 消毒剂的应用。

第三节 消毒灭菌的运用

1. 医疗器械物品的消毒灭菌。

2. 室内空气的消毒灭菌。

(1) 物理消毒法:紫外线(ultraviolet rays light,UV)和滤过消毒法。

(2) 化学消毒法。

房间、地面、墙壁、门窗:用0.2%~0.4%过氧乙酸200 ml/m^2,喷雾30~60min(分钟)。

3. 手和皮肤的消毒。

(1) 皮肤:常用2.5%碘酒、70%乙醇溶液。

(2) 手:0.2%~0.5%过氧乙酸、2.5%碘酒、70%乙醇溶液均可用于手的消毒。

4. 黏膜的消毒 1%硝酸银或2%蛋白银滴眼用于预防新生儿淋菌性结膜炎;3% H_2O_2用于口腔黏膜消毒;0.1%高锰酸钾或0.01%~0.1%氯己定用于冲洗尿道、阴道、膀胱等。

5. 病人排泄物和分泌物的消毒灭菌。

6. 病人污染物品的消毒灭菌。

7. 饮水的消毒　氯气或漂白粉用于自来水消毒。

8. 环境的消毒。

第四节　影响消毒灭菌效果的因素

①消毒剂的性质浓度与作用时间；②微生物的种类与数量；③温度；④酸碱度；⑤有机物。

第五节　病原微生物实验室生物安全(自学)

第六节　强化训练

一、判错题

1. 紫外线穿透力强，不仅可用于空气和物品表面消毒，亦可用于物体内部的消毒。

2. 高压蒸气灭菌可破坏热原质。

3. 各种化学消毒剂浓度越高，杀菌效果就越好。

4. 杀灭物体上或环境中的病原微生物，并不一定杀死细菌芽胞或非病原微生物的方法称为消毒。

5. 灭菌是指杀死物体上病原微生物的方法。

6. 利用干烤箱灭菌，温度是120℃～150℃，维持2～3小时。

7. 破坏物体上的热原质干烤的最佳温度是121.3℃。

8. 防止或抑制微生物生长繁殖的方法称防腐。

二、填空题

1. 常用的湿热消毒灭菌法有________、________、________、________、________。

2. 一般化学消毒剂在常用浓度下只对细菌的________有效；要杀死芽胞，则需提高消毒剂的________和________。

3. 紫外线杀菌的特点是________，只适合于________和________的消毒。

4. 常用于外科手术区皮肤消毒的化学消毒剂是________和________。

5. 常用的干热灭菌法有________、________、________、________。

6. 巴氏消毒法由________创造，其温度是________℃，________s，巴氏消毒法常用于________和________的消毒。

7 通常高压蒸汽灭菌的压力为________kpa或________kg/cm^2，温度可达________℃，经________min，可杀死所有细菌及芽胞。

8. 消毒剂作用机制是________、________、________。

9. 紫外线的波长在________nm时最有杀伤作用，以________nm杀菌最强。杀菌机制是________。

10. 常用的物理灭菌法有________、________、________等。滤过除菌法主要用于________、________、________的除菌。

11. 影响消毒灭菌效果的因素是________、________、________、________。

三、单项选择题

【A1 型题】

1. 关于湿热灭菌法,不正确的是
   A. 是最常用的灭菌法
   B. 在相同温度下,湿热杀菌效果比干热好
   C. 在湿热状态下,蛋白质受热易变性
   D. 湿热比干热的穿透力弱
   E. 蒸汽有潜热存在
2. 紫外线杀菌的机理是
   A. 破坏菌体蛋白　B. 破坏 DNA 构型　C. 损伤细胞膜
   D. 破坏细菌酶系统　E. 破坏胞壁肽聚糖合成
3. 将牛奶加热 71.7℃,15 ~ 30s 的目的是
   A. 抑制牛奶中的杂菌　B. 防止微生物在牛奶中生长繁殖
   C. 杀灭牛奶中的病原微生物　D. 杀灭牛奶中的所有微生物
   E. 使牛奶不含活菌
4. 湿热灭菌法中效果最好的是
   A. 高压蒸气灭菌法　B. 流通蒸气法　C. 间歇灭菌法
   D. 巴氏消毒法　E. 煮沸法
5. 医院和实验室常用来杀灭物体上所有微生物包括细菌芽胞在内最有效消毒灭菌方法是
   A. 煮沸法　B. 高压蒸汽灭菌法
   C. 间歇灭菌法　D. 紫外线照射
   E. 低温冷冻
6. 杀灭物体上所有微生物的繁殖体和芽胞的方法称
   A. 消毒　B. 灭菌　C. 防腐
   D. 无菌　E. 杀菌
7. 乙醇消毒的最适宜浓度是
   A. 99%　B. 95%　C. 50%
   D. 75%　E. 100%
8. 杀灭物体上病原微生物的方法称为
   A. 灭菌　B. 无菌　C. 防腐
   D. 抑菌　E. 消毒
9. 外科手术室、病房及婴儿室常采用的消毒灭菌方法是
   A. X 线照射　B. 高压蒸汽灭菌法　C. 紫外线照射
   D. 巴氏消毒法　E. 熏蒸法
10. 常用于饮水消毒的化学消毒剂是
    A. 高锰酸钾　B. 氯　C. 来苏尔
    D. 过氧乙酸　E. 漂白粉
11. 适用于诊断血清、抗毒素等生物制品除菌的方法是

A. X线照射　B. 滤菌器过滤　C. 紫外线照射
D. 巴氏消毒法　E. 煮沸法

12. 常用干烤法灭菌的实验器材是
A. 手术刀剪　B. 玻璃器皿　C. 橡胶手套
D. 手术衣帽　E. 手术用纱布棉签

13. 长期保存菌种的方法是
A. 4℃冷藏保存　B. 20℃冷冻保存
C. 40℃冷冻保存　D. 冷冻真空干燥法保存
E. 液氮保存

14. 下列说法错误的是
A. 消毒是杀死病原微生物的过程
B. 紫外线的杀菌机制是干扰DNA的复制
C. 高浓度的酒精比低浓度的消毒效果好
D. 生物制品用滤过法除菌
E. 高压蒸气灭菌效果最好

15. 外科手术衣服、敷料、普通培养基的灭菌常采用
A. 紫外线照射　B. 流通蒸汽法　C. 煮沸法
D. 巴氏消毒法　E. 高压蒸汽灭菌法

16. 干烤灭菌的最适温度和时间是
A. 160～170℃ 2h　B. 100℃ 30min　C. 121.3℃ 15min
D. 80～100℃ 2h　E. 60～70℃ 2h

17. 关于紫外线杀菌,不正确的是
A. 紫外线的杀菌作用与波长有关　B. 紫外线可破坏细菌DNA的构型
C. 紫外线的穿透力弱,所以对人体无损害　D. 适用于空气和物体表面的消毒
E. 紫外线可用于不耐热物品的表面杀菌

18. 关于高压蒸汽灭菌法不正确的是
A. 是效果最好的灭菌方法
B. 是目前应用最广泛的灭菌方法
C. 可杀灭包括细菌芽胞在内的所有微生物
D. 通常的压力为1.05kg/cm^2(1.03×10^{5}Pa)
E. 通常温度为151.3℃

【B1型题】

A. 煮沸5分钟　B. 紫外线照射　C. 高压蒸汽灭菌法
D. 滤过除菌法　E. 流动蒸汽灭菌

1. 杀灭芽胞的最常用而又有效方法是
2. 空气和物体表面消毒选用
3. 血清、毒素、抗生素以及空气等的除菌选用

A. 细菌繁殖体被消灭　B. 细菌的核酸被水解
C. 细菌芽胞被杀死　D. DNA构型被破坏

E. 细胞膜通透性改变

4. 在进行消毒灭菌时,判断灭菌是否彻底的最佳依据是

5. 紫外线杀菌的机制是

四、问答题

1. 试比较在同样温度、同样作用时间下,湿热灭菌和干热灭菌法哪种效果好？为什么？

2. 试述化学消毒剂的作用机制。

3. 试述紫外线杀菌作用原理、作用特点及应用范围。

（孙玉萍 编,马海梅 校）

第五章 细菌的遗传与变异
(Bacterial Heredity and Variation)

本章要求

1. 掌握:与细菌遗传变异有关的遗传物质:质粒(F、R、col 质粒),噬菌体、转位因子;细菌细胞之间基因转移和重组的方式及各自的特点。

2. 熟悉:细菌的变异现象;细菌遗传变异在医学上的实际应用;突变株的概念、种类及实际意义。

3. 了解:细菌遗传变异的原理;细菌染色体基因组的特点;基因突变的概念及规律。

遗传(heredity):是指微生物的性状在亲代(parent)与子代(offspring)之间的相似性,遗传使微生物的性状得以保持稳定。

变异(variation):是指子代与亲代之间以及子代与子代之间在性状方面表现出的差异性。变异使微生物产生变种和新种。变异是生物进化的动力。

微生物的遗传分为基因型变异(genotypic variation)和表现型变异(phenotypic variation);前者是指微生物遗传基因发生改变所引起的变异,新获得的遗传性状可稳定的遗传给后代。后者是指由于外界环境因素作用而引起的表型变异,不能遗传。

第一节 细菌的变异类型(Bacterial Variation Patterns)

1. 形态结构的变异(morphological and structural variation)。

(1) L 型细菌(L-form of bacterium)。

(2) 鞭毛变异(H-O variation)。

(3) 荚膜变异。

2. 抗原性变异(antigenic variation)。

3. 毒力变异(virulent variation)。

(1) BCG(bacillus of calmette-Güerin)。

(2) 不产毒白喉棒状杆菌(*C. diphtheriae*)转变为产毒(lysogenic conversion)白喉棒状杆菌。

4. 耐药性变异(resistant variation)。

5. 菌落变异(colony variation):S—R variation。

第二节 细菌变异的物质基础(Bacterial Genetic Materials)

(一) 细菌染色体(bacterial chromosome)

是一个环状双螺旋 DNA 长链,按一定构型反复回旋而成的松散网状结构,附着在横隔中介体或细胞膜上。

细菌染色体与真核细胞的不同:DNA 序列短小,非编码基因很少,除 rRNA 基因是多拷贝(copy),以便装备大量核糖体(ribosome)满足细菌的迅速生长繁殖外,绝大多数基因为单拷贝,很少有重复序列。大肠埃希菌染色体(*E. coli* chromosome)DNA 长约 1000～1300μm,分子量为 3×10^9 道尔顿(Dalton,Da,D),染色体序列分析证实为 4639kb,约含 5000 个基因,编码 2000 多种酶和其他结构蛋白。

(1) 细菌染色体上功能相关的基因高度集中组成操纵子(operator)。细菌具有连续的基因结构,无内含子,转录后形成的 RNA 分子不必加工剪切,边转录边翻译成多肽,合成效率极高。

(2) 全基因组序列测定的细菌资料表明,细菌的种内和种间存在着广泛的基因交换,如耐药基因(R-gene)和致病岛(pathogenicity island)的获得。致病岛(Bacterial pathogenical island)是指病原菌染色体上编码许多毒力基因(virulence genes)的大分子量、外源性 DNA 片段,其两侧往往含有重复序列(repeat sequence)或插入序列(insertion sequence,IS)。致病岛 DNA 片段的 G+C 摩尔百分比和密码使用与宿主染色体(host chromosome)有明显不同。

(二) 质粒(plasmid)

1. 定义　是存在于细菌染色体外的小分子、闭合双股 DNA 片段,带有控制细菌某些性状的基因组,可在细菌体内自行复制、传代,也可在细菌之间转移,是细菌生命活动非必需的遗传物质。

2. 分类

(1) 根据传递方式

1) 接合性质粒(conjugative plasmid):分子量较大,约为 40～100kb,如 F-plasmid,R-plasmid。

2) 非接合性质粒(non-conjugative plasmid):分子量较小,一般在 15kb 以下,但也有例外,如 shigella Vi-plasmid 为 220kb.

(2) 根据在宿主菌内的拷贝数

1) 严紧型质粒(Stringent plasmid):拷贝数少,仅为数个,其复制与染色体同步,分子量也较大。

2) 松弛型质粒(Relaxed plasmid):拷贝数多,为 20～60 个或更多,分子量较小,其复制与染色体不相关。

(3) 根据在宿主菌内的存在特点

1) 相容性质粒(compatibility plasmid):指几个结构功能不同的质粒可以共存于一个宿主菌体内。

2) 不相容性质粒(incompatibility plasmid):指几个结构相似、密切相关的质粒不能共存于同一个宿主菌体内。

(4) 根据质粒编码的性状:①致育质粒(fertility plasmid);②耐药性质粒(resistance plasmid);③毒力质粒(virulence plasmid);④细菌素质粒(bactericin plasmid);⑤代谢质粒(metabolic plasmid)。

3. 质粒的特征

(1) 自我复制:1 个质粒是 1 个复制子(replicon)。

(2) 赋予和决定细菌的某些性状:致育性、耐药性、致病性及某些生化特性。

(3) 自行丢失与消除:质粒非细菌生命活动所必需。

(4) 转移性:质粒可通过接合、转化、转导等方式在细菌之间转移,导致受体菌性状的改变。

(5) 相容性与不相容性：是由质粒之间是否存在相同的或相似的复制及分配调控机制决定的。

(三) 噬菌体(phage)

1. 定义　噬菌体(phage)是侵袭或感染细菌的病毒，须在活的细菌体内寄生，且有严格的宿主特异性，即吸附器官和宿主菌表面有特定的与之结构互补的受体。

2. 生物学性状(biological characteristics)

(1) 形态与结构(morphology and structure)：噬菌体在电镜下可见蝌蚪形、微球形和细杆状。大多为蝌蚪形。其结构包括头部和尾部两部分。噬菌体由核酸和蛋白质组成，包括头部和尾部两部分，其中头部内以 DNA/RNA 为核心，外包以蛋白质构成的衣壳，尾部是由蛋白质构成的管状结构，包括尾髓、尾鞘以及末端的尾板、尾刺和尾丝，尾板内有能使宿主菌细胞壁裂解的溶菌酶(lysozyme)。

(2) 噬菌体与宿主细菌的关系(the relationship between phage and host bacterium)

1) 毒性噬菌体(virulent phage)：感染宿主细菌最终导致宿主细菌裂解的噬菌体称毒性噬菌体，这一过程包括吸附、穿入、生物合成、成熟和释放(adsorption, penetration, biosynthesis, mature and release)4 个连续阶段，称为溶菌性周期(lytic cycle)。

2) 温和噬菌体(temperate phage)：噬菌体感染宿主菌后，并不增殖，其基因整合在宿主菌染色体上，随宿主菌复制而复制，并分配至子代菌染色体中。带有前噬菌体(prophage)的宿主菌称为溶原性细菌(lysogenic bacterium)，整合在宿主菌染色体上的基因组称为前噬菌体(prophage)。

在一定条件下，整合的前噬菌体可以自宿主菌染色体上脱离，使宿主菌进入溶菌性周期而被裂解，并产生新的噬菌体，因此，温和噬菌体具有溶菌性周期(lytic cycle)和溶原性周期(lysogenic cycle)，而毒性噬菌体只有溶菌性周期。

通过前噬菌体的整合而使溶原性细菌的表型发生改变，称为溶原性转换(lysogenic conversion)。如无毒的白喉杆菌感染带有产毒基因的 β-棒状杆菌噬菌体(β-corynephage)后可转化为有毒株。

(四) 转位因子(transposable element, TE)

1. 定义　是指一类不依赖于同源重组可以在细菌染色体(chromosome)、质粒(plasmid)和噬菌体(phage)基因组中转移位置的独立的 DNA 序列，也被称为跳跃基因或可移动基因(jumping genes or movable genes)。

转位因子(transposable element)通过位置移动可以改变宿主菌遗传基因的核苷酸序列，产生插入突变、基因重排或插入点附近基因表达的改变，在赋予细菌新的生物学性状、改变和促进细菌进化过程中具有重要作用。

2. 种类

(1) 插入序列(insertion sequence, IS)：插入序列(IS)是细菌中最先发现的最简单的一类转位因子(TE)，长约数百到一、两千个，相当于 1～2 个基因的编码量，不携带与转位无关的基因，只编码转位酶，决定 TE 的插入、转位以及从基因组上删除或解离。

(2) 转座子(transposon, Tn)：转座子(Tn)是一种除了携带与转座有关的基因，还携带其他结构基因的 TE，如 R-gene、Vi-Gene 等。根据结构不同，Tn 可分为：

复合型转座子(complex Tn)：是由两个相同的 IS 连接在抗生素抗性基因的两侧构成。

复合型(complex Tn)很容易将所携带的 R-gene 在细菌 chromosome,plasmid,phage 基因组之间转移,导致 R-gene 扩散。

接合型(conjugative Tn):是在 G+球菌的染色体(chromosome)上发现的一类可在细菌间通过接合(conjugation)进行转移的转座子(Tn)。其代表是 Tn916,无末端 IR,也不产生同相重复。

第三节 细菌变异的机制(Variation Mechanism)

细菌的表型(phenotype)由其基因组(genome)和环境因素决定的。所谓表型变异(phenotype variation)是细菌在环境因素影响下基因表达的变化,如 *E. coli* 的乳糖操纵子(lactose-operator)的表达与关闭。而所谓的基因型变异(genotypic variation)则是基因结构发生了变化,包括突变(mutation)、基因转移和重组(gene transfer and recombination)。

(一) 基因突变(gene mutation)

突变(mutation):是指细菌遗传物质的结构发生突然而稳定的改变,导致决定细菌性状的基因型变异(genotypic variation);是细菌内源性基因发生了改变。

1. 突变类型(mutation types)

(1) 点突变(point mutation)

1) 碱基置换(base substitution)

转换(transition):嘌呤/嘌呤(purine/purine),嘧啶/嘧啶(pyrimidine/pyrimidine)。

颠换(transversion):嘌呤/嘧啶(purine/ pyrimidine),嘧啶/嘌呤(pyrimidine/ purine)。

从突变可能导致遗传信息改变的角度看 Base substitution 后可能出现以下三种情况:

同义突变(synonymous mutation):指没有改变基因产物氨基酸序列的密码子,与密码子的简并性有关。

错义突变(missense mutation):是碱基序列的改变引起了氨基酸序列的变化,进而影响 protein 的活性,是表型改变。

无义突变(nonsense mutation):是碱基改变导致代表某个氨基酸的密码子变为 protein 合成的终止密码。

2) 碱基插入(base insertion)

3) 碱基缺失(base deletion):碱基的 insertion or deletion 影响三联体密码的阅读框架,引起移码突变(franeshift mutation),可以改变氨基酸的合成,也会出现 nonsense mutation。如果 insertion or deletion 三个碱基则阅读框架不全,其产物常有活性或有部分活性。

(2) 多点突变(multple mutation):染色体重排、倒位、重复性缺失(chromosome rearrangement inversion,duplication,deletion)

进入病人体内的少量细菌经过生长繁殖也会自发产生各种突变体,这些突变体的存在可导致耐药性变异,提高了细菌在病人体内的生存能力,致使突变株迅速生长而被选择出来称为优势型。

2. 诱变剂(mutagen) 能显著提高突变率的各种理化及生物因素。

(1) 物理因素:紫外线、高温、辐射。

(2) 化学因素:亚硝酸盐、各种碱基类似物、烷化剂、丫啶类染料、5-溴尿嘧啶。

(3) 生物因素:黄曲霉素(aflation B1)、丝裂霉素(mitomycin C)。

3. 基因突变的规律

（1）突变率

1）自发突变(spontaneous mutation)：频率较低约为 $10^{-10} \sim 10^{-6}$。

2）诱发突变(induced mutation)：在诱变剂(mutagen)作用下发生，频率较高约为 $10^{-6} \sim 10^{-4}$。野生株(wild strain)，野生型(wild type)，突变株(mutant strain)。

（2）突变与选择：突变体的分离。

在一定条件下，对细菌突变体进行生物学特性的鉴定，是细菌遗传学研究的主要方法。细菌基因组中任何基因都有可能突变，当突变所影响的基因产物是细菌生命所必需的物质，而这种物质又不能被代偿时则会导致细菌死亡，称为致死性突变(lethal mutation)。反之，若突变所影响的基因产物仅在特定培养条件下才是必需的，则此突变株在一定条件下可以存活，据此可设计出促进突变体生长的实验条件，将其从大量野生株中筛选出来，以便进一步研究。常见的突变体及分离方法如下所示：

1）耐药性突变体(drug resistant mutants)：将待分离菌株加在含抗生素的培养基(抑制敏感株)中进行培养，可见耐药株生长。可用其研究抗菌药物的作用机制和细菌的耐药机制。

2）营养缺陷性突变体(auxotrophic mutants)：细菌编码参与生物合成酶的基因突变后，失去合成某种必需代谢物质能力，在最低营养培养基(minimum medium，MM)上不生长，必须依赖外界提供自身不能合成的物质才能生长，是为营养缺陷性突变体(auxotrophic mutants)，而在最低营养培养基(MM)上能生长的则为原养型(prototrophy)，若从原养型(prototrophy)群体中分离营养缺陷性突变体(auxotrophic mutants)，则需将天然培养基上生长的菌落分别接种在含有或不含有特定代谢物质的培养基中观察其生长能力进行判断。常用影印培养法(replica plating)进行营养缺陷性突变体(auxotrophic mutants)的筛选，也可用于耐药性突变体(drug resistant mutants)的筛选。

3）条件性突变体(conditional mutants)：表现为条件致死，即在许可条件下细菌生长正常或近似正常，常见的有温度敏感突变体，通过提高或降低温度，可以很快的关闭或开启某一基因产物的活性。一般来讲，Ts 株的许可温度为 30℃左右，而非许可温度为 42℃左右。Ts 株常被用来研究必需基因在细菌生存和生长条件中的作用以及疫苗的制备。

（二）基因转移与重组(transfer and recombination of gene)

细菌之间的基因转移与重组是细菌基因型变异(genotypic variation)的另一重要方式。外源性遗传物质由供体菌(donor)通过一定方式转入受体菌(recipient)称为基因转移(gene transfer)；转移的基因或在胞质内自行复制与表达，或与受体菌 DNA 整合称为基因重组(gene recombination)，使受体菌获得新的遗传性状。

1. 转化(transformation)　受体菌(recipient)直接摄取供体菌(donor)释放的游离 DNA 使自身获得新的遗传性状的过程。1944 年 Avery 在小鼠体内试验了肺炎链球菌的转化。

细菌处于感受态(competence)时才能捕获外源性 DNA。感受态出现的时期、持续时间因菌种而异，如肺炎球菌感受态出现在对数生长期的后期，持续约 40 分钟。

2. 接合(conjugation)　指细菌通过性菌毛(sex pilus)相互连接沟通，将遗传物质(plasmid，chromosome，DNA)从供体菌转移至受体菌的过程。

细菌的接合(conjugation)作用是一个相当复杂的过程，常见的有以下三种转移形式：

(1) F 质粒(F-plasmid)的转移:DNA(F 质粒)从 F^+菌转移至 F^-菌。

(2) F 质粒(F-plasmid)的整合:F-plasmid 还可以整合到细菌染色体上,有可能引发宿主染色体发生高频率转移,形成高频重组(high frequence recombinant,Hfr)。F-plasmid 在菌中的整合作用是一个可逆过程,有时也会从染色体上脱落下来,会带上与其相邻的染色体 DNA 片段,称为 F′-plasmid。

(3) R 质粒(R-plasmid):是一个复合型质粒,由耐药传递因子(resistance transfer factor,RTF)和耐药决定子(resistance determinant,R 决定子)组成,其中,耐药传递因子(RTF)编码性菌毛(sex pilus),r 决定子决定宿主耐药性,一个 r 决定子可携带多个耐药基因。可在同一种属间或不同种属间传递,在 G^-菌中更为突出。

3. 转导(transduction)　是以噬菌体(temperate phage)为媒介,将供体菌(donor)DNA 转移到受体菌(recipient)体内,使其获得新的遗传性状。

转导(transduction)在 G^+和 G^-菌中均可发生,根据转导(transduction) DNA 片段的范围,可分为普遍性转导(generalized transduction)和局限性转导(restricted transduction)。

(1) 普遍性转导(generalized transduction):前噬菌体(prophage) 从溶原菌的染色体上脱离,进行增殖,装配成新的子代噬菌体(phage)时,大约在 10^5 ~ 10^7 次装配中,发生一次错误,将供体菌(donor)DNA 误装入噬菌体(phage)头部,当它感染受体菌(recipient)时,则将供体菌(donor)DNA 带入受体菌(recipient)内,因供体菌(donor)染色体或质粒的任何片段都可被转导,故称之普遍性转导。转导频率高于转化,转导过程包含着基因转移与重组。

1) 完全转导(complete transduction):供体菌(donor)DNA 必须与受体菌染色体重组,并同染色体一起复制成为稳定的转导子,称为完全转导。

2) 流产转导(abortive transduction):供体菌(donor)DNA 未能重组到受体菌染色体(recipient chromosome)上,因其不具独立复制功能,随着细胞分裂,供体菌(donor)DNA 只能沿单个细胞传递下去,此为流产转导。

(2) 局限性转导(restricted transduction):前噬菌体(prophage)从宿主菌染色体脱离时,将其两旁的基因偏差交换切入自身体内,再转移到受体菌,使其遗传性状发生改变。又称为特异性转导(specialized transduction)。如 λ-噬菌体(λ-phage)感染大肠埃希菌(*E. Coli*),其整合与切离均通过细菌染色体和 λ-噬菌体 DNA 上特定位点之间重组而实现。这些特定位点位于染色体上半乳糖操纵子(gal)和生物素操纵子(bio)之间。在此处,细菌 DNA 附着位点与 λ-phage 附着位点相互重组,导致 λ-噬菌体 DNA 整合入细菌 DNA,当 λ-噬菌体溶原状态破坏后其切离反应发生在 λ-噬菌体两端的 bio 和 gal,由此产生的噬菌体(phage)环状 DNA 和细菌 DNA,切离时可能发生偏差,与细菌染色体进行交换形成带有 bio 或 gal 基因的缺陷噬菌体,再感染受体菌(recipient)时可将偏差切离时带入的供体菌 DNA 转入受体菌内。

4. 溶原性转换(lysogenic conversion)　温和噬菌体将其所携带的特定基因即前噬菌体(prophage)整合到溶原性细菌(lysogenic bacterium)的染色体上而使后者获得新的遗传性状。

某些细菌通过前噬菌体(prophage)整合作用而发生毒力变异或抗原性变异,如白喉杆菌、乙性溶血性链球菌、金黄色葡萄球菌。肉毒杆菌等产生毒素均属此类转换作用所致。前噬菌体(prophage)为某些细菌毒素结构基因或表面抗原基因携带者,通过整合作用使受体菌获得产毒特性或抗原性改变。

5. 原生质体融合(protoplast fusion)　分别将两种经处理失去细胞壁的细菌悬于高渗培养基中保持原生质体状态,然后滴加聚乙二醇(polyethylene glycols,PEG)促使两者融合形成双倍体细胞,在短期生存期间,两者染色体可发生重组,形成多种不同表型的重组融合体。经培养重新形成细胞壁,再按其遗传标志选择重组菌。原生质体融合(protoplast fusion)技术可使原来不具备基因转移条件的细菌实现基因的转移与重组,可用于同种或异种细菌之间,是一种有价值的分子生物学实验方法。

第四节　细菌遗传变异的实际应用

(the Medical Application of Heredity and Variation of Bacteria)

1. 感染性疾病的诊断,治疗与预防

(1) 病原学诊断:建立敏感快速的诊断方法检出微生物变异株、L-型细菌等。

(2) 耐药性监测:筛选耐药性菌株,指导抗生素的合理使用。

(3) 制备减毒活疫苗,用于传染病的特异性预防。

2. 微生物基因组的研究　检测分析细菌致病件毒力岛的基因特性,研究细菌的致病机制。

3. 检测样品中的致癌物质——Ames test　利用细菌的突变株检测样品中的致突变剂。

4. 流行病学调查　追踪病原菌基因水平转移与播散——指纹图谱法(fingerprinting,PFP)。

5. 基因工程方面的应用

(1) 从供体基因组中获得目的基因。

(2) 将目的基因连接到可自我复制的载体(质粒、噬菌体)上,构建重组体。

(3) 通过载体将重组体转移到工程菌体内,使之表达目的基因产物。

第五节　强 化 训 练

一、判断题

1. 细菌的非遗传性变异是指其遗传物质发生改变导致的表型变异。

2. 细菌的毒力变异是指其毒力由强变弱的现象。

3. S-R 变异属于细菌菌落的变异,同时可能伴随细菌毒力和抗原性的变异。

二、填空题

1. 与细菌遗传变异有关的遗传物质有________、________、________和________。

2. 温和噬菌体具有两个生活周期,即________周期和________周期。

3. 根据噬菌体与宿主细菌的关系,可把噬菌体分为________和________。

4. 通常把整合在细菌染色体上的噬菌体基因组称为________,带有前噬菌体的细菌称为________。

三、单项选择题

【A1 型题】

1. 以下微生物中属非细胞型微生物的是

A. 支原体　　B. 衣原体　　C. 立克次体

D. 放线菌　　E. 噬菌体

2. 下列关于质粒的描述,正确的一项是
   A. 大分子双链 DNA　B. 不能在宿主体内自行复制
   C. 细菌生命活动所必需　D. 只能赋予细菌耐药性
   E. 可通过接合等方式在细菌之间转移
3. H-O 变异是
   A. 失去菌毛的变异　B. 失去鞭毛的变异　C. 失去荚膜的变异
   D. 失去毒力的变异　E. 耐药性变异
4. BCG 的制备原理是
   A. 形态变异　B. 结构变异　C. 耐药性变异
   D. 抗原性变异　E. 毒力变异
5. 常用于检测样品中致癌物质的方法是
   A. 影印实验　B. 转化实验　C. 转导实验
   D. Ames 实验　E. 彷徨实验
6. 毒素的产生与前噬菌体有关的细菌是
   A. 霍乱弧菌　B. 破伤风梭菌　C. 肠致病性大肠埃希菌
   D. 结核杆菌　E. 白喉棒状杆菌

【**B1 型题**】

A. 接合　B. 转化　C. 原生质体融合
D. 溶原性转换　E. 转导

1. 以噬菌体为载体将供体菌的 DNA 片段转移到受体菌内,而使受体菌获得新的遗传性状,称为
2. 受体菌直接摄取供体菌游离 DNA 片段而使自身获得新的遗传性状,称为
3. 以温和噬菌体为供体,当其感染宿主菌时,将其 DNA 片段整合到宿主菌染色体上而使宿主菌获得新的遗传性状,称为
4. 通过性菌毛使供体菌与受体菌接触进而使供体菌的遗传物质导入受体菌体内称为

(刘雪莉 编,马海梅 校)

第六章 细菌的感染与免疫
(Bacterial Infection and Immunity)

本章要求

1. 掌握:正常菌群和条件致病菌的概念及意义;正常菌群的生理作用;菌群失调的主要原因和机会致病菌的主要特点;医院感染的概念和危险因素。

2. 掌握:感染、病原菌、致病性、毒力、半数致死量(LD_{50})和半数感染量(ID_{50})的概念。侵袭力的构成因素及作用特点;细菌内、外毒素的作用特点及区别。细菌感染的来源、传播途径及感染类型。

3. 熟悉:细菌的黏附与定植,微菌落和生物膜的概念。抗细菌免疫的特点(屏障结构、吞噬细胞、补体、溶菌酶等体液因素的作用;胞外菌感染免疫;抗毒素中和免疫及胞内菌感染免疫)。微生物超抗原与疾病。

4. 了解:正常菌群的分布和常见的条件致病菌,医院感染的分类、内源性医院感染和外源性医院感染的概念。

感染(infection):是指细菌等病原微生物在与 宿主防御机能(host defence)相互作用并引起不同程度损伤的病理过程。

引起感染的微生物可来自宿主体外(exogenous infection),也可来自宿主体内(endogenous infection)。

来自宿主体外的微生物感染称为传染(contagion),由此引起的疾病在人与人之间或人与动物之间通过一系列方式或途径进行传播(transmission)称为传染病(contagious diseases)。

病原微生物(pathogenic microorganism)的致病性是由其本身的毒力(virulence)决定的,但能否侵入机体引起疾病则取决于其与宿主之间的相互作用,并与多种因素有关。所以对宿主而言,病原微生物是一个相对的概念。

第一节 正常菌群与机会致病菌

一、正常菌群

在正常人体表及与外界相通的腔道黏膜中寄居着不同种类和数量的微生物,通称正常菌群。正常菌群在人体内的分布种类和数量随部位不同而异。机体许多组织器官在正常情况下是无菌的,如血液、脑组织、心脏、肝、脾、肾、胸腔和腹腔等。

正常菌群的生理作用如下。

1. 生物拮抗

(1) 竞争黏附作用 亦称为占位性保护作用。正常菌群通过其配体与相应上皮细胞表面受体结合而黏附,并能形成细菌生物膜,发挥屏障和占位性保护作用,使外来致病菌不能侵入和定植。

(2) 产生对外来致病菌有害的代谢产物如不饱和脂肪酸、H_2O_2 等。

(3) 营养竞争作用。

2. 营养作用　正常微生物群参与机体物质代谢、营养物质转化和合成。如肠道内脆弱类杆菌和大肠埃希菌可产生维生素 K 和维生素 B 族,乳杆菌和双歧杆菌可合成烟酸(尼克酸)、叶酸、烟酸及维生素 B 族供人体利用。

3. 免疫作用　正常菌群作为抗原既能促进机体免疫系统发育,也能刺激其发生免疫应答。产生的免疫物质(抗体和效应 T 细胞等)既可限制正常菌群本身的危害作用,也可对与正常菌群有共同抗原的致病菌发挥抑制或杀灭作用。如双歧杆菌能诱导黏膜下浆细胞产生 sIgA,发挥黏膜表面抗感染作用,还能激活黏膜固有层 $CD4^{+}T$ 细胞,使其活化产生 IFN-γ 进而激活 MΦ 和 NK,以杀伤胞内寄生菌(伤寒沙门菌)和病毒。

4. 抗衰老作用　正常菌群中双歧杆菌(bifidobacterium)、乳杆菌(lactobacillus)及肠球菌(enterobacterium)等可通过产生过氧化物歧化酶(superoxide dismutase,SOD),清除自由基(O^{2-})的毒性,保护组织细胞免受其损伤而发挥抗衰老作用。

5. 抗肿瘤作用　正常菌群中双歧杆菌、乳杆菌均具有抑制肿瘤作用,其机制如下:

(1) 产生多种酶类使致癌物(carcinogen)或前致癌物(procarcinogen)降解转化为无害物质,如将亚硝酸胺降解为仲胺和亚硝酸盐而排出体外。

(2) 通过激活 MΦ 和 NK 而抑制肿瘤。

二、机会致病菌

在正常情况下,正常菌群之间、正常菌群与宿主之间始终处于一个动态平衡状态。但是,在特定条件下,这一微生态平衡也可能被打破,正常菌群则转化为机会致病菌,引起机会性感染(opportunistic infection)。

机会致病菌的致病条件:①寄居部位改变;②宿主免疫功能下降;③菌群失调(dysbacteriosis)。

第二节　细菌的致病机制(Bacterial Pathogenesis)

致病性(pathogenicity)是指病原菌引起宿主感染或疾病的性质,是细菌种的特征。表示细菌致病性强弱程度用毒力(virulence),常用 LD_{50}(lethal dose)或 ID50(infectious dose)来表示不同病原菌(pathogen)之间 virulence 的大小或强弱。细菌的毒力(bacterial virulence)包括侵袭力和毒素(invasiveness and toxin),统称为毒力因子(virulent factors),是细菌致病性的物质基础。致病菌的致病机制主要与细菌的毒力、侵入数量和侵入途径有关。

一、细菌的毒力

(一) 侵袭力(invasiveness)

1. 菌体的表面结构　黏附与定植是多数细菌感染过程中关键性的第一步。在此过程中,与细菌相关的表面结构主要有以下 4 个。

(1) 黏附素(adhesin):细菌特异性黏附至宿主细胞主要由黏附素介导。黏附素是细菌表面的蛋白质或多糖。根据其来源和性质,分为菌毛黏附素和非菌毛黏附素。G^{-}菌的菌毛黏附素通常为普通菌毛,非菌毛黏附素多存在于 G^{+}菌的表面。黏附素一般是靶细胞表面的糖蛋白或糖脂。细菌黏附素与宿主上皮细胞表面受体的结合具有高度特异性,决定了细菌的黏附具有组织特异性。

（2）荚膜和微荚膜：均具有抗吞噬、抗体液中杀菌物质对菌体的损伤。

（3）鞭毛：少数菌的鞭毛也参与细菌的黏附与定植，如霍乱弧菌和空肠弯曲菌等。

（4）细菌形成的生物被膜：在自然界中，大多数细菌以生物被膜的形式存在。生物被膜由细菌、胞外多糖、藻酸盐等多种成分组成，可由单一菌种或多菌种构成。细菌生物被膜具有屏障作用，增强了细菌对抗菌药物、消毒剂的抗性，可抵抗宿主免疫防御机制的清除作用，常引起难治性慢性细菌感染。

2. 侵袭性物质

（1）侵袭素：大多数致病菌需侵入宿主上皮细胞内或更深层组织，或经血液播散至全身，到达靶细胞方可致病，此过程称为侵袭。细菌的侵袭由基因控制，称为侵袭基因，其编码产物为侵袭素。

（2）侵袭性酶类：有些致病菌能产生降解和损伤组织细胞的侵袭性胞外酶。如 A 群链球菌的透明质酸酶（hyaluronidase）可分解细胞间质的透明质酸，链激酶（streptokinase）溶解纤维蛋白，链道酶（streptodornase）切断脓液中高黏度的 DNA 链，从而有利于细菌扩散。

（二）毒素（toxin）

是病原菌在生长繁殖过程中合成或菌体裂解后释放的毒性物质。可直接或间接损伤宿主细胞、组织和器官，导致机体功能紊乱和损伤。

1. 外毒素（exotoxin）

（1）产生：主要由 G^+ 菌和少数 G^- 菌合成和分泌到细胞外发挥毒性作用的。

（2）性质：蛋白质，不耐热，易被甲醛脱毒成为类毒素（toxoid）。

（3）毒性：强，选择性组织损害作用，一般有 A、B 两个亚单位组成，其中 A 亚单位（A-subunit）为毒性部分，而 B 亚单位（B-subunit）则为与靶细胞结合部位，为保护性抗原。

（4）抗原性：强，可刺激机体产生特异性抗毒素（antitoxin）性抗体

（5）类型

1）神经毒（neurotoxins）：破伤风痉挛毒素（tetanospasmin）、肉毒毒素（botulin）。

2）细胞毒（cytotoxin）：白喉毒素（diphtherotoxin）。

3）肠毒素（enterotoxin）：霍乱毒素（choleratoxin）、不耐热肠毒素（heat labile enterotoxin，LT）、耐热肠毒素（heat stable enterotoxin，ST）。

2. 内毒素（endotoxin）

（1）产生：G^- 菌细胞壁外膜的结构成分，即 LPS，当菌体裂解释放出来对机体组织器官发挥毒性作用。在螺旋体、衣原体和立克次体细胞壁中也存在内毒素。

（2）性质：LPS，耐热。

（3）毒性：毒性作用广泛，所有 G^- 菌感染释放的内毒素都有相似的毒性作用。

1）致热作用。

2）白细胞（white blood cell，WBC）反应。

3）内毒素血症与休克（endotoxemia and shock），属于 G^- 菌所致之重症感染，死亡率高。临床以全身小血管舒缩功能紊乱而出现微循环衰竭（microcirculation failure）和低血压（hypotension）为特征，进而发生多器官功能衰竭（multiple system organs failure，MSOF）。

4）免疫调节作用：LPS 为 超抗原，是 B 细胞多克隆激活剂，小剂量可刺激 B 细胞产生多克隆抗体（polyclonal Abs），此外尚有活化 NK 细胞、Mφ、诱生 IFNγ、TNFα/β、IL-1、6、8 等

多种 CKs,增强非特异性免疫功能作用。大剂量则为促进炎症作用。

(4) 抗原性:较弱,刺激机体产生的特异性抗体尚未证明有保护作用,不能经甲醛脱毒成为类毒素。

3. 毒素的致病机制(pathogenesis of toxins)

(1) 外毒素(exotoxin):通常以 A-B 结构模式与靶细胞相互作用,一般经过与细胞结合、跨膜、与内靶点作用和致细胞病变 4 个步骤。外毒素致细胞病变有多种不同机制。

1) 与受体结合:通过跨膜控制装置作用于细胞内信号系统,引起胞内 cGMP 第二信使作用,改变胞内外离子平衡。如 *E. Coli* 的 ST。

2) 与受体结合后进入细胞质,控制细胞蛋白质合成而致细胞死亡或诱发胞内 cAMP、cGMP、Ca^{2+} 等第二信使作用,影响糖类和氨基酸的吸收,改变胞内外离子平衡,如白喉毒素(diphtherotoxin)、霍乱毒素(choleratoxin)、*E. coli*-LT,志贺毒素(shiga toxin),炭疽毒素(anthraxtoxin)等外毒素(exotoxin)就是通过此机制引起病变的。

3) 与受体结合后直接改变膜结构形成通道,使细胞裂解。如金葡菌产生的 α-toxin,*E. coli*-O157 产生的溶血毒素(hemolytic toxin)可引起 10 岁以下患儿发生以急性肾衰、血小板减少、溶血性贫血为主的溶血性尿毒症综合征(hemolytic uremic syndrome,HUS)。

4) 与受体结合后直接破坏靶细胞,如 A 群链球菌产生的 SLO。

5) 毒素本身具有酶活性,如葡萄球菌产生的 β-毒素为磷脂酶 C 可分解膜鞘磷脂,使细胞溶解。破伤风痉挛毒素和肉毒毒素作用于靶细胞,引起两种不同的疾病,前者封闭运动神经抑制性冲动,引起痉挛性麻痹;后者抑制胆碱能神经释放乙酰胆碱,引起松弛性麻痹。

(2) 内毒素(endotoxin):作为 G^- 细菌外膜的成分,其致病机制极为复杂。LPS 作为始动毒力因子引起复杂的病理生理变化。Shwartzman 现象和 DIC 与 WBC 反应、激肽(kinin)系统和补体(complement)系统、凝集(coagulation)系统的激活密切相关,特别是Ⅻ因子的激活,最终使血细胞产生凝血酶,在激肽(kinin)作用下导致 DIC 的发生。内毒素血症(endotoxemia)与休克(shock)的发生主要与 TNF-α、IL-1、6、8 密切相关。LPS→MPS →CKs(GM-CSF、IFNγ、IL-1、6、8)。TNF-α 是 LPS 所致感染性休克(infectious shock)起关键作用的细胞因子,感染者体内 TNF-α 水平与其死亡数呈正相关,体外实验证实 TNF-α 可直接产生致细胞病变作用,TNF-α 和 IL-1 可协同作用引起血管扩张和 WBC 介导的组织坏死,从而导致器官衰竭。

二、侵入细菌的数量(略)

三、细菌的侵入门户与部位(略)

第三节 细菌感染的传播(Transmission of Bacterial Infection)

一、感染的来源(source of infection)

1. 外源性感染(exogenous infection)

(1) 病人和带菌者(patient and carrier):恢复期带菌者(convalescent carrier),健康带菌者(health carrier),潜伏期带菌者(incubatory carrier)。

(2) 患病及带菌动物(infected animals→zoonotic diseases)

2. 内源性感染(endogenous infection)

(1) 体内正常菌群(normal flora)→机会性致病菌(opportunistic bacteria)→ 机会性感染(opportunistic infection)。

(2) 潜伏的病原微生物在一定条件下引起的再感染,如结核分枝杆菌。

二、传播途径(transmissive route)

1. 呼吸道(respiratory tract)　经空气飞沫(air-borne droplet)传播,可以形成黏膜表面局部感染如百日咳等,也可由此向深层组织扩散引起全身感染,如结核病等。

2. 消化道(gastrointestinal tract)　粪-口途径(fecal-oral route)感染,病原菌进入消化道,有些在局部黏附定植,引起肠道感染,如痢疾、霍乱等,有些则经肠道黏膜侵入血流引起肠外器官感染,如败血症、伤寒、副伤寒等。

3. 皮肤(wound of skin)　皮肤机械性损伤,烧伤、动物咬伤、媒介昆虫叮咬等,如破伤风、气性坏疽等。

4. 血液(via blood or blood products)　如梅毒、HIV、HBV、HDV、HCV、TTV 等。

5. 性传播(transmission via sex contact)　许多病原微生物可经泌尿生殖道接触传播(transmission via genitourinary tract)引起性器官或全身感染,称为性传播疾病(sexually transmitted disease,STD)。引起 STD 的微生物很多,包括细菌、病毒、衣原体、支原体、螺旋体、真菌等二十多种。是现代人类社会面临的重大公共卫生问题。

6. 垂直传播(vertical transmission)　许多病原微生物可经母体胎盘或母亲哺乳(via placenta or breast)传给胎儿或新生儿,亦可经人工授精传播,引起胚胎发育异常,导致死胎、先天性畸形、流产、早产、新生儿感染等。

三、细菌感染的类型(categories of infection)

感染的发生与否取决于病原菌的毒力、侵入数量及侵入门户三大因素,其中毒力是关键因素,根据病原菌毒力与宿主防御机能相互作用结果,临床上有不同类型的感染:

(一) 隐性感染(inapparent infection/subclinical infection)

(二) 显性感染(apparent infection)

传染病(infectious diseases)是指由来自体外的传染性病原微生物引起的显性感染,可通过各种途径在人与人之间传播,一般为外源性感染。由条件致病性微生物引起的内源性感染不属于传染病范畴。显性感染的临床类型如下:

1. 根据发病缓急分类

(1) 急性感染(acute infection)。

(2) 慢性感染(chronic infection)。

2. 根据感染的部位及性质分类

(1) 局部感染(local infection)。

(2) 全身感染(systemic infection)。

1) 毒血症(toxemia):局部感染灶病原菌产生毒素→血流→靶器官损害→特殊临床症状,如白喉(diphtheria)、破伤风(tetanus),血培养阴性。

2) 败血症(septicemia):病原菌→血流,生长繁殖并释放内、外毒素等 virulent factors→

临床症状:高热,皮肤和黏膜淤血,肝脾肿大,肾功衰竭等,血培养阳性。

3) 菌血症(bacteremia):病原菌短暂存在于血流中,如流脑,伤寒等病程早期。血培养阳性。

4) 脓毒血症(pyemia):化脓性细菌→血流→扩散到机体其他组织器官,产生新的病灶引起相应器官和组织的病变,如金黄色葡萄球菌性脓毒血症,常引起多发性肝脓肿(multiple liver abscess)、肾脓肿(kidney abscess)、肺脓肿(lung abscess)及皮下脓肿(subcutaneous abscess)。

5) 内毒素血症(endotoxemia):G^-细菌感染所致,临床症状因血中内毒素(endotoxin)量不同而异,轻者仅有发热或伴轻微不适,重者则出现严重症状,如DIC(disseminated intravascular coagulation)、休克(shock),甚至死亡。

第四节 抗细菌免疫(Anti-Bacterial Immunity)

一、抗胞外菌免疫(anti-extracellular bacteria immunity)

胞外菌(extracellular bacteria)是指寄居在宿主细胞外血液、淋巴液和组织液中的细菌,如葡萄球菌、链球菌、淋病球菌、脑膜炎球菌、霍乱弧菌和白喉杆菌等。胞外菌常引起化脓性感染和毒素性疾病。抗胞外菌感染的作用主要是杀灭细菌、中和毒素。

1. 吞噬作用(phagocytosis) 是指 phagocytes 与 bacteria 接触,摄入,杀灭和消化 bacteria 的连续过程。

2. 抗体和补体的作用(antibody and complement)

(1) 阻止细菌黏附(blocking attachment):黏膜表面的特异性 sIgA →封闭 pili 等黏附因子与上皮细胞受体的相互作用。

(2) 调理吞噬(opsonocytophagic action)

1) Ag+IgG Fc-R+ phagocytes

2) Ag+IgG/IgM→immune complex+complement→IC+C3b→phagocytes

(3) Bacterial Lysis

Ag+Ab(IgG/IgM)+complement system→MAC(C5b6789)

(4)抗毒素中和免疫(antitoxin neutralization immunity)

Ab+free exotoxin B subunit→A subunit inactivation

3. 细胞免疫(cellular immunity)的作用 $CD4^+$ Th2 细胞除辅助 B 细胞产生抗体外,还可分泌细胞因子,引起局部炎症,促进 MΦ 的吞噬和杀伤,吸引和活化中性粒细胞,介导某些胞外菌感染的细胞免疫反应。

二、抗胞内菌感染免疫(anti-intracellular bacterial immunity)

胞内菌(intracellular bacteria)包括兼性胞内菌(facultative intracellular bacteria)和专性胞内菌(obligate intracellular bacteria),前者如结核分枝杆菌、麻风分枝杆菌、布鲁菌等;后者如立克次体和衣原体等。胞内菌感染多呈慢性过程,常有肉芽肿形成并伴有迟发型超敏反应(delayed hypersensitivity),体液抗体不能进入胞内发挥抗感染作用,所以机体抗胞内菌感染主要依靠特异性细胞免疫(specific cellular immunity),即活化的T 细胞及其所产生的 CKs(IFNγ,IL-2,TNF)和 MPS 相互作用,最终使胞内菌被杀死和清除,起作用的主要是 Mφ、

NK、CTL。此外 sIgA 也可通过阻止胞内菌黏附而发挥局部黏膜免疫作用。

1. 单核-吞噬细胞系统和 NK 细胞的杀伤作用。

2. 特异性细胞免疫的作用。

3. sIgA 的黏膜免疫作用。

第五节　医院感染(Nosocomial Infection)

一、概述(introduction)

医院感染(hospital infection)又称为医院内感染(nosocomial infection)或医院获得性感染(hospital acquired infection)系指医院内各类人员所获得的感染,具有如下特点:

(1) 感染对象为一切在医院内活动的人群,主要为住院患者和医务人员。

(2) 感染发生地点必须在医院内,感染发生的时间界限指患者在住院期间和出院不久发生的感染,不包括入院前已发生或已处于潜伏期的感染。

二、医院感染的类型(types of nosocomial infection)

(1) 内源性医院感染(endogenous nosocomial infection) 亦称自身医院感染或自身感染,是指患者在医院内由于某种原因使自身寄居的正常菌群转变为条件致病菌而导致的感染。

(2) 外源性医院感染(exogenous nosocomial infection)

1) 交叉感染(cross infection) 由医院内患者、病原携带者或医务人员直接或间接传播引起的感染。

2) 医源性感染:在诊治、护理过程中,由于所用器械消毒不严或医护用品被污染引起的感染。

三、医院感染的微生物(microorganisms of nosocomial infection)

(1) 医院感染微生物的特点。

1) 大多为机会致病菌:多为患者体内毒力较低的机会致病性微生物,如凝固酶阴性葡萄球菌、大肠埃希菌、白假丝酵母菌等,以及来自医院环境的非致病性微生物。

2) 具有耐药性。

3) 具有特殊的适应性。

(2) 医院感染的主要微生物。

四、医院感染的危险因素

1. 易感对象

(1) 年龄因素:老年人和婴幼儿易发生医院感染。

(2) 基础疾病:免疫功能缺陷和原发病或基础疾病伴有免疫功能紊乱的患者易发生医院感染,也是其死亡的主要原因。如 AIDS、白血病、糖尿病、尿毒症、肝硬化、心瓣膜病等。

2. 诊疗技术及介入性检查与治疗

(1) 诊疗技术。

1) 器官移植。

2) 血液透析和腹膜透析。

（2）介入性检查与治疗。

1）介入性检查：各种内窥镜检查均属于创伤性诊断技术，常可降低局部黏膜免疫力，亦可导致正常菌群寄居部位改变，也可因器械消毒灭菌不彻底而将外源性微生物带入检查部位，引起感染。

2）介入性治疗：气管切开插管、大静脉插管、留置导尿、伤口引流、人工心脏瓣膜、人工关节以及动脉导管等生物医学植入物（biomedical implants）的使用，不仅破坏皮肤黏膜屏障，造成正常菌群寄居部位改变，还可使被带入的细菌在介入性治疗所用的生物材料上黏附，形成生物膜（biomembrane），引起医源性感染。

五、医院感染的预防和控制
（prevention and treatment of nosocomial infection）

（1）消毒灭菌（disinfection and sterilization）

（2）隔离预防（isolation precaution）

（3）合理使用抗菌药物（reasonable administration of antibiotics）

第六节　强化训练

一、判断题

1. 正常菌群通常情况下对人体有益，一般不致病。
2. 机体产生的针对胞外菌感染的免疫是以 T 细胞为主的细胞免疫。
3. 中性粒细胞对胞内菌和胞外菌感染均能发挥有效的杀伤作用。
4. 抗毒素只对游离的外毒素有特异性的中和作用。
5. 特异性免疫在病原微生物感染早期即可发挥强大的免疫保护作用。
6. 医院感染的对象是指住院的患者。
7. 医院感染的来源以内源性感染为主，主要是由致病性较强的病原菌引起。
8. 外源性医院感染是指其他人和环境因素携带的微生物侵入患者体内导致的感染。
9. 老年人和婴幼儿是医院感染的高危人群。
10. 介入性的诊断和治疗均为医院感染的危险因素。

二、填空题

1. 细菌的毒力包括________和________。
2. 动物实验中，常用________和________指标来测定不同病原微生物的毒力强弱程度。
3. 病原菌能否侵入机体引起疾病取决于________、________和________。
4. 常作为正常微生物优势菌群的益生菌是________、________和________。
5. 微生态平衡由________、________和________三方面因素决定的。
6. 依据作用机制，可把细菌外毒素分为________、________和________。
7. 机体的抗感染免疫机能分为________和________；其中在感染早期发挥作用的是________，在感染过程中建立和获得的是________。
8. 外源性感染来自________、________和________。
9. 内源性感染主要来自________。

10. 根据有无临床症状，可把病原微生物感染分为________和________。
11. 根据感染程度和病程，可把细菌性显性感染分为________和________。
12. 根据感染发生部位和扩散程度，把显性感染分为________和________。
13. 医院感染的预防和控制原则是________、________和________。
14. 机会致病菌的致病条件是________、________和________。

三、单项选择题

【A1 型题】

1. 与某些病原菌黏附和定植作用有关的细菌结构成分是
   A. 鞭毛　B. 细胞壁　C. 普通菌毛
   D. 性菌毛　E. 芽胞
2. 细菌内毒素的性质，正确的一项是
   A. 抗原性强　B. 蛋白质
   C. 可经甲醛处理成为类毒素　D. 广泛的毒性作用
   E. 不耐热
3. 关于细菌外毒素的描述，正确的一项是
   A. 脂多糖　B. 耐热　C. 选择性组织损害作用
   D. G^-菌裂解产物　E. 不能经甲醛处理成为类毒素
4. 细菌致病性的强弱主要取决于其
   A. 形态结构　B. 侵袭力和毒素　C. 分解代谢产物
   D. 形态大小　E. 表面抗原
5. 细菌由局部侵入血流经血流播散至远部组织，但不在血液中繁殖，称为
   A. 败血症　B. 毒血症　C. 菌血症
   D. 脓毒血症　E. 病毒血症
6. 细菌外毒素所致疾病，应除外
   A. 肠热症　B. 白喉　C. 破伤风
   D. 肉毒中毒　E. 猩红热
7. 有关正常菌群的描述错误的是
   A. 可抑制致病微生物的生长繁殖　B. 不会引起人体疾病
   C. 可合成维生素 B、C、K 等供人体利用　D. 可促进免疫器官的发育成熟
   E. 可提高机体抗肿瘤的能力
8. 与细菌侵袭力无关的是
   A. 荚膜　B. 普通菌毛　C. 微荚膜
   D. 生物膜　E. 毒素
9. 下列有关细菌生物膜的描述正确的是
   A. 与医院感染有关　B. 一种特殊的硝酸纤维素膜
   C. 是构成微菌落的单位　D. 不能在人工关节上形成生物膜
   E. 均由同种细菌形成
10. 不产生内毒素的细菌是
    A. 大肠埃希菌　B. 痢疾志贺菌　C. 沙门菌
    D. 金黄色葡萄期间　E. 恙虫病立克次体

11. 下列哪种全身感染细菌不侵入血流

A. 菌血症　B. 毒血症　C. 败血症

D. 脓毒血症　E. 内毒素血症

12. 能产生神经毒素的细菌是

A. 金黄色葡萄期间　B. 沙门菌　C. 霍乱弧菌

D. 破伤风梭菌　E. 白喉棒状杆菌

13. 正常菌群的生理作用不包括

A. 生物屏障作用　B. 营养作用

C. 抗衰老作用　D. 刺激补体的合成

E. 抗肿瘤作用

14. 下列人体部位中，一般无正常菌群寄居的是

A. 皮肤　B. 口腔　C. 腹腔

D. 泌尿生殖道　E. 外耳道

15. 导致菌群失调的主要原因是

A. 细菌从无(弱)毒株突变为有(强毒株)

B. 正常菌群的定位转移

C. 长期使用广谱抗生素

D. 使用免疫抑制剂或放射治疗

E. 大量使用微生态制剂

【B1 型题】

A. 菌血症　B. 毒血症　C. 内毒素血症

D. 败血症　E. 脓毒血症

1. 病原菌侵入血流并在其中大量生长繁殖产生毒性代谢产物引起全身中毒症状，称为

2. 病原菌在局部生长繁殖，不进入血流，但其产生的毒素进入血流，引起特殊的中毒症状，此全身感染称为

3. 化脓性细菌侵入血流后，在其中大量繁殖并通过血流扩散到其他组织或器官，引起新的化脓性病灶，此全身感染称为

4. G^-菌侵入机体血流，裂解释放大量内毒素，引起全身中毒症状，称为

四、简答题

1. 简述正常菌群的生理作用。

2. 简述机会致病菌的致病条件。

3. 比较细菌内毒素与外毒素的主要区别。

4. 简述医院感染微生物的特点。

（刘雪莉 编，马海梅 校）

第七章　细菌学诊断与防治原则
(Bacteriological Diagnosis and Prevention)

本章要求

1. 熟悉：细菌性感染和细菌性传染病的病原学诊断原则和检查程序。

2. 了解：人工免疫的原理和分类；人工主动免疫与人工被动免疫的主要区别；常用制剂及其免疫特点。

第一节　细菌学诊断(Bacteriological Diagnosis)

一、病原菌检测(examination of pathogenic bacreium)

(一) 标本采集(specimen collection)

标本的采集与送检质量直接关系到病原菌的检测结果，为提高检出率，避免诊断错误，应遵循以下原则：

(1) 根据疾病的种类，发生部位及发病的不同时期采集不同的标本。

(2) 严格无菌操作避免标本污染。

(3) 应尽可能在疾病早期和抗菌药物使用前采集标本。

(4) 采集的标本应尽快送检。

(5) 送检标本应做好标记，详细填写化验单。

(二) 细菌形态与结构检查(examination of bacterial morphology and structure)

采集适当的标本涂片，借助显微镜放大技术可进行不染色标本和染色标本的观察，以达到形态学诊断之目的。

1. 显微镜放大法(microscope enlargement)

(1) 普通光学显微镜(light microscope)：以可见光为光源，波长 0.4 ~ 0.7μm，平均约 0.5μm。其分辨率仅为光波波长的1/2，即0.25μm。0.25μm 的微粒经油镜放大 1000 倍后成0.25 mm，人眼便能看清。一般细菌都大于 0.25μm，故常用普通光学显微镜油镜放大1000 倍观察细菌的染色标本。

(2) 电子显微镜(electron microscope)：是利用电子流代替光波，以电磁圈代替放大透镜。电子波长极短，约为0.005 nm，其放大倍数可达 10 万倍或几十万倍，能分辨的 1 nm 微粒。广泛用于微生物形态和内部超微结构的观察。根据使用原理和用途还可分为透射电镜(transmission electron microscope，TEM)和扫描电镜(scanning electron microscope，SEM)两类。

(3) 荧光显微镜(fluorescent microscope)。

(4) 暗视野显微镜(dark-field microscope)。

2. 不染色标本检查法(examination of non-staining specimen)　主要用于观察细菌动力。

3. 染色标本检查法(examination of staining specimen)

(1) 单染色法。

（2）鉴别染色法：①革兰染色法；②抗酸染色法；③特殊结构染色法。

（三）病原菌的分离和鉴定（isolation and identification of pathogens）

①分离培养（isolation culture）；②纯培养（pure culture）；③生化反应（biochemical reaction）；④血清学鉴定（serological identification）；⑤动物试验（animal test）；⑥抗生素药物敏感试验（antibiotic susceptibletest）。

（四）病原菌抗原的检测

可采用免疫学方法进行临床标本中微量抗原成分的检测，具有快速、敏感、特异性高、简便的特点。常用方法有酶联免疫吸附测定法、免疫荧光法等。

（五）其他检测法

PCR技术检测细菌核酸、气相色谱法鉴别厌氧菌、^{13}C、^{14}C呼吸试验检测幽门螺杆菌产生的尿素酶等。

二、血清学诊断（serological diagnosis）

1. 原理和用途　是利用抗原抗体特异性结合的原理，用已知Ag检测病人血清和其他体液中未知Ab及其量的变化，作为感染性疾病的辅助诊断指标，也可用于调查人群对某种病原体的免疫水平及检测预防接种效果。

2. 结果判定　血清学诊断一般用于病原菌抗原性强，以及病程较长的传染病诊断。通常需采取双份血清即发病初期和恢复期血清，分别测定其抗体效价。因为在传染病流行区，健康人群由于隐性感染或预防接种，其血清中常有一定水平的抗体存在即正常效价（normal titer），单份血清检测结果常不能区分现症感染或既往感染。如果恢复期血清抗体效价比早期升高4倍或以上时则可认为现症感染。

3. 常用方法

（1）Widal test：用于伤寒杆菌和副伤寒杆菌引起的肠热症的辅助诊断。

（2）Weil-felix test：是用变形杆菌OX_2、OX_{19}、OX_K的菌体抗原（O-Ag）作为替代抗原检测立克次体引起的斑疹伤寒和恙虫热病人血清中立克次体抗体的交叉凝集试验，用于立克次体引起的斑疹伤寒和恙虫热的辅助诊断。

（3）Enzyme-linked immunosorbent assay（ELISA）：广泛用于临床标本中各种病原体抗原或抗体的检测。

（4）Anti-streptolysin O test（ASO）：是用乙型溶血性链球菌SLO抗原检测病人血清中相应抗体的中和试验，常用于急性风湿热等与乙型溶血性链球菌感染有关的超敏反应性疾病的辅助诊断。

第二节　特异性预防与治疗

一、人工主动免疫（artificial active immunization）

（一）原理

是用人工的方法给人体接种疫苗或类毒素等抗原物质，使机体产生特异性获得性免疫力的措施，常用于传染病的特异性预防。

（二）常用制剂

1. 疫苗（vaccine）　疫苗种类很多，主要有以下几种：①死疫苗（killed vaccine），②活疫苗(living vaccine or attenuated vaccine),③基因工程疫苗(gene engineering vaccine),④DNA 疫苗(DNA vaccine),⑤亚单位疫苗(subunit vaccine)。

2. 类毒素(toxoid) 是细菌外毒素(兼具毒性和抗原性)经0.3%~0.4%甲醛处理后失去毒性,仍保持抗原性的生物制剂。

二、人工被动免疫(artificial passive immunization)

1. 原理 是给人体输入现成的免疫物质如含有特异性抗体的免疫血清、纯化的免疫球蛋白抗体或细胞因子等免疫制剂,使机体立即获得特异性免疫力的方法。常用于某些急性传染病或毒素性疾病的紧急预防或特异性治疗。

2. 常用制剂

(1) 抗毒素(antitoxin):是用类毒素或外毒素多次免疫马制备的含有高效价特异性抗体的马血清制剂。经分离提纯后可制成精致抗毒素,用于外毒素所致疾病的紧急预防和治疗。使用时须注意可能会引起超敏反应的问题。

(2) 抗菌血清(antibacterial sera):是用标准菌株抗原免疫动物(家兔等)制备的特异性抗菌抗体,内含高效价的特异性IgG,目前仅用于多重耐药菌株所致疾病的治疗。如铜绿假单胞菌引起的感染等。

(3) 胎盘丙种球蛋白(placental gammaglobulin)、血清丙种球蛋白(serum gammaglobulin)。

(4) 细胞因子(cytokines) IL-1、IL-2、γ-IFN 等。

第三节 强化训练

一、判断题

1. 细菌、病毒和真菌的形态均可用普通光学显微镜油镜观察。
2. Widal test 主要用于肠热症的辅助诊断。
3. 用于血清学诊断的双份血清是指发病初期和恢复期血清。
4. 血清抗体检测,若恢复期抗体效价高于发病初期效价即有诊断意义。
5. 人工接种疫苗和类毒素主要用于传染病的特异性预防。
6. 抗毒素可用于某些毒素性疾病的特异性治疗。
7. ASO 试验是用已知抗体检测乙型溶血性链球菌 SLO 抗原的中和试验。

二、填空题

1. 常用的细菌鉴别染色法有________、________和________。
2. 人工主动免疫常用制剂有________和________。
3. 人工被动免疫常用制剂有________、________、________和________。

三、问答题

1. 试述细菌学诊断的基本原则。
2. 试述血清学诊断的原理、结果判定原则及实际用途。
3. 试述人工主动免疫和人工被动免疫的原理、制剂、免疫特点和用途。
4. 比较说明活疫苗和死疫苗的优缺点。
5. 比较说明外毒素、类毒素和抗毒素三者之间的关系。
6. 病原菌检查的一般程序有哪几步?

(陈锋 编,王红英 校)

第八章　球　菌(Cocci)

本章要求

1. 掌握:葡萄球菌的形态、染色、培养、分类、抗原结构、金黄色葡萄球菌的致病物质、所致疾病、微生物学检查;链球菌的形态、染色、致病物质及所致疾病;肺炎球菌的形态、染色、培养、致病性;脑膜炎球菌的形态、染色、致病性。淋球菌的形态、染色、致病性。

2. 熟悉:葡萄球菌的抵抗力、凝固酶阴性葡萄球菌的致病性;链球菌的培养及分类、微生物学检查;甲型链球菌与肺炎球菌的鉴别;脑膜炎球菌的培养、抵抗力、特异性预防;淋球菌的培养、抵抗力、脑膜炎球菌与淋球菌的鉴别。

3. 了解:葡萄球菌的带菌及耐药问题;肺炎球菌的抗原结构与分型;脑膜炎球菌与淋球菌的微生物学检查;化脓性球菌感染的防治原则。

第一节　葡萄球菌属(*Staphylococcus*)

一、生物学特性(biological characteristics)

1. 形态与染色

(1) 球形,无鞭毛、无芽胞,呈葡萄串状排列。脓汁标本中常呈散在或短链状排列。革兰染色阳性。

(2) 当衰老、死亡或被中性粒细胞吞噬后可转变为革兰阴性;在青霉素和头孢菌素等抗生素作用下可变为 L 型菌。

2. 培养特性

(1) 营养要求不高,在普通琼脂平板上形成中等大小的光滑型菌落,并产生金黄色、白色、柠檬色等脂溶性色素。

(2) 致病性葡萄球菌在血平板上可形成透明的溶血环,呈 β-溶血。

(3) 耐盐性强。

3. 生化反应　触酶试验阳性;致病性葡萄球菌能分解甘露醇,产酸不产气。

4. 抗原构造

(1) 葡萄球菌 A 蛋白(SPA):存在于金黄色葡萄球菌细胞壁的一种表面抗原。

1) 能与人和多种哺乳动物血清中的 IgG(IgG1、IgG2、IgG4)的 Fc 段非特异性结合,其 Fab 段则能和相应的抗原发生特异性结合出现协同凝集反应。

2) SPA 与 IgG 结合形成的复合物具有抗吞噬作用,是 T、B 淋巴细胞良好的促分裂原。

(2) 荚膜抗原:存在于致病性葡萄球菌细胞壁表面,有利于黏附。

(3) 多糖抗原:存在于细胞壁。

5. 分类　根据生化反应和色素等特点可将葡萄球菌分为三种,其主要生物学特性见下表 8-1。

表 8-1 三种葡萄球菌的生物学特性

性状 (Characteristics)	金黄色葡萄球菌 (*Staph. aureus*)	表皮葡萄球菌 (*Staph. epidermidis*)	腐生性葡萄球菌 (*Staph. saprophyticus*)
色素	金黄色	白色	柠檬色
血浆凝固酶	+	-	-
α 溶血毒素	+	-	-
耐热核酸酶	+	-	-
A 蛋白	+	-	-
磷壁酸类型	核糖醇型	甘油型	兼有
分解甘露醇	+	-	-
噬菌体分型	多数能	不能	不能
致病性	强	弱或无	无

6. 抵抗力 葡萄球菌对外界因素的抵抗力强于其他无芽胞细菌。

(1) 在干燥脓汁、痰液中可存活 2 ~ 3 个月。

(2) 耐热,80℃ 30 分钟可杀死。

(3) 对碱性染料敏感,5 ~ 10ppm 龙胆紫可抑制其生长。

(4) 因滥用抗生素,耐药菌株增多,对青霉素 G 的耐药菌株已高达 90% 以上,特别是耐甲氧西林金黄色葡萄球菌(methicillin-resistant *S. aureus*, MRSA)。

二、致病性和免疫性(pathogenicity and immunity)

(一) 致病物质

1. 血浆凝固酶(coagulase) 由金黄色葡萄球菌合成及分泌的胞外酶,有两种。

(1) 游离型:分泌到菌体外,在人和兔血浆中协同因子作用下,被激活成为凝固酶。使液态纤维蛋白原变为固态纤维蛋白。用试管法可检测。

(2) 结合型:结合在菌体表面,有纤维蛋白原受体,可结合纤维蛋白原,使菌体凝聚。可用玻片法测定。

1) 抗吞噬作用:血浆凝固酶能使周围血液或血浆中的纤维蛋白沉积于菌体表面或集聚于菌体周围,能抵抗机体内吞噬细胞和其他杀菌物质的破坏作用,并能阻挡病灶脓汁的扩散,使感染病灶局限化。

2) 抗原性:血浆凝固酶具有免疫原性,刺激机体产生的抗体具有保护作用。

2. 葡萄球菌溶血素(staphylolysin) 为外毒素。对人致病的毒素主要为 α 毒素,能杀伤粒细胞和血小板;能使局部小血管收缩,导致局部组织缺血和坏死。可脱毒成类毒素。

3. 杀白细胞素(leukocidin) 能破坏中性粒细胞和巨噬细胞。

4. 肠毒素(enterotoxin) 约 1/3 临床分离的金黄色葡萄球菌可产生肠毒素。可分为 9 个血清型,以 A、D 型多见。它是一组对热稳定的可溶性蛋白。耐 100℃ 30 分钟;抵抗胃肠液中蛋白酶的水解作用。毒素入血到达中枢神经系统,可刺激呕吐中枢引起以呕吐为主的食物中毒。

5. 表皮剥脱性毒素(exfoliatin) 又称表皮溶解毒素。可使表皮组织的棘状颗粒层裂解,致表皮与真皮脱离。引起剥脱性皮炎,又称为烫伤样皮肤综合征(staphylococcal scalded

skin syndrome, SSSS)。

6. 毒性休克综合征毒素-1(toxic shock syndrome toxin 1, TSST-1)　可致机体发热、休克及脱屑性皮疹；增加宿主对内毒素的敏感性，诱导产生IL-1、IFN、TNF等，引起机体多个系统功能紊乱或毒性休克综合征(TSS)。

(二) 所致疾病

1. 侵袭性感染　主要由侵袭性酶类引起化脓性炎症。特点是病灶比较局限，并且同周围组织界限清楚，脓汁黄而黏稠。

(1) 局部感染：毛囊炎、痈、脓疱疮、伤口化脓、气管炎、肺炎、中耳炎、尿路感染、脓胸及其他脏器感染等。

(2) 全身感染：败血症或脓毒血症。

2. 毒素性疾病

(1) 食物中毒：进食含葡萄球菌肠毒素的食物1～6小时发病，持续1～2天。以呕吐为主，发病急，恢复快。

(2) 烫伤样皮肤综合征(SSSS)：又名剥脱性皮炎。由金黄色葡萄球菌产生的表皮溶解毒素引起，临床表现为皮肤红斑，表皮起皱、脱落。多见于婴幼儿或免疫功能低下者。

(3) 毒性休克综合征(TSS)：主要由金黄色葡萄球菌产生的TSST-1引起。临床表现为急性高热、低血压、猩红热样皮疹和脱屑，严重者可有休克。有些患者伴有呕吐、腹泻、肌痛等症。

(三) 免疫性

人体对葡萄球菌感染有天然免疫力，常在皮肤粘膜损伤或其他疾病导致机体免疫力降低时发生感染。病后免疫力不牢固。

三、微生物学检查(microbiological diagnosis)

1. 采集标本　根据病变部位采集适当的标本，如脓汁、血液、粪便、呕吐物等。

2. 直接涂片革兰染色镜检。

3. 分离培养与鉴定　致病性葡萄球菌的鉴定。

(1) 金黄色色素。

(2) 血平板上菌落周围有透明的溶血环。

(3) 分解甘露醇产酸。

(4) 血浆凝固酶试验阳性。

(5) 耐热核酸酶试验阳性。

4. 肠毒素的检查　采用动物毒力试验或用ELISA法直接检查标本中的毒素。

第二节　链球菌属(*Streptococcus*)

一、链球菌的分类

1. 根据溶血现象分类

(1) 甲型溶血性链球菌(α-hemolytic streptococcus)：菌落周围有狭窄的草绿色的溶血环，称甲型溶血或α溶血。多为条件致病菌，引起亚急性细菌性心内膜炎。

(2) 乙型溶血性链球菌(β-hemolytic streptococcus):菌落周围有宽大透明溶血环,称乙型溶血或β溶血,也称为溶血性链球菌(streptococcus hemolyticus)致病力极强,引起人类和动物多种疾病。

(3) 丙型链球菌(γ-streptococcus):菌落周围无溶血环,又称为不溶血性链球菌。一般不致病。

2. 根据抗原结构分类

(1) 所有链球菌胞壁上都有C多糖抗原,按细胞壁中多糖抗原的不同分为A、B、C、D、E、F、G、H、K、L、M、N、O、P、Q、R、S、T、U和V 20个血清群,对人类致病的链球菌约90%属于A群,而且主要是乙型溶血。

(2) 同群链球菌间,因蛋白质抗原不同可分为若干型。如A群根据M抗原不同,可分为100多个血清型。

(3) 根据对氧气的需求分为:需氧菌,兼性厌氧菌、厌氧菌。

二、A群链球菌

(一) 生物学特性(biological characteristics)

1. 形态与染色 革兰染色阳性,呈球形或卵圆形,链状排列球菌。

2. 培养特性

(1) 营养要求高,血平板上形成微小灰白色,半透明的菌落(0.5~0.75mm)。

(2) 在血清肉汤培养基中形成长链,呈絮状沉淀生长。

3. 生化反应 触酶试验阴性,菊糖分解试验阴性,胆汁溶菌试验阴性。后两项试验可用于甲型链球菌和肺炎链球菌的鉴别。

4. 抗原结构

(1) 表面抗原(S-Ag):位于多糖抗原外层的蛋白质抗原,具有型特异性。A群链球菌具有M、T、R和S 4种不同性质的蛋白质抗原,与致病性有关的是M抗原。

(2) 多糖抗原(C-Ag):具有群特异性。

(3) 核蛋白抗原(P-Ag):无特异性,各种链球菌间均相同,并与葡萄球菌有交叉。

5. 抵抗力 较弱,对热和消毒剂敏感。对青霉素、四环素、红霉素和磺胺药敏感,极少产生耐药。

(二) 致病性和免疫性(pathogenicity and immunity)

1. 致病物质

(1) 细菌细胞壁成分

1) 脂磷壁酸(lipoteichoic acid,LTA):与M蛋白共同组成链球菌的菌毛结构。人口腔黏膜、皮肤上皮细胞、血小板及白细胞等的胞膜表面均有脂磷壁酸结合点。

2) M蛋白(M protein):A族链球菌细胞壁表面抗原,有抗吞噬作用并与人体心肌、肾小球基底膜及关节滑膜有相同的抗原性,其与相应抗体形成的免疫复合物可引起超敏反应性疾病,如风湿热和肾小球肾炎等。

3) F蛋白(protein F),位于化脓性链球菌胞壁内,具有纤维粘连蛋白(fibronectin)的受体,促使链球菌黏附到上皮细胞表面,有利于细菌在宿主体内定植和繁殖。

(2) 外毒素类

1) 致热外毒素(pyrogenic exotoxin,SPE):又称红疹毒素(erythrogenic toxin)或猩红热毒素(scarlet fever toxin),有 A、B、C 3 个血清型,3 型间无交叉免疫。有致热作用、细胞毒作用,可使病人出现皮疹。这是引起猩红热的主要毒素。抗原性强,可刺激机体产生抗毒素。

2) 链球菌溶血素(streptolysin):根据对氧的稳定性,有 SLO 和 SLS 两种。

SLO 是一种含-SH 基的蛋白质。对氧敏感,遇氧使-SH 基氧化为 S-S 基失去溶血活性,当加入还原剂(如 Na_2SO_3)又能恢复溶血能力。能溶解红细胞,破坏白细胞和血小板,对心肌有急性毒性作用。抗原性强。检测机体产生的抗"O"抗体有助于诊断由链球菌感染引起的风湿热。

SLS 为小分子糖肽,对氧稳定。链球菌在血琼脂平板上菌落周围的 β 溶血环是由此毒素产生的。

(3) 侵袭性酶类(invasive enzyme)

1) 透明质酸酶(hyaluronidase):又称扩散因子(spreading factor),可溶解细胞间质中的透明质酸,使细菌在组织中易于扩散。

2) 链激酶(streptokinase,SK):又称链球菌溶纤维蛋白酶(streptococcal fibrinolysase),能使血液中的溶纤维蛋白酶原转化成溶纤维蛋白酶,可溶解血块或阻止血浆凝固,有利于细菌扩散。

3) 链道酶(streptodornase,SD):又称链球菌 DNA 酶(streptococcal deoxyribonuclease)。能分解脓汁中黏稠的 DNA,使脓汁变稀薄,促进细菌扩散。

由于 SK 和 SD 能液化脓液,溶解血栓,现已将其制成酶制剂与抗生素协同作用,用于化脓性球菌所致脓胸的治疗。此外,SK 和 SD 能致敏 T 细胞故可用于迟发型超敏反应皮试测定机体的细胞免疫功能。

2. 所致疾病

(1) 化脓性感染:可引起丹毒、蜂窝组织炎、扁桃体炎、气管炎、肺炎等。化脓灶与周围正常组织界限不清,脓汁稀薄、带血色。

(2) 毒素性疾病:猩红热:是由能产生红疹毒素的 A 族链球菌引起的急性呼吸道传染病。主要症状为发热、咽炎、全身弥漫性鲜红色皮疹,疹退后明显脱屑。

(3) 超敏反应性疾病:常在链球菌感染后发生,主要有风湿热和急性肾小球肾炎。

3. 免疫性　病后获得同型抗菌抗毒素体液免疫。

(三) 微生物学检查(microbiological diagnosis)

(1) 采集脓汁、咽拭子、血液等标本。

(2) 直接涂片革兰染色镜检。

(3) 分离培养与鉴定:应注意与葡萄球菌区别。链球菌触酶试验阴性,而葡萄球菌则为阳性。

(4) 血清学诊断:抗"O"试验(ASO test),用于风湿病的辅助诊断。

三、肺炎链球菌(streptococcus pneumoniae)

寄居于正常人的鼻咽腔中,少数菌株有致病力,是大叶性肺炎、脑膜炎、支气管炎的主要病原菌。

（一）生物学性状（biological characteristics）

1. 形态与染色 革兰阳性双球菌，常成双排列，矛头状，宽端相对，尖端相外，有荚膜。无鞭毛、无芽胞。

2. 培养特性 营养要求高，在血平板上形成周围草绿色溶血环的细小灰白色菌落，不易与甲型链球菌区别。能产生自溶酶，自溶酶可被胆汁或胆盐激活，常用胆汁溶菌试验与甲型链球菌相鉴别。

3. 生化反应 Optochin 试验阳性，胆汁溶菌试验阳性能分解菊糖产酸。可与甲型链球菌区别。

4. 抗原性

（1）荚膜多糖抗原 据此可将本菌分为 90 多个血清型。

（2）C-多糖抗原 肺炎链球菌细胞壁菌体抗原，在 Ca^{2+}存在时可与血清中的一种 β 球蛋白即 C 反应蛋白（C reactive protein：CRP）结合。CRP 不是抗体，正常人血清中含量少，急性炎症时可升高。测定 CRP 对活动性风湿热及急性炎症性疾病的诊断有一定意义。

（二）致病性和免疫性（pathogenicity and immunity）

1. 致病物质

（1）荚膜：抗吞噬作用和黏附作用，肺炎链球菌主要的毒力因子。

（2）肺炎链球菌溶血素 O（pneumolysin O）：性质及作用类似于 SLO。

（3）脂磷壁酸：与肺炎链球菌在呼吸道黏膜上皮细胞黏附作用有关。

（4）神经氨酸酶：与肺炎链球菌在呼吸道黏膜上皮细胞定植繁殖和扩散有关。

2. 所致疾病

（1）大叶性肺炎：多见于青壮年。3 型肺炎链球菌能产生荚膜物质，毒力强，病死率高。儿童大叶性肺炎多由 14 型引起。

（2）化脓性脑膜炎、中耳炎、乳突炎、败血症等。

3. 免疫性 肺炎链球菌感染后机体可产生针对荚膜多糖抗原的较牢固的型特异性体液免疫。可防止同型菌的再次感染。

四、其他链球菌

1. B 群链球菌（group B streptococcus，GBS） 人畜共患病原菌之一，引起牛乳房炎；亦可感染人类，常引起早期发病的新生儿败血症和晚期发病的新生儿化脓性脑膜炎，亦称为新生儿呼吸窘迫症或新生儿休克综合征。死亡率极高。

2. D 群链球菌（group D streptococcus，GDS） 机体正常菌群之一，医院内感染的重要病原菌。常引起尿路感染、化脓性腹部感染、败血症和心内膜炎。患者多为老年人，中青年女性、衰弱或肿瘤病人。

3. 甲型溶血性链球菌（α-hemolytic streptococcus） 机体正常菌群之一，感染性心内膜炎的常见病原菌。其中的变异链球菌与龋齿发病有关。

第三节 奈瑟菌属（*Neisseria*）

革兰阴性双球菌，无鞭毛、无芽胞、有菌毛；需氧生长，氧化酶试验和触酶试验均为阳性，可据此与葡萄球菌和肠道杆菌鉴别。可发酵多种糖类产酸不产气，可用于奈瑟菌之间的鉴别。对人致病的奈瑟菌主要有脑膜炎奈瑟菌和淋病奈瑟菌。

一、脑膜炎奈瑟菌(*N. meningitis*)

1. 生物学性状(biological characteristics)　本菌为革兰阴性肾形双球菌,脑脊液和血标本直接涂片染色镜检可见细菌常位于中性粒细胞内。有荚膜、菌毛。专性需氧生长,常用巧克力色血平板培养,初次分离时在5%~10% CO_2 环境条件下生长较好。对外界理化因素抵抗力极弱,对干燥、寒冷、热、紫外线、一般化学消毒剂均很敏感。

2. 致病性和免疫性(pathogenicity and immunity)　致病物质为菌毛、荚膜和脂寡糖。病人和带菌者是传染源,通过空气飞沫传播,潜伏期2~3天。病菌侵入呼吸道,在局部黏膜定植,引起局部炎症。在流行期,人群带菌率可高达20%~70%。免疫力低下者,病菌侵入血流,引起菌血症,进而突破血-脑屏障,侵入中枢神经系统,引起急性化脓性脑脊髓膜炎。临床有普通型、暴发型和慢性败血症型等三种类型。90%病例为普通型。临床表现为突发寒战、高热、恶心和出血性皮疹,病变波及脑脊髓膜时可有剧烈头痛、喷射状呕吐、颈项强直等脑膜刺激症状。暴发型流脑可发生内毒素休克和DIC,病情急剧凶险,如不及时抢救,常于24小时内危及生命。

病后形成以体液免疫为主的型特异性抗感染免疫。预防可接种流脑荚膜多糖疫苗。

二、淋病奈瑟菌(*N. gonorrhoeae*)

1. 生物学性状(biological characteristics)　形态染色类似脑膜炎球菌。无芽胞、无鞭毛、有荚膜和菌毛。脓汁直接涂片染色镜检淋球菌常位于中性粒细胞内,而慢性淋病则多位于细胞外。分解葡萄糖产酸不产气,不分解其他糖类;氧化酶试验阳性。抵抗力弱,对硝酸银敏感。

2. 致病性和免疫性(pathogenicity and immunity)　本菌致病物质主要有菌毛,外膜蛋白($P_{Ⅰ}P_{Ⅱ}P_{Ⅲ}$)脂寡糖和IgA1蛋白酶。

人是淋球菌的唯一感染宿主和传染源。主要通过性接触传播,引起淋病。男性表现为急性化脓性尿道炎、前列腺炎、精囊炎、精索炎及附睾炎;女性表现为阴道炎、子宫颈炎,进一步发展为盆腔炎,易导致不孕。新生儿可经产道感染引起淋菌性急性化脓性结膜炎。人对淋球菌无天然抵抗力,病后可获得特异性抗体,但免疫力不明显。

第四节　强化训练

一、判断题

1. M蛋白是金黄色葡萄球菌细胞壁成分,与细菌侵袭力有关。
2. 抗链球菌溶素O试验用于辅助诊断风湿热。
3. 凝固酶阴性的葡萄球菌无致病性。
4. 肺炎链球菌失去荚膜后毒力减弱。
5. 脑膜炎患者的标本应尽快送检,否则放置于4℃保存。
6. SPA可与人类IgG的Fab段非特异结合。
7. 游离凝固酶可使血液中纤维蛋白原转化为纤维蛋白。
8. 链球菌感染后脓汁稀薄,主要与其产生的链道酶有关。

9. 人是淋病奈瑟菌的唯一宿主。

10. 在病人痰标本中检出肺炎链球菌,表明病人患了大叶性肺炎。

11. 触酶试验可用于鉴别葡萄球菌属和链球菌属。

12. 耐甲氧西林金黄色葡萄球菌是常见的引起医院内感染的病原菌。

二、填空题

1. 临床常见的革兰阳性球菌如________,________,________和革兰阴性球菌________,________等。

2. 致病性葡萄球菌区别于其他葡萄球菌的重要标志是________试验阳性。

3. 金黄色葡萄球菌所致毒素性疾病主要包括________,________,________。

4. 根据溶血现象链球菌可分为________,________,________三大类。

5. A群链球菌产生的致病物质主要有________、________、________等三大类。

6. A群链球菌感染引起的疾病主要有________、________、________三大类。

7. 鉴别甲型溶血性链球菌与肺炎链球菌常用的试验有________、________、________。

8. 分离培养奈瑟球菌常用的培养基是________。

9. 脑膜炎球菌的致病因素有________、________、________。

10. 流脑或疑似流脑患者常取________、________、________等标本进行微生物学检查。

11. 脑膜炎球菌抵抗力极弱,对________、________、________等均高度敏感。

12. 亚急性细菌性心内膜炎的病原体是________。

13. 在无芽胞细菌中,抵抗力最强的是________。

14. 淋球菌主要以________方式传播,引起________;也可经产道感染引起新生儿________。

15. B群链球菌引起的疾病有________和________。

三、单项选择题

【A1型题】

1. 引起人类烫伤样皮肤综合征的病原体是
   A. 金黄色葡萄球菌　B. 甲型溶血性链球菌　C. 乙型溶血性链球菌
   D. 肺炎链球菌　E. B族链球菌

2. 可引起人类食物中毒的化脓性球菌是
   A. 溶血性链球菌　B. 肺炎链球菌　C. 金黄色葡萄球菌
   D. 脑膜炎奈瑟菌　E. 淋病奈瑟菌

3. 结构组成中包含SPA的细菌是
   A. 金黄色葡萄球菌　B. 乙型溶血性链球菌　C. 白喉棒状杆菌
   D. 百日咳鲍特氏菌　E. 肉毒梭菌

4. 致病性链球菌主要是
   A. A群　B. B群　C. C群
   D. D群　E. E群

5. 关于金黄色葡萄球菌特性,错误的一项是
   A. 耐盐性强　B. 产生溶血素　C. 局部化脓性感染病灶比较局限

D. 不易产生耐药性　　E. 革兰阳性球菌

6. 金黄色葡萄球菌的鉴别要点,错误的一项是

A. 血浆凝固酶试验阳性　　B. 血平板上形成完全透明的溶血环

C. 分解甘露醇,产酸不产气　　D. 产生耐热核酸酶

E. 胆汁溶菌试验阳性

7. SPA 的生物学特性,应除外

A. 抗吞噬作用

B. 金黄色葡萄球菌的表面抗原

C. 金黄色葡萄球菌分泌的外毒素

D. 能与人和多种哺乳动物血清中的 IgG 的 Fc 段非特异性结合

E. 可引起超敏反应

8. 淋球菌的致病因素,应除外

A. 脂寡糖　　B. 致热外毒素　　C. 菌毛

D. 外膜蛋白　　E. IgA1 蛋白酶

9. 关于乙型溶血性链球菌,错误的一项是

A. 链球菌属中致病力最强的　　B. 所致感染比较局限

C. 引起超敏反应性疾病　　D. 产生多种毒素和侵袭性酶

E. 对青霉素敏感

10. 乙型溶血性链球菌所致疾病,应除外

A. 猩红热　　B. 急性肾小球肾炎　　C. 咽峡炎

D. 急性扁桃体炎　　E. 烫伤样皮肤综合征

11. 肺炎链球菌的致病因素,正确的一项是

A. 内毒素　　B. 外毒素　　C. 荚膜

D. 菌毛　　E. 侵袭性酶

12. 早期诊断流行性脑脊髓膜炎的简便方法,应首选

A. 糖发酵试验　　B. 咽拭子巧克力色血平板分离培养

C. 血清内毒素测定　　D. 血清特异性抗体测定

E. 脑脊液沉淀物涂片革兰染色镜检

13. 关于脑膜炎球菌的特性,应除外

A. 营养要求不高,可用普通培养基分离培养　　B. 存在于正常人咽部

C. 抵抗力很弱,对寒冷、干燥等敏感　　D. 经空气飞沫传播

E. 致病因素是菌毛、荚膜和脂寡糖

14. 关于淋球菌,描述错误的是

A. 氧化酶试验阴性　　B. 人是唯一感染宿主

C. 通过性接触传播　　D. 新生儿可经产道感染

E. 对理化因素抵抗力弱

15. 自鼻咽拭子标本中分离出一株革兰阳性细菌,有荚膜,其菌落周围有草绿色溶血环,胆汁溶菌试验阳性。符合下列哪种细菌

A. 淋球菌　　B. 甲型溶血性链球菌　　C. 铜绿假单胞菌

D. 脑膜炎球菌　　E. 肺炎链球菌

16. 引起感染性细菌性心内膜炎最常见的细菌是
  A. 流感嗜血杆菌 B. 表皮葡萄球菌 C. 布氏杆菌
  D. 肺炎链球菌 E. 甲型溶血性链球菌

17. 凝固酶阴性葡萄球菌不会引起
  A. 泌尿系统感染 B. 败血症 C. 食物中毒
  D. 术后感染 E. 植入性医用器械引起的感染

18. 对人致病的链球菌,90% 属于
  A. A 群链球菌 B. B 群链球菌 C. D 群链球菌
  D. 甲型溶血性链球菌 E. 肺炎链球菌

【A2 型题】

1. 某学校师生在进餐 3 小时后出现以呕吐为主要症状的食物中毒,最可能的病原菌是
  A. 副溶血弧菌 B. 鼠伤寒沙门菌 C. 金黄色葡萄球菌
  D. 肉毒梭菌 E. 霍乱弧菌

2. 一患者有高热、皮肤出现瘀斑,伴剧烈头痛、喷射状呕吐、颈项强直等脑膜刺激征,取患者脑脊液涂片染色镜检,发现有中性粒细胞及革兰阴性双球菌。该患者可能被下列哪种病原体感染
  A. 葡萄球菌 B. 肺炎链球菌 C. A 群链球菌
  D. 脑膜炎奈瑟菌 E. 淋病奈瑟菌

【B1 型题】

A. 葡萄球菌 B. 淋病奈瑟球菌 C. 铜绿假单胞菌
D. B 群链球菌 E. A 群链球菌

1. 新生儿早期败血症的病原菌
2. 新生儿脓漏眼的病原菌
3. 与急性风湿热和急性肾小球肾炎的发病有关
4. 在无芽胞细菌中抵抗力最强的病原菌

四、问答题

1. 葡萄球菌、链球菌引起的局部化脓性感染各有何特点?为什么?
2. 试述致病性葡萄球菌的鉴别依据。
3. 金黄色葡萄球菌的致病因素及所致疾病有哪些?
4. 简述链球菌的分类。
5. 试述 A 群链球菌的致病物质及所致疾病。
6. 分述 B 群链球菌和 D 群链球菌的致病特点。
7. 淋球菌的感染方式及所致疾病有何特点?
8. 简述脑膜炎球菌的致病性。

(陈锋 编,王红英 校)

第九章　肠杆菌科(Enterobateriaceae)

本章要点

1. 掌握:大肠埃希菌生化反应特点及致病性,卫生学检查的意义。志贺菌属的分群、致病性及耐药性。沙门菌属的致病性。

2. 熟悉:肠道杆菌的生物学共性及鉴别要点;志贺菌的微生物学检查及预防;肥达反应的结果分析及用途;肠热症的微生物学检查;沙门菌带菌者的检查。

3. 了解:沙门菌抗原结构与血清型;特异性预防;其他肠道杆菌的生物学特点。

第一节　大肠埃希菌(*Escherichia coli*)

人和动物肠道最常见的正常菌群,大肠埃希菌为代表菌。

一、生物学性状(biological characteristics)

1. 形态与染色　中等大小革兰阴性杆菌,周身鞭毛,有动力;有菌毛,包括普通菌毛和性菌毛。无荚膜、无芽孢。

2. 培养和生化反应

(1) 在肠道鉴别培养基上形成有色大菌落。

(2) 发酵葡萄糖、乳糖、麦芽糖、甘露醇、蔗糖产酸产气。乳糖发酵试验可作为同沙门菌属和志贺菌属等肠道致病菌鉴别的重要生化指标之一。

(3) IMViC 试验结果为+ +- -,H_2S 试验(-),动力(+)。

3. 抗原构造

O-Ag:菌体抗原,化学成分为存在于外膜表面之特异多糖。有 170 多种,为群特异性抗原,是本菌属分群的基础;刺激机体产生 IgM 抗体。

H-Ag:鞭毛抗原,蛋白质,有 56 种以上特异性;刺激机体产生 IgG 类抗体。

K-Ag:表面抗原,分为 2 组(组 1 和组 2)。是本菌血清学分型的基础。此外,还与致病性大肠埃希菌的侵袭力有关。

二、致病性(pathogenicity)

(一) 致病物质

1. 黏附素　菌毛,与本菌黏附并定居在感染细胞表面有关。

2. 外毒素　大肠埃希菌致病菌株能产生耐热肠毒素(heat stable enterotoxin,STa、STb)和不耐热肠毒素(heat labile enterotoxin,LT-Ⅰ、LT-Ⅱ)及志贺毒素Ⅰ和Ⅱ(Shiga toxins,Stx-1,Stx-2),与腹泻的发病有关。此外,尿路致病性大肠埃希菌(uropathogenic *E. coli*,UPEC)产生的溶血素 A(hemolysin A,HlyA)与尿路感染有关。

(二) 所致疾病

1. 肠道外感染　普通大肠埃希菌为条件致病菌。常在正常寄居部位发生改变、局部或全身抵抗力降低时引起内源性化脓性感染。如伤口化脓、胆囊炎、阑尾炎、腹膜炎。

(1) 败血症:老人或免疫力低下者败血症常见病原菌(占45%)。

(2) 新生儿化脓性脑膜炎:大肠埃希菌和B群链球菌同为1岁以内婴儿化脓性脑膜炎的主要致病菌。

(3) 泌尿道感染:为上行性感染,女性多见。临床表现为尿频、排尿困难、血尿、脓尿等。引起泌尿系统感染的特殊血清型统称为尿路致病性大肠杆埃希菌(uropathogenic *E. coli*,UPEC)。临床类型有尿道炎、膀胱炎、肾盂肾炎。尿沉渣标本检查大肠埃希菌>10万个/ml有诊断意义。

2. 急性胃肠炎——腹泻 多为外源性,引起肠内感染,与食入污染食品和饮水有关。常见致病菌株有以下5种:

(1) 肠产毒性大肠埃希菌(enterotoxigenic *E. coli*,ETEC):是儿童和旅游者腹泻的主要病原菌。能产生不耐热肠毒素(LT)和耐热肠毒素(ST)。其致泻机制是ST活化鸟苷酸环化酶,LT活化腺苷酸环化酶,分别使肠黏膜细胞内cGMP和cAMP升高,导致肠黏膜细胞分泌功能亢进,大量的水和电解质离子(H_2O、CL^-、K^+、Na^+、HCO_3^-)分泌到肠腔内,Na^+的重吸收减少,从而引起腹泻,严重者可致脱水和代谢性酸中毒。ETEC除产生LT和ST外,还有定居因子,又称黏附素,是特殊的菌毛,有很强的粘附于口腔黏膜细胞和肠黏膜细胞的能力,使细菌不被肠蠕动和分泌液清除。

(2) 肠侵袭性大肠埃希菌(enteroinvasive *E. coli*,EIEC):致病因子为质粒编码的侵袭素和内毒素。多侵犯较大儿童和成人,引起类似菌痢的腹泻。主要黏附和侵袭结肠黏膜上皮细胞,在局部定居,生长繁殖,产生内毒素,引起炎症和溃疡。

(3) 肠致病性大肠埃希菌(enteropathogenic *E. coli*,EPEC):是婴幼儿腹泻的主要病原菌,具有高度传染性,严重者可致死。主要黏附在十二指肠、空肠和回肠上段微绒毛,在局部繁殖导致刷状缘被破坏、微绒毛萎缩、上皮细胞排列紊乱和功能受损,引起严重的水样腹泻。

(4) 肠出血性大肠埃希菌(enterohemorrhagic *E. coli*,EHEC):为出血性结肠炎和溶血性尿毒综合征(hemolytic uremic syndrome,HUS)的病原体,常见血清型为O157:H7。致病因子为志贺毒素Ⅰ和Ⅱ(Shiga toxins,Stx-1,Stx-2)。5岁以下儿童易感染,夏季多见。临床表现为轻度腹泻或伴有剧烈腹痛的血便。约10% 10岁以下患儿可并发有急性肾功能衰竭、血小板减少、溶血性贫血的HUS。死亡率达3%~5%。污染食品(肉类、奶制品、水果、蔬菜等)是重要的传染源。

(5) 肠集聚性大肠埃希菌(enteroaggregative *E. coli*,EAEC):引起婴幼儿持续性腹泻、脱水、偶有血性便。

三、微生物学检查(microbiological diagnosis)

(一) 临床标本分离与鉴定

1. 肠外感染标本 中段尿、血液、脓液及脑脊液。①涂片染色镜检(血液标本除外);②分离培养;③生化反应鉴定。

2. 肠内感染标本 粪便。①分离培养:SS或EMB平板上有色大菌落;②生化反应鉴定;③血清学鉴定群和型;④肠毒素鉴定:ELISA。

(二) 卫生细菌学检查

大肠菌群指数是指每1000ml(g)样品中的大肠菌群数,公共卫生学上作为水源、饮料及食品被粪便污染的指标,也间接表明肠道致病菌污染的可能性。我国卫生标准规定:大肠菌群数≤3 个/L 水,≤5 个/100ml 瓶装汽水和果汁。

大肠菌群是指经37℃ 24h 培养,发酵乳糖产酸产气的革兰阴性杆菌。

第二节 志贺菌属(*Shigella*)

志贺菌属(*Shigella*)是人类细菌性痢疾的病原菌,通称痢疾杆菌(dysentery bacterium)。

一、生物学性状(biological characteristics)

1. 形态与染色 中等大小革兰阴性杆菌,无芽胞、无荚膜、无鞭毛。

2. 培养与生化反应 发酵葡萄糖、麦芽糖、甘露醇、产酸不产气,不发酵乳糖,不产生硫化氢,无动力。SS 和 EMB 平板上形成无色透明或半透明小菌落。

3. 抗原构造与分群 根据 O 抗原及生化反应特点将志贺菌属分为 A 群痢疾志贺菌(*S. dysenteriae*)、B 群福氏志贺菌(*S. flexneri*)、C 群鲍氏志贺菌(*S. boydii*)和 D 群宋内志贺菌(*S. sonnei*)四群。每群内又可分若干血清型及亚型。我国以 B 群福氏志贺菌和 D 群宋内志贺菌感染为主。

4. 抵抗力 本菌对理化因素抵抗力较其他肠道菌弱,对酸和一般消毒剂敏感;志贺菌为常见的耐药菌,由于磺胺及抗生素的广泛运用,多重耐药性的问题日趋严重。

二、致病性与免疫性(pathogenicity and immunity)

(一)致病物质

1. 侵袭力 通过菌毛黏附于肠黏膜上皮细胞表面,继而侵入 Peyer 淋巴结的 M 细胞,通过溶解吞噬小泡进入细胞质内生长繁殖。引起 IL-1β 的释放,吸引多形核白细胞到感染组织,导致肠黏膜破坏,加速细菌的扩散。

2. 内毒素 增强肠壁通透性,促进内毒素吸收引起发热、神志障碍,甚至中毒性休克;内毒素还可破坏肠黏膜导致炎症溃疡,同时作用于肠壁自主神经,导致肠蠕动紊乱和痉挛,引起腹部阵痛,呈现典型的黏液脓血便伴有里急后重。

3. 外毒素 由 A 群志贺菌 1 型和 2 型产生,称为志贺毒素(shiga toxin,Stx),引起肠黏膜上皮细胞损伤,亦可引起肾小球内皮细胞的损伤,导致溶血性尿毒综合征(HUS)。

(二)所致疾病

志贺菌无动物宿主,病人和带菌者是传染源,通过粪-口途径传播。人类对志贺菌较易感,常见感染剂量为 10^3 个细菌。比沙门菌和霍乱弧菌的感染剂量低 2~5 个数量级。病菌主要侵犯结肠、直肠黏膜上皮细胞及黏膜固有层,引起局部炎症及溃疡,导致细菌性痢疾。

1. 急性细菌性痢疾 潜伏期 1~3 天,突然发病,常有发热、腹痛和水样便,随后转变为脓血便,伴有里急后重,下腹疼痛等典型症状。若及时治疗,预后良好。

2. 慢性细菌性痢疾 急性细菌性痢疾治疗不彻底,反复发作,病程在 2 个月以上者则属慢性,其症状不典型,易误诊。少数患者,可转变为健康带菌者,是流行的传染源。

3. 急性中毒性细菌性痢疾 多见于小儿,各型志贺菌都有可能引起。常无明显的消化道症状,因内毒素使血管痉挛、缺血和缺氧,临床表现为高热、休克和中毒性脑病等全身中毒症状。患者常因 DIC、多脏器功能衰竭、脑水肿而死亡。

（三）免疫性

病后机体获得以肠道黏膜表面 sIgA 为主的抗感染免疫，但不持久。

三、微生物学检查(microbiological diagnosis)

1. 标本　黏液脓血便或肛拭子。

2. 分离培养与鉴定　标本接种于肠道鉴别或选择培养基，37℃孵育 18 ~ 24h 挑取无色半透明菌落作生化反应和血清学试验以鉴定菌群和型。

3. 毒力试验　Sereny test。

4. 快速诊断法。

（1）荧光菌球试验：可帮助快速诊断菌痢。将待检标本接种于含有荧光素标记的免疫血清液体培养基中，经 37℃培养 4 ~ 8h，如有相应型别的志贺菌存在，则生长繁殖后与荧光抗体凝集成小球，在荧光显微镜下易检出。

（2）SPA 协同凝集试验。

四、特异性预防(specific prevention)

口服链霉素依赖株活菌苗(Sd 株)。

第三节　沙门菌属(*Salmonella*)

是一群寄生在人类和动物肠道中，生化反应和抗原结构相关的革兰阴性杆菌。血清型已达 2500 多种。能感染人的沙门菌主要有伤寒沙门菌、甲型副伤寒沙门菌、肖氏沙门菌和希氏沙门菌，临床主要引起伤寒、副伤寒、食物中毒和败血症；猪霍乱沙门菌、鼠伤寒沙门和肠炎沙门菌即可以引起动物感染，也可以引起人类感染。

一、生物学性状(biological characteristics)

（一）形态与染色

中等大小革兰阴性菌，无芽胞，有菌毛和周身鞭毛。

（二）培养与生化反应

在 SS 和 EMB 平板上形成无色半透明小菌落。不发酵乳糖和蔗糖。能分解葡萄糖、麦芽糖和甘露醇除伤寒沙门菌产酸不产气外其他沙门菌均产酸产气。H_2S 阳性或阴性。有动力，可据此与志贺菌等区别；尿素酶试验阴性，可据此与变形杆菌鉴别。

（三）抗原构造

有 O、H、Vi 抗原：

1. O-Ag　由脂多糖特异多糖部分组成，组特异性抗原。耐热，100℃不被破坏。有 58 种，以 1、2、3……表示，特异性低，每个沙门菌血清型含有一种或多种 O 抗原，凡含有相同 O-Ag 的归为一个组，据此可将沙门菌分为 A ~ Z、O51 ~ O63、O65 ~ O67 等 42 个组。引起人类疾病的大多在 A ~ E 组。O-Ag 刺激机体产生 IgM 型抗体，与抗体结合出现颗粒状凝集。

2. H-Ag　鞭毛蛋白，型特异性抗原。性质不稳定，不耐热 60℃、30 分钟即被破坏。H-Ag 分特异相(Ⅰ相)和非特异相(Ⅱ相)，前者以 a、b、c…表示，后者以 1、2、3……表示。刺激机体产生 IgG 型抗体,与抗体结合呈絮状凝集。

3. Vi-Ag　存在于新分离的伤寒沙门菌和希氏沙门菌表面,不稳定。当体内有病菌存在时有一定量的 Vi 抗体;病菌清除后抗体很快消失,故测定 Vi 抗体有助于检出带菌者。

(四) 抵抗力

对理化因素的抵抗力较差,湿热 65℃ 15 ~ 30 分钟即被杀死。但对胆盐、煌绿等耐受性较强,故可用作沙门菌选择培养基的成分(SS 平板)。在水中存活 2 ~ 3 周,粪便中存活 2 ~ 3 个月。

二、致病性与免疫性(pathogenicity and immunity)

(一) 致病物质

1. 侵袭力　沙门菌有毒株侵袭小肠黏膜。细菌先黏附并侵入小肠末端派伊尔淋巴结的 M(microfold,微皱褶)细胞中,然后穿过上皮细胞层侵入固有层,在固有层被巨噬细胞吞噬。沙门菌黏附和穿入宿主细胞,由染色体上的侵袭素基因 *inv* 介导。

沙门菌通过分泌耐酸应答基因产物逃避胃酸和吞噬体内酸性环境的杀灭作用,某些沙门菌的 Vi-Ag 具有抗吞噬作用。

2. 内毒素　激活补体替代途径产生 C3a、C5a 等,以及诱发免疫细胞分泌 TNF-α、IL-1、IFN-γ 等细胞因子引起高热、WBC 下降、中毒性休克等症状。

3. 肠毒素　某些沙门菌如鼠伤寒杆菌能产生肠毒素,引起以腹泻为主的食物中毒。

(二) 所致疾病

1. 肠热症(enteric fever)　由伤寒杆菌引起的伤寒和甲、乙、丙型副伤寒杆菌引起的副伤寒。传染源为病人和带菌者。粪-口途径传播。平均潜伏期 2 周。自然病程约 4 周。临床表现初期为发热、不适、全身疼痛,继而出现持续达 7 ~ 10 天的稽留高热,同时出现相对缓脉,肝脾肿大,皮肤出现玫瑰疹,外周血白细胞下降。早期(第 1 周)为菌血症,血培养可查到病菌。病程第 2、3 周随血流进入肝、脾、肾、胆囊的细菌可随粪便或尿排出体外,此时粪便或尿培养可查到病菌。病程第 2、3 周也是肠穿孔或肠出血等并发症易发期。若无并发症出现,则从第 3、4 周起病情开始恢复。

血中特异性抗体从病程第 1、2 周出现,随病程进展逐渐增加。肥达反应阳性。病后可获以细胞免疫为主的牢固免疫力。

2. 食物中毒　由鼠伤寒杆菌、肠炎沙门菌、猪霍乱杆菌等引起。因食入未煮熟的病畜、病禽的肉类、蛋类而感染。临床表现为急性胃肠炎。

3. 败血症　多由猪霍乱沙门菌、希氏沙门菌、鼠伤寒杆沙门菌、肠炎沙门菌引起;病菌经口感染后迅速侵入血流,临床表现为高热、寒战、厌食和贫血等。少数患者病菌经血流播散,引起不同部位的化脓性炎症,如脑膜炎、骨髓炎、胆囊炎、心内膜炎等。

4. 无症状带菌者。

三、微生物学检查(microbiological diagnosis)

(一) 取材

疑似肠热症患者发病第 1 周取血,2 ~ 3 周取粪便、骨髓、尿液等;食物中毒取食物、粪便、呕吐物;败血症则取血液。

（二）病原菌分离培养与鉴定

1. 分离培养 标本→EMB、SS 平板→可疑菌落。

2. 生化反应和纯培养 可疑菌落→KIA 或其他生化反应试验。

3. 血清学鉴定 玻片凝集试验，已知抗体→未知病原菌。

（三）血清抗体检测

肥达反应：用已知伤寒沙门菌 O 抗原、H 抗原及甲型副伤寒沙门菌、肖氏沙门菌、希氏沙门菌的 H 抗原测定可疑病人血清中特异性抗体，根据抗体效价结合当地正常抗体水平分析结果。分析结果应注意以下几点：

1. 诊断标准 T-O 抗体效价在 1∶80 以上，T-H 抗体效价在 1∶160 以上，PA-H 或 PB-H 抗体效价在 1∶80 以上才有诊断价值。

2. 动态观察 随病程延长抗体效价比初次升高 4 倍或 4 倍以上有诊断意义。

3. H、O 抗体增高的意义

（1）O 抗体效价高而 H 抗体效价低，可能是感染的早期或其他沙门菌感染引起的交叉反应。

（2）若 H 抗体效价高而 O 抗体效价在正常范围内．则可能是以往接种过疫苗或非特异性回忆反应所致。

（3）若 O、H 抗体效价均增高，则肠热症可能性大。

（4）若 O、H 抗体效价均低，则肠热症可能性小。

第四节 强化训练

一、判断题

1. 肠道杆菌均为中等大小的 G^- 杆菌，对营养要求不高。
2. 在病程初期和恢复期分别取病人血清进行外斐反应可帮助临床诊断肠热症。
3. 志贺菌是容易对多种抗生素发生耐药性变异的一种细菌。
4. 细菌性痢疾的传染源是病人和带菌者，没有动物宿主。
5. 伤寒沙门菌也可引起败血症。
6. 致病性大肠埃希菌只引起肠道感染。

二、填空题

1. ________试验在初步鉴别肠道致病菌和非致病菌时有重要意义。
2. IMViC 试验是指________、________、________、________。
3. 引起肠内感染的大肠埃希菌主要是________、________、________、________、________。
4. 沙门菌的致病因素主要包括________、________、________。
5. 沙门菌引起的疾病有________、________、________。
6. 疑似肠热症病人，发病 1～2 周取________，2～3 周取________或________做病原体分离培养。
7. 常用的肠道菌分离培养基是________和________；纯培养和生化反应则选用________。

三、单项选择题

【A1 型题】

1. 对肠杆菌科细菌引起的肠道感染进行微生物学检查,下列哪一项无意义
   A. 涂片染色镜检　B. 细菌分离培养　C. 生化反应
   D. 抗原或核酸的检测　E. 血清学鉴定
2. 常见的引起 5 岁以下婴儿出血性结肠炎和 HUS 的病原菌是
   A. EIEC　B. EHEC　C. EAEC
   D. ETEC　E. EPEC
3. 在鉴别肠道致病菌和非致病菌的单糖发酵试验中,具有鉴别意义的是
   A. 葡萄糖发酵试验　B. 乳糖发酵试验　C. 吲哚试验
   D. 硫化氢产生试验　E. 尿素酶试验
4. 能产生志贺毒素的大肠埃希菌是
   A. ETEC　B. EIEC　C. EPEC
   D. EHEC　E. EAEC
5. 引起婴幼儿和旅游者腹泻的主要病原菌是
   A. ETEC　B. EIEC　C. EPEC
   D. EHEC　E. EAEC
6. 肠产毒性大肠埃希菌可产生不耐热肠毒素(LT),该毒素的作用机制是
   A. 灭活蛋白质合成的 EF-2　B. 激活腺苷酸环化酶
   C. 作用于呕吐中枢　D. 作用于肠壁自主神经
   E. 封闭乙酰胆碱的释放
7. 关于大肠埃希菌的叙述错误的一项的是
   A. 分解乳糖产酸产气　B. 动力阳性
   C. 只引起肠外感染　D. 卫生细菌学检查常用的指示菌
   E. 尿路感染的常见病原菌
8. 急性中毒性细菌性痢疾的主要临床表现是
   A. 剧烈呕吐　B. 严重腹痛、腹泻　C. 黏液脓血便
   D. 高热　E. 全身中毒症状
9. 检查伤寒杆菌 Vi 抗体可用于
   A. 伤寒的早期诊断　B. 判断伤寒的预后　C. 了解伤寒病后机体免疫状态
   D. 筛选伤寒带菌者　E. 了解机体对伤寒的易感性
10. 决定志贺菌致病性的首要因素是
    A. 侵袭力　B. 内毒素　C. 外毒素
    D. 对抗生素的敏感性　E. 细菌入血并大量繁殖
11. 沙门菌属和志贺菌属的鉴别,正确的是
    A. 乳糖分解试验　B. 葡萄糖分解试验　C. 动力试验
    D. 吲哚试验　E. 甘露醇分解试验
12. 伤寒病人在病程第 2 ~3 周可出现肠穿孔、肠出血等并发症,并发症发生的原因是
    A. 内毒素的作用　B. 肠毒素的作用　C. 细菌的直接作用
    D. 机体免疫功能下降　E. 迟发型变态反应

13. 伤寒沙门菌释放的内毒素使
A. 体温升高,外周血白细胞数升高
B. 体温不变,外周血白细胞数升高
C. 体温不变,外周血白细胞数下降
D. 体温升高,外周血白细胞数下降
E. 体温升高,外周血白细胞数不变
14. 下列哪组细菌可引起败血症
A. 猪霍乱沙门菌、金黄色葡萄球菌
B. 伤寒沙门菌、结核分枝杆菌
C. 布鲁菌、伤寒沙门菌
D. 破伤风梭菌、白喉棒状杆菌
E. 乙型溶血性链球菌、金黄色葡萄球菌
15. 与某些立克次体有交叉抗原的肠道杆菌是
A. 沙门菌的某些菌株
B. 志贺菌的某些菌株
C. 埃希菌的某些菌株
D. 变形杆菌的某些菌株
E. 克雷伯菌的某些菌株
16. 下列哪种细菌不是条件致病菌
A. 大肠埃希菌
B. 肺炎克雷伯菌
C. 普通变形杆菌
D. 铜绿假单胞菌
E. 鼠伤寒沙门菌
17. 链霉素依赖减毒活菌苗(Sd 株)可用于下列哪一种肠道传染病的预防
A. 伤寒
B. 细菌性痢疾
C. 霍乱
D. 甲型副伤寒
E. 乙型副伤寒
18. 大肠埃希菌引起的肠道外感染,最多见的是
A. 阑尾炎
B. 败血症
C. 泌尿系感染
D. 新生儿脑膜炎
E. 手术伤口感染

【A2 型题】

1. 一患者,女,30 岁。三天前从外地旅游返回。现出现低热、恶心、腹痛、大量水样泻。粪便标本分离到可分解葡萄糖、乳糖产酸产气的革兰阴性杆菌,在伊红-亚甲蓝琼脂上的菌落呈紫黑色。该患者最可能感染了下列哪种病原体?
A. 轮状病毒
B. 鼠伤寒沙门菌
C. 肠致病性大肠埃希菌
D. 肠产毒性大肠埃希菌
E. 肠出血性大肠埃希菌
2. 一患儿,男,5 岁。三天前进食小店卖的牛肉汉堡。现出现严重腹痛、腹泻,且多次便血,伴发热、呕吐。到医院就诊,检查有溶血性贫血及血小板减少等溶血性尿毒综合征。该患者最可能感染了下列哪种病原菌?
A. 肠产毒性大肠埃希菌
B. 肠侵袭性大肠埃希菌
C. 肠致病性大肠埃希菌
D. 肠集聚性大肠埃希菌
E. 肠出血性大肠埃希菌
3. 某人两天前参加一次聚餐,现出现发热、腹痛和腹泻,腹泻始为水样便,1 天后转变为黏液脓血便,并伴里急后重感。根据以上症状应考虑的疾病和检查方法是
A. 葡萄球菌食物中毒;取剩余食物分离致病菌
B. 伤寒;取脓血便进行免疫荧光菌球检查
C. 沙门菌食物中毒;取剩余食物分离致病菌
D. 霍乱;取脓血便直接镜检
E. 细菌性痢疾;取脓血便分离肠道致病菌

4. 一患儿，女，5 岁。因高热、意识模糊而入院。查体发现患儿面色苍白，昏迷，时有惊厥，两瞳孔不等大，呼吸微弱，粪检有脓细胞 6 个，白细胞数 16×10^9/L，脑脊液正常。常规粪便培养发现有革兰阴性杆菌，无动力。该患儿可能感染的病原菌是

A. 鼠伤寒沙门菌　B. 空肠弯曲菌　C. 痢疾志贺菌
D. 肠产毒性大肠埃希菌　E. 肠出血性大肠埃希菌

5. 一幼儿日前随母在外就餐，食用炸鸡腿。现出现低热、恶心、呕吐、腹泻，粪便培养查到革兰阴性杆菌，该菌有动力，不发酵乳糖，硫化氢试验阳性。该患者最可能感染了下列哪种病原体

A. 痢疾志贺菌　B. 鼠伤寒沙门菌　C. 空肠弯曲菌
D. 霍乱弧菌　E. 肠出血性大肠埃希菌

【B1 型题】

A. 痢疾志贺菌　B. 福氏志贺菌　C. 鲍氏志贺菌
D. 宋内志贺菌　E. 大肠埃希菌

1. 感染多倾向转变为慢性
2. 感染病情较重
3. 感染多倾向轻型感染

A. 泌尿系感染　B. 食物中毒　C. 肠热症
D. 霍乱　E. 菌痢

4. 鼠伤寒沙门菌引起的疾病是
5. 伤寒沙门菌引起的疾病是
6. 志贺菌引起的疾病是

四、问答题

1. 常见引起人类疾病的沙门菌属有哪些？产生哪些致病因素？可致哪些疾病？
2. 常见的引起肠内感染的致病性大肠埃希菌有哪几种？简述其致病机制。
3. 简述大肠埃希菌引起的肠外感染。
4. 简述志贺菌的致病因素和所致疾病。
5. 试述肥达反应的原理、结果分析及实际用途。

（陈锋 编，王红英 校）

第十章 弧菌属(*Vibrio*)

本章要求

1. 掌握:霍乱弧菌的形态与染色、培养特点、抗原性与分类,致病性(传染源与传播途径及其所致疾病)。

2. 熟悉:霍乱肠毒素的致病机制及副溶血性弧菌的致病性。

3. 了解:霍乱弧菌的免疫性、特异性预防及微生物学检查。

第一节 霍乱弧菌(*Vibrio cholerae*)

一、生物学性状(biological characteristics)

1. 形态与染色 革兰阴性,菌体呈弧状弯曲或逗点状。有单根端鞭毛,运动活泼。有菌毛,无荚膜。标本直接涂片呈“鱼群样排列”,“穿梭”样运动。

2. 培养与生化反应 需氧,营养要求不高,耐碱不耐酸,最适 pH8. 8 ~9. 0。

3. 抗原构造与分型

(1) H 抗原:蛋白质,不耐热。无特异性,与分型关系不大。

(2) O 抗原:脂多糖,耐热。群特异性抗原,据此可将本菌分为 155 个血清群,其中 O1、O139 群引起霍乱。其余的可引起人类急性胃肠炎。

(3) O1 群霍乱弧菌的 O 抗原由 A、B、C 3 种抗原因子组成,据此又可将其分为小川型(A+B+C-)、稻叶型(A+B-C+)、彦岛型(A+B+C+)等 3 个血清型。

(4) 根据表型差异,O1 群霍乱弧菌又可分为古典生物型(classical biotype)和埃托(E1Tor biotype)2 个生物型,均为霍乱的病原菌。

(5) O139 群霍乱弧菌的抗原性与 O1 群无交叉,但其可编码与 O1 群不同的脂多糖抗原和荚膜多糖抗原。

4. 抵抗力 耐碱不耐酸,对湿热及消毒剂均很敏感。在水中生活能力较强。

二、致病性与免疫性(pathogenicity and immunity)

1. 致病物质

(1) 霍乱肠毒素(cholera enterotoxin):为典型的外毒素,由一个 A 亚单位和 5 个相同的 B 亚单位组成。A 亚单位是毒性单位,分 A1 和 A2 两个组分,其中 A1 具有酶活性,是毒性部分。B 亚单位是结合单位,能与肠黏膜上皮细胞上 GM1 神经节苷脂结合,使毒素分子变构,A 亚单位脱离 B 亚单位进入细胞,Al 组分活化,作用于腺苷环化酶,从而催化 ATP 转变为 cAMP。cAMP 浓度升高后,促进肠黏膜细胞的分泌功能,主动分泌 Na^+、K^+、HCO_3^- 及 H_2O,导致剧烈的呕吐、腹泻(米泔水样),由此造成严重失水,血容量明显减少,出现微循环衰竭。由于大量丧失钾、钠、钙离子和氯化物,可导致肌肉痉挛,电解质失调,代谢性酸中毒。病人最终可因肾功能衰竭、休克而死亡。

（2）鞭毛与菌毛（flagellum and pilus）：鞭毛有助于病菌穿透肠黏膜黏液层，通过菌毛的黏附作用定植于肠黏膜上皮细胞，产生肠毒素。

2. 所致疾病　引起烈性肠道传染病——霍乱，为我国法定甲类传染病。在自然情况下，人是霍乱弧菌的唯一易感者。主要通过污染的水源或食物经口感染，细菌一般不侵入血流。

O1 群霍乱弧菌感染的临床表现可从无症状或轻型腹泻到致死性腹泻。典型病例在感染后 2 ~ 3 天突然出现剧烈腹泻和呕吐，排出米泔水样大便，患者迅速发生脱水和代谢性酸中毒、低碱血症、低血容量性休克及心律不齐和肾功能衰竭。如不及时治疗，患者可在 12 ~ 24 小时内死亡，死亡率高达 25% ~ 60%。O139 群感染症状比 O1 群重，表现为严重脱水和高死亡率。病后部分患者可形成短期（3 ~ 4 周）带菌状态。

3. 免疫性　病后患者可获牢固的抗菌、抗毒素体液免疫。

三、微生物学检查（microbiological diagnosis）

（1）标本：病人粪便，肛拭子；流行病学调查包括取水样。

（2）直接镜检：革兰染色阴性弧菌。悬滴法观察可见活菌呈穿梭样运动。

（3）分离培养与鉴定。

第二节　副溶血性弧菌（*V. parahemolyticus*）

一、生物学性状（biological characteristics）

革兰阴性嗜盐性弧菌。营养要求不高．在含 3. 5% NaCl 培养基中生长良好。在普通血平板上不溶血或仅出现 α 溶血，但在高盐含血和甘露醇的我妻（Wagatsuma）培养基上部分菌株出现 β 溶血，称为神奈川现象（Kanagawa phenomenon，KP）。是该菌具有致病性的标志。该菌不耐热，对酸敏感，存在于近海岸的海水、海底沉积物和鱼类、贝类等海产品中。

二、致病性与免疫性（pathogenicity and immunity）

本菌产生的致病因子有肠毒素（耐热直接溶血素）、黏附素和黏液素酶。本菌引起的食物中毒系经烹饪不当的海产品或盐腌制品传播。也可因食物容器或砧板生熟不分污染本菌后感染。常见的为海蜇、海鱼、海虾及各种贝类。患者临床表现为急性腹痛、腹泻、呕吐和发热。本菌还可引起浅表创伤感染和败血症。病后免疫力不强，可重复感染。

第三节　强化训练

一、填空题

1. 弧菌属最重要的病原菌是________和________。
2. 副溶血性弧菌引起的主要疾病是________。
3. O1 群霍乱弧菌的每一个血清群还可分为两个生物型，即________和________。
4. 霍乱主要通过污染的________或________经口感染。致病因素主要有________、________和________。

二、单项选择题

【A1 型题】

1. 除 O1 群霍乱弧菌外,引起霍乱的病原体还有

A. O138 群霍乱弧菌　B. O155 群霍乱弧菌　C. O2 群霍乱弧菌
D. O149 群霍乱弧菌　E. O139 群霍乱弧菌

2. 霍乱弧菌的主要致病物质是

A. 霍乱肠毒素　B. 霍乱内毒素　C. 腺苷酸环化酶
D. 透明脂酸酶　E. 蛋白水解酶

3. 关于霍乱弧菌的生物学特点,错误的一项是

A. 革兰染色阴性　B. 分解葡萄糖产酸　C. 无动力
D. 耐碱不耐酸　E. 吲哚阳性

4. 霍乱肠毒素的致病机制是

A. 刺激呕吐中枢　B. 干扰细胞的蛋白质合成
C. 阻断乙酰胆碱的释放　D. 破坏毛细血管内皮细胞
E. 激活腺苷酸环化酶

5. 食用未煮熟的海产品后发生食物中毒,最可能由哪种细菌引起

A. 金黄色葡萄球菌　B. 鼠伤寒沙门菌　C. 霍乱弧菌
D. 副溶血弧菌　E. 肉毒梭菌

三、问答题

简述霍乱弧菌的致病过程。

(刘雪莉 编,马海梅 校)

第十一章　螺杆菌属(*Helicobacter*)

本章要求

1. 掌握幽门螺杆菌的生物学特点,致病性及微生物学鉴别要点。

第一节　幽门螺杆菌

一、生物学性状(biological characteristics)

幽门螺杆菌(*Helicobacter pylori*,Hp)为革兰阴性S形或海鸥状细菌。单端2~6根鞭毛,运动活泼。微需氧生长,营养要求高。生化反应不活泼,不分解糖类。过氧化氢酶和氧化酶阳性。具有丰富的尿素酶是该菌的主要鉴定依据之一。测尿素酶活性可快速诊断该菌感染。

二、致病性与免疫性(pathogenicity and immunity)

Hp的传染源主要是人,以粪口途径传播为主。在胃炎、胃溃疡和十二指肠溃疡患者的胃黏膜中,Hp的检出率高达80%~100%。Hp的致病作用可能与鞭毛、黏附素、尿素酶、蛋白酶、空泡毒素和内毒素等多种因素有关。Hp能产生一种酸抑制蛋白,封闭胃酸的产生;其产生的大量尿素酶可分解尿素产生氨,中和胃酸形成碱性环境,缓解局部胃酸的杀菌作用。活泼的鞭毛运动有助于Hp穿过胃黏膜表面之黏液层而吸附到上皮细胞。另外尿素酶的活性还可被与尿素酶共同表达在细胞表面的热休克蛋白B(HspB)所加强。局部组织的炎症反应是空泡毒素、尿素酶和细菌脂多糖共同刺激的结果。目前已证实Hp与慢性胃炎、消化性溃疡以及胃癌有密切关系。

Hp感染可刺激机体产生IgM、IgG和sIgA型抗体,但其是否有保护作用尚不明了。

第二节　强 化 训 练

一、填空题

幽门螺杆菌与________和________的发病密切相关。含有丰富的________,是该菌的鉴定要点之一。

二、单项选择题

1. 人类慢性胃炎和胃及十二指肠溃疡最可能的致病因子是

A. 艰难梭菌　　B. 幽门螺杆菌　　C. 变形杆菌

D. 胎儿弯曲菌　　E. 空肠弯曲菌

2. 幽门螺杆菌的生化反应特征,正确的一项是

A. 分解乳糖产酸　　B. 氧化酶阴性　　C. 动力阴性

D. 尿素酶阳性　　E. 触酶阴性

3. 幽门螺杆菌的致病因子中,与鉴定有关的是

A. 黏附素　　B. 蛋白酶　　C. 空泡毒素

D. 尿素酶　　E. 端鞭毛

4. 幽门螺杆菌的特点,应除外

A. 尿素酶试验阳性　　B. 革兰染色阳性　　C. 营养要求高

D. 有端鞭毛　　E. 微需氧生长

三、问答题

简述幽门螺杆菌的致病因素及与其有关的疾病。

(刘雪莉 编,马海梅 校)

第十二章 厌氧性细菌(Anaerobic Bacteria)

本章要求

1. 掌握:破伤风梭菌的形态、染色、抵抗力,致病条件和致病因素(破伤风痉挛毒素),特异性防治原则。产气荚膜梭菌的形态、染色、致病因素及所致疾病。肉毒梭菌:肉毒毒素及其致病特点。

2. 熟悉:破伤风梭菌的培养、临床表现和微生物学检查;产气荚膜梭菌的培养及生化反应特点;肉毒梭菌生物学特性、特异性防治原则;无芽胞厌氧菌的感染特征及所致疾病。

3. 了解:产气荚膜梭菌和肉毒梭菌的微生物学检查;产气荚膜梭菌的防治原则;无芽胞厌氧菌的种类及分布,微生物学检查(标本的处理和培养),防治原则。

第一节 厌氧芽胞梭菌属(*Clostridium*)

本属细菌与人类疾病有关的主要有破伤风梭菌、产气荚膜梭菌、肉毒梭菌等。均为革兰阳性梭状芽胞杆菌。芽胞的大小、形态及位置不同,可作为三者之间鉴别的依据。

一、破伤风梭菌(*C. tetani*)

(一) 生物学性状(biological characteristics)

1. 形态与染色　G^+梭状芽胞杆菌芽胞正圆形,位于菌体一端,直径大于菌体宽度,呈"鼓槌状",为本菌的典型特征。具有周鞭毛,不形成荚膜。

2. 培养特性　专性厌氧,营养要求不高,菌落呈薄膜状爬行生长,伴 β 溶血。在疱肉培养基中培养稍久可消化部分肉渣,微变黑,有腐臭味。

3. 抵抗力　芽胞抵抗力极强。

(二) 致病性与免疫性(pathogenicity and immunity)

1. 致病条件　本菌感染途径是伤口感染,其感染条件是局部伤口形成厌氧微环境,多见于深而窄的伤口、伴有泥土混入或大面积创伤、坏死组织多、缺血或混有需氧菌感染等。

2. 致病物质　本菌虽无侵袭力,但经伤口感染后,芽胞在局部发芽,生长繁殖产生破伤风痉挛毒素,毒素经末梢神经轴索从神经纤维的间隙逆行至脊髓前角运动神经元、脑干。毒素也可经血液或淋巴液进入中枢神经系统。毒素的作用机制是与抑制性神经元的神经节苷脂结合,使之不能释放抑制性介质(甘氨酸、γ-氨基丁酸),从而阻断上下神经元间正常抑制性冲动的传递,致使屈肌与伸肌同时强烈收缩,兴奋性异常增高,骨骼肌强直性痉挛,产生破伤风特有的临床表现。

3. 所致疾病

(1) 破伤风:成人或儿童破伤风多由开放性外伤所致。早期表现为漏口水、出汗和激动,严重者表现为牙关紧闭、苦笑面容、角弓反张等。

(2) 新生儿破伤风:多由接生操作不卫生引起,婴儿出生后 4 ~6 天死亡。

4. 免疫性 抗毒素体液免疫。因极微量毒素可致人死亡,但尚不能刺激机体产生足量的抗毒素,因此获得有效保护的途径是人工免疫。

（三）防治原则(prevention and treatment)

1. 人工自动免疫 易感人群(如儿童、军人、工人、农牧民)接种破伤风类毒素。常规采用百日咳疫苗、白喉类毒素、破伤风类毒素三联疫苗(DPT)对3～6个月小儿进行人工自动免疫。

2. 人工被动免疫 注射破伤风抗毒素(tetanus antitoxin,TAT),用于紧急预防或特异性治疗。

(1) 紧急预防:受伤后,及时注射1500～3000单位TAT(严重者应加倍),同时注射破伤风类毒素。

(2) 特异性治疗:早期足量注射TAT,一般为10万～20万单位。

二、产气荚膜梭菌(*C. perfringens*)

（一）生物学性状(biological characteristics)

1. 形态与染色 G^+梭状芽胞杆菌,芽胞卵圆形,位于菌体次极端,不大于菌体宽度。有荚膜,无鞭毛。

2. 培养特性 厌氧生长,与本菌鉴别有关的生长现象有如下几点。

(1) 血琼脂平板上双层溶血环,内环由θ毒素引起的完全溶血,外环是由α毒素引起的不完全溶血。

(2) 卵黄琼脂培养基上菌落周围出现乳白色浑浊圈,是因该菌产生卵磷脂酶分解培养基中卵磷脂所致。

(3) 分解多种糖类产酸产气。

(4) 在牛乳培养基中生长繁殖可分解乳糖产酸并使酪蛋白凝固同时产生大量气体,冲破凝固的酪蛋白,可将覆盖在培养基上层的凡士林冲至试管顶部,甚至冲开管口棉塞,气势汹涌,称为“汹涌发酵”。

3. 分型 根据本菌产生的α、β、ε、ζ等四种主要毒素的抗原性的不同,可将其分为A、B、C、D、E5个血清型。对人类致病的主要是A型。

（二）致病性(pathogenicity)

1. 致病物质 在感染机体内形成荚膜,能产生多种外毒素和侵袭性酶类。

2. 所致疾病

(1) 气性坏疽:多由A型菌株引起,本菌感染方式及致病条件与破伤风梭菌基本相同,产生的α、β、ε、ζ等四种主要毒素中以α毒素最强,各型菌株均可产生,A型产量最大,它是一种卵磷脂酶,能造成红细胞,白细胞、血小板和内皮细胞溶解,血管通透性增加,组织坏死、肝脏、心功能受损。其他如κ毒素为胶原酶,可分解肌肉和皮下的胶原组织,致组织崩解。μ毒素是透明质酸酶。由于毒素和酶的分解破坏作用,构成强大的侵袭力,侵入病灶四周正常组织,发酵糖类,产生大量气体,造成高度气肿。局部组织胀疼剧烈,水肿严重。病变蔓延迅速,最后造成大块组织坏死。细菌产生的毒素和组织坏死的毒性产物被吸收入血,引起毒血症、休克。死亡率较高。

(2) 食物中毒:A型菌株还能产生肠毒素,食入本菌污染的食物,可引起食物中毒。

(3) 坏死性肠炎:由C型菌株污染食品而引起,由β毒素致病。

(三) 微生物学检查(microbiological diagnosis)

1. 直接涂片染色镜检 取伤口深部坏死组织涂片染色镜检,可见革兰阳性有荚膜梭状杆菌、白细胞数少且形态不典型、伴有杂菌,有诊断意义。

2. 分离培养和生化反应

3. 动物实验 小鼠或家兔感染模型,表现为组织广泛气肿、坏死、恶臭、泡沫肝。

(四) 防治原则(prevention and treatment)

(1) 及时清创处理:用双氧水清理伤口,切除坏死组织,消除局部厌氧环境。必要时截肢以防止病变扩散。

(2) 早期大量青霉素治疗。

(3) 高压氧舱疗法。

(4) 气性坏疽多价抗毒素血清治疗。

三、肉毒梭菌(*C. botulinum*)

(一) 生物学性状(biological characteristics)

1. 形态与染色 革兰染色阳性,芽胞椭圆形,位于菌体次极端,宽度大于菌体,呈网球拍状。周鞭毛,无荚膜。

2. 培养特性 在卵黄培养基上,菌落周围出现浑浊圈。疱肉培养基中肉渣被消化变黑并产生腐败性恶臭。

(二) 致病性(pathogenicity)

1. 致病物质 致病物质为肉毒毒素,为外毒素,是目前已知毒性最强的毒素。此毒素在菌体崩解后以前体毒素释放,经肠道中的蛋白酶或细菌产生的蛋白酶作用后,解离出有毒性的肉毒毒素,吸收入血作用于颅神经核、外周神经肌肉接头处,抑制乙酰胆碱的释放,导致肌肉麻痹,

2. 所致疾病

(1) 食物中毒:致病原因是罐头、豆制品、面酱等食品在加工过程中被肉毒梭菌芽胞污染,在适宜的厌氧条件时芽胞发芽成为繁殖体,产生肉毒毒素,人食入后导致中毒。主要临床症状是神经末梢麻痹。先有乏力、头痛等症状,随后出现复视、斜视、眼睑下垂、吞咽困难、口齿不清、进而呼吸肌麻痹,造成窒息死亡。

(2) 创伤感染中毒:伤口被肉毒梭菌芽胞污染后,在局部厌氧环境中芽胞发芽形成繁殖体,释放肉毒毒素,导致机体肉毒中毒。

(3) 婴儿肉毒中毒:婴儿因食入被肉毒梭菌芽胞污染的食物(如蜂蜜)后,芽胞发芽,产生的毒素被吸收而致病。症状与食入性肉毒中毒相似,早期出现便闭、吸乳、啼哭无力等症状。

(三) 防治原则(prevention and treatment)

(1) 加强食品卫生管理和监督,80℃加热食品20分钟可破坏肉毒毒素。

(2) 疑似中毒患者宜早期注射A、B、E、三型多价抗毒素进行特异性中和治疗。

四、艰难梭菌(*C. difficile*)

人类肠道正常菌群之一,当长期使用或不正确应用某些抗生素导致菌群失调时,可发

展为肠道优势菌，引起抗生素相关性腹泻和假膜性肠炎。

第二节　无芽胞厌氧菌(Non-spore Forming Anaerobic Bacteria)

人体口腔、肠道和女性生殖道的正常菌群，有革兰阳性球菌、杆菌和革兰阴性球菌、杆菌。为条件致病菌，多为内源件感染。因其感染部位广、感染类型多、对多种抗生素不敏感、细菌学诊断困难等，已引起医护人员的高度重视。无芽胞厌氧菌感染中以革兰阴性杆菌中的脆弱类杆菌最为常见。

一、生物学性状(biological characteristics)

(1) G^-厌氧杆菌：以脆弱类杆菌为主，主要引起腹腔脓肿和败血症。

(2) G^-厌氧球菌：以韦荣氏球菌为主，咽部主要的厌氧球菌，混合感染病原菌之一。

(3) G^+厌氧球菌：以消化链球菌为主，主要寄居于阴道。

(4) G^+厌氧杆菌：包括丙酸杆菌、双歧杆菌和真杆菌等，其中双歧杆菌为人体最重要的益牛菌。

二、致病性(pathogenicity)

1. 致病条件　①机械性或病理性损伤：由于手术、拔牙、肠穿孔等导致屏障功能受损，细菌侵入非正常寄居组织。②菌群失调。③局部或全身免疫力下降。④局部厌氧环境的形成。

2. 细菌产生的毒力因子　①菌毛、荚膜。②多种毒素和侵袭性酶类(肠毒素、胶原酶、DNA 酶、透明质酸酶等)。③产生 SOD，改变局部厌氧微环境，有利于病菌繁殖。

3. 感染特征　①内源性感染，感染遍及全身，多呈慢性过程。②无特定病型：多为化脓性感染，败血症。③分泌物带血或呈黑色，有恶臭。④分泌物直接镜检有菌，普通培养无菌生长。⑤使用氨基糖甙类抗生素如链霉素、卡那霉素、庆大霉素等治疗无效者。

4. 所致疾病　①腹腔感染。②女性生殖道和盆腔感染。③口腔感染。④呼吸道感染。⑤败血症。⑥中枢神经系统感染。

第三节　强化训练

一、判断题

1. 厌氧菌感染都具有典型的临床症状。
2. 破伤风梭菌引起脓毒血症。
3. 无芽胞厌氧菌引起机体的感染多为外源性感染。
4. 无芽胞厌氧菌是一大类寄生于人和动物体内的正常菌群。
5. 预防肉毒中毒最有效的方法是加热食品。
6. “汹涌发酵”现象是产气荚膜梭菌特有的生长现象。
7. 肉毒中毒是单纯的毒素性食物中毒。

二、填空题

1. 常见引起疾病的厌氧芽胞梭菌有________、________、________。

2. 破伤风梭菌芽胞位于菌体________,形似________;肉毒梭菌的芽胞位于________,形似________。
3. 破伤风梭菌的感染条件是________,致病因素是________。
4. 特异性预防破伤风可接种________;紧急预防和特异性治疗可注射________。
5. 产气荚膜梭菌引起的疾病有________、________和________。
6. 预防肉毒中毒最简便的方法是________。

三、单项单选题

【A1 型题】

1. 人体肠道正常菌群中,占绝对优势的细菌是
   A. 大肠埃希菌　B. 脆弱类杆菌　C. 葡萄球菌
   D. 变形杆菌　E. 白色念珠菌
2. 破伤风特异性治疗可应用
   A. 青霉素　B. 抗毒素　C. 类毒素
   D. 细菌素　E. 干扰素
3. 下列关于破伤风梭菌的特性,错误的一项是
   A. 革兰阳性梭状杆菌,具周鞭毛
   B. 芽胞呈正圆形,位于菌体一端,大于菌体宽度
   C. 细菌侵入血流而致病
   D. 芽胞抵抗力强,是本病的传染源
   E. 产生强烈的外毒素
4. 破伤风痉挛毒素的作用机制是
   A. 抑制胆碱能神经释放乙酰胆碱　B. 抑制神经细胞合成蛋白质
   C. 阻断抑制性神经介质的释放　D. 裂解抑制性神经介质
   E. 阻断抑制性神经介质的合成
5. 在卵黄琼脂平板上,产气荚膜梭菌产生哪种酶导致菌落周围出现乳白色混浊圈
   A. DNA 酶　B. 透明质酸酶　C. 卵磷脂酶
   D. 胶原酶　E. 蛋白酶
6. 下列关于肉毒梭菌的特性,错误的一项是
   A. 肉毒毒素是毒性最强的生物毒素
   B. 肉毒毒素可抑制乙酰胆碱的释放
   C. 食入含有肉毒毒素的食物致病
   D. 肉毒毒素不耐热,加热至 80℃,很快被破坏
   E. 接种肉毒类毒素是预防肉毒中毒的唯一有效方法
7. 破伤风抗毒素治疗破伤风的机制是
   A. 中和游离的外毒素　B. 中和与神经细胞结合的外毒素
   C. 抑制破伤风梭菌生长　D. 在补体参与下溶解破伤风梭菌
   E. 促进吞噬细胞的吞噬作用
8. 无芽胞厌氧菌引起的感染,应除外
   A. 盆腔炎　B. 脓肿　C. 食物中毒
   D. 败血症　E. 急性坏死性溃疡性齿龈炎

9. 正常情况下无芽胞厌氧菌存在的部位,应除外
A. 子宫腔　B. 尿道　C. 肠道
D. 阴道　E. 上呼吸道

10. 引起抗生素相关性腹泻的病原菌是
A. 破伤风梭菌　B. 产气荚膜梭菌　C. 肉毒梭菌
D. 艰难梭菌　E. 双歧杆菌

11. 下列哪种细菌引起的食物中毒与食用发酵豆制品有关
A. 副溶血弧菌　B. 产气荚膜梭菌　C. 肉毒梭菌
D. 金黄色葡萄球菌　E. 鼠伤寒沙门菌

12. 能引起食物中毒,但胃肠道症状不明显的细菌是
A. 副溶血弧菌　B. 产气荚膜梭菌　C. 肉毒梭菌
D. 金黄色葡萄球菌　E. 鼠伤寒沙门菌

13. 产气荚膜梭菌可引起的疾病是
A. 伪膜性肠炎　B. 烫伤样皮肤综合征
C. 食物中毒　D. 中毒性休克综合征(TSS)
E. 亚急性细菌性心内膜炎

14. 无芽胞厌氧菌是指能在无氧环境下生长繁殖的无芽胞细菌,多数是
A. 寄生在机体某个部位的正常菌群　B. 能分泌外毒素毒性极强的病原菌
C. 通过窄而深的伤口引起机体感染　D. 对广谱抗生素容易耐药的菌群
E. 通过人与人之间的密切接触而感染

15. 某人清理猪圈时不慎被钉子扎伤足底,医生应首先考虑给予注射
A. 破伤风类毒素　B. 破伤风抗毒素　C. 丙种球蛋白
D. 破伤风减毒活疫苗　E. 白-百-破三联疫苗

16. 在无芽胞厌氧菌感染中,最常见的是
A. 脆弱类杆菌　B. 丙酸杆菌　C. 消化链球菌
D. 双歧杆菌　E. 梭状杆菌

17. 血平板上可形成双层溶血环的细菌是
A. 幽门螺杆菌　B. 产气荚膜梭菌　C. 肉毒梭菌
D. 炭疽杆菌　E. 伤寒沙门菌

18. 在下述情况中,排除无芽胞厌氧菌感染的依据是
A. 机体多个部位的脓肿　B. 血性分泌物,恶臭或有气体
C. 在血平板中长出微小菌落　D. 在普通肉汤培养基中呈表面生长
E. 分泌物直接涂片可见细菌

19. 属于神经毒素的外毒素是
A. 产气荚膜梭菌 α 毒素　B. 红疹毒素
C. 肉毒毒素　D. 白喉毒素
E. 葡萄球菌毒性休克综合征毒素(TSST-1)

20. 临床上引起牙周脓肿最常见的病原体是
A. 甲型溶血性链球菌　B. 肺炎链球菌　C. 无芽胞厌氧菌
D. 铜绿假单胞菌　E. 白假丝酵母菌

四、问答题

1. 试述破伤风梭菌的致病条件、致病机制及防治原则。
2. 试述产气荚膜梭菌的致病性。
3. 简述肉毒毒素的作用机制。
4. 比较肉毒毒素中毒与一般细菌性食物中毒的主要不同点。
5. 无芽胞厌氧菌的感染特征包括哪些？
6. 试述无芽胞厌氧菌的致病条件。

（陈锋 编，王红英 校）

第十三章　分枝杆菌属(*Mycobacterium*)

本章要求

1. 掌握：结核分枝杆菌的形态与染色(抗酸染色)，培养，抵抗力，耐药性，形态及毒力变异；致病性和免疫性；结核菌素试验及用途；特异性预防；结核分枝杆菌的致病物质与迟发性超敏反应及细胞免疫的关系，微生物学检查(抗酸染色直接镜检)。

2. 熟悉：麻风分枝杆菌的致病性及免疫性。

3. 了解：麻风分枝杆菌的形态染色；结核分枝杆菌的微生物学检查(浓缩集菌、分离培养及药敏试验)；其他非结核分枝杆菌的致病性。

第一节　结核分枝杆菌(*M. tuberculosis*)

分枝杆菌属的主要特点是细胞壁中含大量脂类物质，这与其染色性、致病性和抵抗力密切相关。其中与人类疾病有关的主要是结核分枝杆菌(人型、牛型)和麻风分枝杆菌(*M. leprae*)等。因菌体含有大量分枝菌酸(mycolic acid)，故一般染色不易着色。但加温或延长染色后能抵抗3%盐酸酒精的脱色作用，故称为抗酸杆菌；常用抗酸染色法(Ziehl-Neelsen acid-fast stain)染色，分枝杆菌属细菌被染成红色，而其他细菌被染成蓝色。

一、生物学性状(biological characteristics)

1. 形态与染色　抗酸染色呈红色，菌体细长，略弯，有分枝趋向，成堆排列。无鞭毛、无芽胞、无荚膜。长期用药后可呈L型，可变为多形态，呈颗粒状或丝状。

2. 培养特性　专性需氧。营养要求高，常用罗氏(Lowenstein Jensen)培养基培养。因菌体含大量脂质，影响营养物质吸收，故生长缓慢，代时约18~24小时。固体斜面培养2~4周始见乳白色或米黄色，不透明，表面粗糙呈颗粒、结节或菜花状之菌落生长。液体培养生长较快，约需1~2周，可见菌膜生长。

3. 抵抗力

(1) 在干燥痰中可存活6~8个月，在空气尘埃中，其传染性保持8~10天。

(2) 耐受6% H_2SO_4、3% HCl、4% NaOH 30分钟，故可用强酸或强碱的稀溶液来处理结核菌感染的痰标本，提高检出率。

(3) 对湿热60℃ 30分钟，紫外线及75%乙醇溶液敏感。

4. 变异性

(1) 形态、菌落特征、抗原性的变异。

(2) 结核杆菌容易产生耐药性的变异。

(3) 毒力变异——卡介苗(Bacilli Calmette-Guerin，BCG)，就是将有毒的牛型结核分枝杆菌培养于含有甘油、胆汁、马铃薯的培养基中，经13年230次传代培养而获得的减毒活疫苗。现广泛用于人类结核病的预防。

二、致病性和免疫性(pathogenicity and immunity)

本菌不产生内毒素或外毒素及侵袭性酶类,也无荚膜、菌毛等。其致病作用主要与菌体成分有关。

(一)致病物质

1. 脂质(lipid)　占细胞干重的60%。其高含量与细胞毒力密切相关。主要包括磷脂、脂肪酸和蜡质,与抗酸性有关。与毒力有关的重要成分如下。

(1) 磷脂(phosphatide):能刺激单核细胞增生,并能抑制蛋白酶对组织的分解作用,从而使病灶组织不完全液化,形成干酪样坏死。

(2) 索状因子(cord factor):为分枝菌酸和海藻糖结合的糖脂。可破坏线粒体膜,抑制白细胞游走,与慢性肉芽肿形成有关。

(3) 蜡质 D(wax-D):是分枝菌酸与肽糖脂的复合物,有佐剂作用,刺激机体产生迟发型超敏反应。

(4) 硫酸脑苷脂(sulfatide):可抑制吞噬溶酶体的形成。使结核分枝杆菌在吞噬细胞内能长期存活。

2. 蛋白质(protein)　可刺激机体产生无保护性的抗体。与蜡质 D 结合使机体产生迟发型超敏反应,引起病变部位的病理改变。

3. 多糖(polysaccharide)

(二)所致疾病

结核杆菌可经多种途径感染引起多种器官的结核病,其中以肺结核最多见。传染源为开放性肺结核患者,结核杆菌通过呼吸道侵入肺部,引起肺结核或支气管结核。也可经消化道及破损的皮肤黏膜侵入机体,侵犯多种组织器官,引起相应器官的结核病。

1. 肺部感染

(1) 原发感染:结核分枝杆菌侵入肺部后在肺内形成原发病灶,称为原发性肺结核,常见于儿童,由于机体缺乏对结核杆菌的免疫力,病菌可沿淋巴管扩散到肺门淋巴结,引起肺门淋巴结肿大、淋巴管炎,称为原发综合征。随着特异性抗结核免疫的建立,原发感染多可形成纤维化或钙化而自愈。但病灶内潜伏的细菌也可成为结核病复发或内源性感染的来源。

(2) 继发感染:多见于成年人。可以是原发病灶内潜伏的细菌再次活动引起的内源性感染,也可是外源性结核菌侵入引起的感染。因机体已形成抗结核免疫,病灶常较局限,可形成干酪样坏死和空洞,向外排菌,形成开放性肺结核。严重患者可因肺功能受损而发展为肺心病或肺心脑病而死亡。

2. 肺外感染　病菌经血液、淋巴液扩散侵入到肺外组织器官,引起相应的器官结核,如脑、肾、骨、关节、生殖系统结核等。痰菌咽下可引起肠结核、结核性腹膜炎等。破损皮肤感染结核菌可引起皮肤结核。AIDS 等免疫力极度低下患者感染本菌可造成全身播散性结核。

(三)免疫性与超敏反应

1. 免疫性　机体抗结核免疫为细胞免疫,属于感染免疫(infection immunity)或有菌免疫。结核菌刺激机体产生致敏 T 淋巴细胞,释放多种细胞因子,如 TNF-α、IFN-γ、IL-2、IL-6 等,吸引 NK 细胞、T 细胞、巨噬细胞等聚集感染部位,并能增强这类细胞的直接或间接杀菌活性。

2. 超敏反应 机体抗结核杆菌的特异性细胞免疫,同时伴随着迟发型超敏反应而存在,二者均为T细胞介导的结果。著名的柯赫现象(Koch phenomenon)证明了这一结果。研究表明诱导机体细胞免疫与迟发型超敏反应的物质不同(核糖体RNA主要引起细胞免疫,而结核菌素蛋白和蜡质D共同作用则引起迟发型超敏反应),但因为结核杆菌是以完整的菌体进入机体,故可同时刺激二者的产生。所以通过结核菌素实验测定机体对结核杆菌有无超敏反应,即可测定机体是否具有抗结核细胞免疫。

(四)结核菌素实验(tuberculin test)

1. 原理 用结核菌素测定机体是否具有特异性抗结核细胞免疫的皮肤迟发型超敏反应试验。

2. 试剂

(1)旧结核菌素(old tuberculin,OT),系将结核杆菌接种于甘油肉汤培养基,培养4~8周后加热浓缩过滤而成的粗制品,内含结核菌蛋白。

(2)纯蛋白衍生物(purified protein derivative,PPD):是OT经三氯醋酸沉淀后的纯化物。PPD有两种,即PPD-C和PPD-BCG,均为5U/0.1ml。

3. 方法 取OT或PPD 0.1ml注入前臂内侧皮内,48~72小时后观察结果。注射部位红肿硬结直径大于0.5cm时为阳性;红肿硬结直径大于1.5cm时为强阳性;红肿硬结直径小于0.5cm为阴性。

4. 结果分析

(1)阳性表明机体已感染过结核或BCG接种成功,对结核杆菌有特异性细胞免疫和迟发型超敏反应。

(2)强阳性表明机体可能有活动性结核病,应进一步检查。

(3)阴性表明机体未感染过结核或未接种过BCG,对结核杆菌无免疫力。但应注意免疫功能低下者,如年老体弱者、AIDS患者、肿瘤等用过免疫抑制剂者可能出现假阴性反应。

5. 实际应用

(1)选择卡介苗的接种对象及接种后效果的观察,阴性者接种。

(2)婴幼儿结核病的辅助诊断,年龄越小,强阳性的诊断意义越大。

(3)结核杆菌感染的流行病学调查。

(4)测定肿瘤患者的细胞免疫功能。

三、微生物学检查(microbiological diagnosis)

(1)标本:根据感染部位采取不同的标本如痰、尿、脑脊液、腹水等;

(2)直接涂片抗酸染色镜检;

(3)分离培养;

(4)动物试验。

四、防治原则(prevention and treatment)

(1)预防接种:卡介苗。

(2)抗结核药物。

附1:麻风分枝杆菌(*M. leprae*)

人类麻风病的病原菌。麻风是一种慢性传染病,主要通过破损的皮肤、黏膜及呼吸道传播,临床有瘤型(lepromatous type)、结核样型(tuberculoid type)、界限类(borderline form)和未定类(indeterminate form)等4种类型。其中瘤型又称为恶性麻风,传染性强,病情严重,患者细胞免疫缺陷,体液免疫正常。病菌主要侵犯皮肤、黏膜,严重时累及神经、眼及内脏,病理镜检可见大量麻风细胞和肉芽肿。病灶皮肤和黏膜常有麻风结节(leproma)形成。面部结节可融合呈狮面容。预后不好。结核样型又称为良性麻风,传染性小,细胞免疫正常。病菌主要侵犯皮肤和外周神经。病情较轻,预后好。界限类兼有两型的特点,能向两型演变;未定类为麻风的前期病变,多转化为结核样型。

附2:鸟-胞内分枝杆菌(*M. avium-intracelluare*)

属于非结核分枝杆菌迅速发育组(第Ⅳ组),本菌是AIDS患者常见的机会致病菌,引起结核样病变,多见于肺和肾。

第二节　强化训练

一、判断题

1. 抗酸染色是常用的鉴别染色法,可用于所有细菌标本的形态学检查。
2. 机体对结核分枝杆菌感染的免疫属于以细胞免疫为主的抗感染免疫。
3. 结核菌素试验阳性说明受检者感染过结核分枝杆菌或者接种过BCG。
4. 结核分枝杆菌对湿热、75%乙醇溶液和紫外线敏感。
5. 在液体培养基中,结核分枝杆菌呈混浊生长。
6. 结核分枝杆菌对营养要求较高,常用血液琼脂培养基进行分离培养。
7. 麻风分枝杆菌也为胞内寄生菌,在细胞内增殖后细胞质为泡沫状,称为泡沫细胞。
8. 牛分枝杆菌既可感染牛,也可感染人。

二、填空题

1. 引起人类疾病的分枝杆菌主要是________和________。
2. 结核分枝杆菌对干燥、强酸、强碱抵抗力强,但对________、________、________较敏感。
3. 结核分枝杆菌的传播途径包括________、________和________。
4. 结核杆菌抗酸染色为________性,呈________色。
5. 培养结核分枝杆菌可用________培养基,其生长缓慢,经2~4周形成________型菌落。
6. 0岁儿童接种的疫苗包括________和________。
7. 治疗结核病联合用药的目的是________。

三、单项单选题

【A1型题】

1. 细胞壁中含脂量最多的细菌,正确的一项是
   A. 结核杆菌　B. 白喉杆菌　C. 嗜肺军团菌
   D. 流感嗜血杆菌　E. 百日咳杆菌
2. 常用的结核杆菌培养基是
   A. 鲍金培养基　B. 罗氏培养基　C. 疱肉培养基
   D. 巧克力色培养基　E. 亚碲酸钾培养基

3. 卡介苗是
A. 经甲醛处理灭活的人型结核杆菌　　B. 经甲醛处理灭活的牛型结核杆菌
C. 经甲醛处理灭活的非结核分枝杆菌　　D. 保留抗原性的减毒牛型结核杆菌
E. 保留抗原性的减毒人型结核杆菌

4. 结核杆菌的致病因素,应除外
A. 索状因子　　B. 磷脂　　C. 内毒素
D. 蜡质 D　　E. 硫酸脑苷脂

5. 下列与结核结节和干酪样坏死形成有关的物质是
A. 分枝菌酸　　B. 蜡质 D　　C. 磷脂
D. 索状因子　　E. 硫酸脑苷脂

6. 关于结核菌素试验,错误的一项是
A. 用来选择卡介苗接种对象　　B. 检测机体体液免疫功能
C. 作为婴幼儿结核病的辅助诊断　　D. 红肿硬结直径大于 0.5cm 为阳性
E. 试验阳性说明感染过结核菌

7. 下述最适于接种卡介苗的对象是
A. 长期低热、咳嗽,疑为肺结核的患儿　　B. OT 试验阴性的麻疹患儿
C. OT 试验阳性健康儿童　　D. OT 试验阴性健康儿童
E. OT 试验阴性的细胞免疫缺陷者

8. 结核菌素试验的原理是
A. Ⅰ型超敏反应　　B. Ⅱ型超敏反应　　C. Ⅲ型超敏反应
D. Ⅳ型超敏反应　　E. 抗毒素和外毒素的中和反应

9. 与抗酸染色性有关的结核分枝杆菌菌体脂质成分是
A. 磷脂　　B. 索状因子　　C. 分枝菌酸
D. 蜡质 D　　E. 硫酸脑苷脂

10. 结核菌素试验阳性,下列判断哪一项是错误的
A. 机体曾经感染过结核分枝杆菌
B. 机体接种过卡介苗
C. 机体细胞免疫功能低下
D. 机体对结核分枝杆菌有迟发型超敏反应
E. 强阳性反应表明可能有活动性结核病

11. 从痰中检出具有临床诊断意义的细菌是
A. 布鲁菌　　B. 肺炎链球菌　　C. 伤寒沙门菌
D. 结核分枝杆菌　　E. 流感杆菌

12. 麻风的传播方式主要是
A. 呼吸道　　B. 消化道　　C. 同病人的皮肤接触
D. 带菌小鼠　　E. 带菌猪

13. 下列不属于专性需氧的细菌是
A. 结核分枝杆菌　　B. 麻风分枝杆菌　　C. 布鲁菌
D. 伤寒沙门菌　　E. 炭疽杆菌

四、问答题

1. 试述结核菌素试验原理、所用试剂、方法、结果判断及意义。
2. 简述卡介苗的原理和应用。
3. 对疑似活动性肺结核患者，如何进行微生物学检查？

（陈锋 编，王红英 校）

第十四章　动物源性细菌(Zoonotic Bacteria)

本章要求

1. 掌握:布鲁菌属、炭疽芽胞杆菌和鼠疫耶尔森菌的致病性(致病因素、传染源、传播途径、临床类型)

2. 熟悉:人畜(兽)共患病原菌的概念;布鲁菌、炭疽芽胞杆菌和鼠疫耶尔森菌的生物学特点,免疫性和特异性预防。

3. 了解:布鲁菌属、炭疽芽胞杆菌、鼠疫耶尔森菌的微生物学检查原则。

第一节　布鲁菌属(*Brucellae*)

布鲁菌属有六个生物种,我国流行的主要是羊、牛、猪布鲁菌三种。以羊布鲁菌最多见。引起布鲁菌病。

一、生物学性状(biological characteristics)

1. 形态与染色　革兰阴性小杆菌,无鞭毛,不形成芽胞,S 型菌株有微荚膜。

2. 培养特性　需氧菌,营养要求高,加入血清或肝浸液可促进生长。37℃,48 小时培养,可见微小、透明、无色的光滑型菌落。大多数菌株分解尿素,产生 H_2S。

3. 抗原结构　含 A、M 两种抗原。不同菌种中两种抗原含量不同,可用于鉴别。

(1) 牛布鲁菌,A 抗原∶M 抗原=20∶1;抗 A 血清凝集反应阳性。

(2) 羊布鲁菌,A 抗原∶M 抗原=1∶20;抗 M 血清凝集反应阳性。

(3) 猪布鲁菌,A 抗原∶M 抗原=2∶1;抗 A 和抗 M 血清凝集反应均为阳性。

4. 抵抗力　较强。在土壤、毛皮、病畜的乳汁、肉制品和干燥胎盘中可存活数周或数月。加热 60℃、20 分钟很快死亡。对紫外线、常用化学消毒剂敏感。

二、致病性与免疫性(pathogenicity and immunity)

1. 致病物质　内毒素、微荚膜、透明质酸酶等。

2. 所致疾病

(1) 动物:母畜的传染性流产;睾丸炎、附睾炎、乳腺炎、子宫炎等。

(2) 人类:布鲁菌病(波浪热)。

1) 传染源和传播途径:人类感染主要通过接触病畜分泌物或被污染的畜产品经皮肤、消化道、呼吸道、眼结膜等多种途径侵入机体。

2) 临床特点:本菌为胞内寄生菌。细菌进入机体→→ 被吞噬细胞吞噬形成胞内寄生菌→→入血造成菌血症,释放内毒素导致发热→→侵入肝、脾等脏器→→血中细菌减少即相应的内毒素也减少→→体温降低→→细菌再次入血→→体温再次升高→→再次侵入脏器→→体温又降低,如此反复形成菌血症,使患者呈波浪式发热,同时伴有关节痛、全身乏力、肝脾肿大等症状。

3. 免疫性 感染后形成以细胞免疫为主的抗感染免疫。体液抗体(IgG、IgM)具有免疫调理作用。

三、微生物学检查(microbiological diagnosis)

1. 标本 急性期取血,慢性期取骨髓。

2. 分离培养和鉴定

3. 血清学检查

(1) 凝集试验:发病早期检测 IgM,为玻片定量凝集反应,血清抗体效价达 1∶200 或以上有诊断意义。

(2) 补体结合试验:发病 3 周后检测 IgG,持续时间长,1∶10 以上为阳性,对慢性布病诊断意义较大。

4. 布鲁菌素试验(brucellin test) 用布鲁菌素 0.1ml 做前臂皮内注射,24~48 小时后观察结果;局部红肿浸润直径 1~2cm,为弱阳性;>2~3cm 为阳性;>3~6cm 为强阳性。皮试阳性可诊断为慢性布鲁菌病或曾患过布鲁菌病。

第二节 炭疽芽胞杆菌(*B. anthracis*)

一、生物学特性(biological characteristics)

1. 形态与染色 革兰阳性粗大杆菌,两端平切,无鞭毛。人工培养后可呈竹节状长链状排列。有毒株在机体内或含血清培养基上形成荚膜。在氧气充足、温度适宜时形成芽胞,呈椭圆形,位于菌体中央,小于菌体宽度。

2. 培养特性 需氧或兼性厌氧,在普通琼脂培养基上形成灰白色粗糙型大菌落,菌落边缘呈卷发状。在肉汤培养基中,呈絮状沉淀生长。有毒菌株在含 $NaHCO_3$ 的血琼脂平板上,置 5% CO_2,37℃,孵育 24~48 小时,可产生荚膜,形成黏液性菌落。

3. 抗原结构

(1) 炭疽毒素:由保护性抗原、致死因子和水肿因子三种蛋白组成。具有抗吞噬作用和免疫原性。三种成分必须一起注射才能引起实验动物的水肿和死亡。保护性抗原是制备炭疽疫苗的成分。

(2) 荚膜多肽抗原:具有抗吞噬作用,与细菌毒力有关。

(3) 芽胞抗原:为芽胞特异性抗原,具有免疫原性和血清学诊断意义。

(4) 菌体多糖抗原:此抗原可与相应的抗体发生沉淀反应,称 Ascoli 热沉淀反应,用于对炭疽芽胞杆菌病原的流行病学调查。

4. 抵抗力 芽胞的抵抗力强,在干燥土壤和皮毛中存活数年至 20 多年,被污染的牧场可保持传染性数十年。

二、致病性与免疫性(pathogenicity and immunity)

1. 致病物质

(1) 荚膜:具有抗吞噬作用,有利于细菌在宿主体内繁殖扩散。荚膜消失,致病性减弱或消失。

(2) 炭疽毒素:由保护性抗原、致死因子和水肿因子三种蛋白组成。是造成感染者发病和死亡的重要原因。

2. 所致疾病　保护性抗原、致死因子和水肿因子三种蛋白单独存在时无致病作用。混合作用可致微血管内皮损伤，增强毛细血管壁通透性，引起微循环障碍，最后导致 DIC、休克、死亡。炭疽杆菌主要导致草食动物炭疽病。人可通过多种途径被感染，主要有三种临床类型：

(1) 皮肤炭疽：病菌通过皮肤微小伤口侵入，初在局部形成小疖，继之变为水疱、脓疱，最后出现坏死和黑色焦痂，故名“炭疽”。

(2) 肺炭疽：吸入含有大量炭疽杆菌芽胞的尘埃所致。表现为严重的支气管肺炎症状。很快出现全身中毒症状，死亡率高。

(3) 肠炭疽：由于食入未煮熟的病畜肉、奶或被污染的食物所致。表现为连续性呕吐、肠麻痹和便血伴有严重的全身中毒症状，2 ~ 3 天内死于毒血症。

上述三型均可并发败血症，偶见引起炭疽性脑脊髓膜炎，死亡率极高。

3. 免疫性　炭疽病后可获持久免疫力。体液免疫为主。

三、微生物学检查(microbiological diagnosis)

1. 标本　可采取渗出液、血液、痰、粪便等局部标本，炭疽动物尸体禁止在室外解剖。避免污染环境。取材时要注意做好个人防护。

2. 直接涂片革兰染色镜检　G^{+}有荚膜或竹节状排列的大杆菌。

3. 分离培养与鉴定　在含 0. 05 ~ 0. 5u/ml 青霉素的培养基中，炭疽杆菌菌体肿大呈球状，似串珠，称为串珠试验。可据此与类炭疽杆菌相区别。

4. 动物实验　标本或培养物接种小鼠或豚鼠，2 ~ 3 天发病，取内脏或血液涂片染色镜检可检出带荚膜的炭疽杆菌。

四、防治原则(prevention and treatement)

(1) 严格按生物安全规定处理病畜尸体。对牧区家畜进行预防接种。

(2) 给牧区易感人群(如牧民、兽医)接种减毒活疫苗，免疫力为一年。

(3) 治疗首选青霉素。

第三节　鼠疫耶尔森菌(*Yersinia Pestis*)

一、生物学性状(biological characteristics)

1. 形态与染色　两端钝圆，两极浓染的卵圆形小杆菌。革兰阴性，有荚膜，不形成芽胞。

2. 培养特性　兼性厌氧。在含血液或组织液的培养基上形成细小、黏稠的粗糙型菌落。在肉汤培养基底部开始出现絮状沉淀，培养 48 小时表面形成菌膜，轻摇则呈“钟乳石”状下沉，具有诊断意义。

3. 抵抗力　对理化因素抵抗力弱，但在自然环境痰中能存活 36 天，在跳蚤粪便和土壤中存活 1 年。

4. 变异　鼠疫杆菌的基因组不断发生动态变化，其生化特性、毒力、耐药性和抗原性等出现变异株。一般野生菌株的菌落呈粗糙(R)型，毒力强。经人工传代培养后转变为光滑

(S)型其毒力也减弱。

二、致病性与免疫性(pathogenicity and immunity)

(一) 致病物质

1. F1(Fraction)Ag　质粒 DNA 编码的荚膜抗原,有抗吞噬作用,抗原性强,相应抗体具有保护性。

2. v/w-Ag　质粒 DNA 编码的毒力抗原,有抗吞噬作用,使细菌具有在细胞内存活的能力,与细菌毒力有关。

3. 鼠毒素(murine toxin,MT)　质粒 DNA 编码的外毒素。为可溶性蛋白,对鼠类有剧烈毒性。主要作用于心血管系统,引起组织坏死、毒血症和休克。刺激机体产生的抗体具有一定的保护性。经甲醛处理可制成类毒素,用于免疫动物制备抗毒素。

4. 外膜蛋白(outer membrane protein,OMP)　由质粒 DNA 编码的外膜蛋白,在突破宿主的防御机制,导致疾病发生方面具有重要作用。

5. 内毒素　可致机体发热,产生休克和 DIC 等。

(二) 所致疾病

此菌主要寄生于啮齿类动物。在人类鼠疫发生之前先在鼠间流行,经鼠蚤传染给人。临床类型有以下三种。

1. 腺鼠疫　细菌经鼠蚤叮咬人时传染给人。主要引起淋巴结肿大、坏死和溃疡。好发于腹股沟、腋下及颈部。此型常见。

2. 肺鼠疫　可继发于腺鼠疫,也可原发于呼吸道感染。病变主要在肺部。

3. 败血症型鼠疫　多继发于腺鼠疫或肺鼠疫。鼠疫是一种烈性传染病,死亡率极高。在病人临死前皮肤高度发绀,故有"黑死病"之称。

(三) 免疫性

病后可获持久免疫力。

四、防治原则(prevention and treatment)

(1) 接种 EV 无毒株活疫苗,免疫力可维持 1 年。

(2) 灭鼠、灭蚤。

第四节　强化训练

一、判断题

1. 在我国最常见的布鲁菌是牛布鲁菌。
2. 布鲁菌侵袭力较强,可通过完整的皮肤黏膜进入机体引起感染。
3. 和伤寒沙门菌一样,布鲁菌也可引起两次菌血症。
4. 炭疽杆菌对营养要求不高,在普通琼脂平板上形成大而扁平的光滑型菌落。
5. 炭疽芽胞杆菌对人和草食动物均引起炭疽病。
6. 鼠疫耶尔森菌的典型形态染色特点为卵圆形、两端钝圆并浓染。
7. 鼠疫耶尔森菌产生的鼠毒素对人和动物均有致死性。

8. 炭疽病和鼠疫病后免疫力均持久。

二、填空题

1. 常见的人畜共患病原菌有________、________和________。
2. 人类炭疽包括________、________、________等三种临床类型。
3. 鼠疫常见临床类型有________、________、________。
4. 引起人类疾病的布氏杆菌(布鲁菌)主要有________、________和________;我国流行主要是________,其次为________。

三、单项选择题

1. 关于炭疽杆菌的特性,错误的一项是
   A. 革兰阳性粗大杆菌,竹节状　B. 在机体内形成荚膜
   C. 人畜共患病病原体　D. 有芽胞,抵抗力极强
   E. 感染后免疫力短暂
2. 炭疽杆菌最易感染的动物是
   A. 草食动物　B. 肉食动物　C. 啮齿类动物
   D. 原生动物　E. 节肢动物
3. 波浪热的发病机制是
   A. 反复发作的菌血症　B. 反复发作的败血症
   C. 反复发作的毒血症　D. 反复发作的脓毒血症
   E. 速发型超敏反应
4. 常用于鉴别炭疽杆菌与其他需氧芽胞杆菌的试验是
   A. 荚膜染色　B. 串珠试验　C. Ascoli 热沉淀反应
   D. 革兰染色　E. 芽胞染色
5. 布鲁菌的特性,描述错误的一项是
   A. G^+短小杆菌　B. 专性需氧　C. 为胞内寄生菌
   D. S 型菌株有荚膜　E. 引起母畜的传染性流产
6. 人类历史上发现的第一个病原菌是
   A. 布鲁菌　B. 炭疽杆菌　C. 百日咳杆菌
   D. 鼠疫杆菌　E. 流感嗜血杆菌
7. 在自然界以芽胞形式存在,并以芽胞作为传染源的病原菌是
   A. 百日咳杆菌　B. 鼠疫杆菌　C. 布氏杆菌
   D. 炭疽杆菌　E. 白喉棒状杆菌
8. 下列哪种细菌感染不会引起超敏反应
   A. 伤寒沙门菌　B. 布鲁菌　C. 破伤风梭菌
   D. 结核分枝杆菌　E. A 群链球菌
9. 炭疽毒素的毒性作用主要是直接损伤
   A. 红细胞　B. 白细胞　C. 微血管内皮细胞
   D. 脾细胞　E. 肝细胞
10. 布鲁菌不经过哪条途径侵入人体
    A. 皮肤　B. 眼结膜　C. 呼吸道

D. 消化道　　E. 节肢动物叮咬

四、问答题

1. 简述常见动物源性细菌的种类及其所致疾病。
2. 试述布鲁菌的致病特点。
3. 试述炭疽芽胞杆菌的致病物质及所致疾病。
4. 试述鼠疫耶尔森菌的致病与免疫特点。

（陈锋 编，王红英 校）

第十五章　其他病原性细菌

本章要求

1. 白喉棒状杆菌：熟悉白喉棒状杆菌的生物学特性和致病性。
2. 假单胞菌属：熟悉铜绿假单胞菌的生物学特性和致病性。
3. 嗜血杆菌属：熟悉流感嗜血杆菌的致病性；了解其生物学特性。
4. 军团菌属：熟悉嗜肺军团菌的致病性；了解其生物学特点。
5. 鲍特菌属：熟悉百日咳鲍特菌的致病性及特异性预防；了解其生物学特点。

第一节　白喉棒状杆菌（*C. diphtheriae*）

一、生物学性状（biological characteristics）

1. 形态与染色　革兰阳性、细长略弯杆菌，一端或两端膨大呈棒状，呈栅栏状排列。用亚甲蓝（美蓝）或奈瑟染色（Neisser stain）后，菌体两端或一端可见着色较深的异染颗粒（metachromatic granules）。对白喉棒状杆菌有鉴别意义。

2. 培养特性　需氧或兼性厌氧生长，营养要求高。常用含凝固血清培养基（吕氏培养基）培养，形成灰白色光滑型小菌落，异染颗粒明显。在含0.03%～0.04%亚碲酸钾血平板上，能吸收亚碲酸盐并使之还原为元素碲，从而形成黑色菌落。

3. 抵抗力　白喉杆菌对干燥、寒冷抵抗力强，对湿热敏感。

二、致病性与免疫性（pathogenicity and immunity）

1. 致病性

（1）致病物质

1）白喉外毒素（diphtherotoxin）：携带β-棒状杆菌噬菌体的菌株产生白喉外毒素，毒素由A、B两个亚单位组成。B亚单位与易感细胞表面受体结合，通过易位作用使A亚单位进入细胞，后者可以使辅酶Ⅰ（NAD）上的腺苷二磷酸核糖（ADPR）与肽链延长因子2（EF_2）结合，使EF_2失去活性，从而抑制细胞蛋白质的合成，引起组织坏死和病变。

2）索状因子（cord factor）：是细菌表面的毒性糖脂，破坏线粒体。

（2）所致疾病　白喉。

1）传染源：病人、恢复期带菌者。

2）传播途径：通过空气飞沫经呼吸道传播，儿童为主要易感者。

局部症状：病菌在咽喉部黏膜表面形成灰白色假膜。由于黏膜上皮细胞坏死、血管扩张、炎性细胞浸润，使得纤维蛋白原渗出并将炎性细胞、黏膜坏死组织和细菌网在一起形成的。假膜脱落可导致窒息死亡。是白喉早期死亡的原因。

全身症状（毒血症）：白喉外毒素入血并迅速与易感细胞结合导致其变性坏死。最常受累器官为心肌和周围神经引起心肌炎和呼吸障碍，也可累及肝、肾和肾上腺。

2. 免疫性

(1) 病后可获持久免疫力。主要为抗毒素免疫。6 个月内婴儿从母体获得 IgG;成人由隐性感染获得。

(2) 锡克(Schick)试验:可用于测定机体对白喉是否具有免疫力。

三、微生物学检查(microbiological diagnosis)

(1) 取假膜及其分泌物涂片染色镜检,观察菌体形态和异染颗粒。

(2) 分离培养与毒力鉴定。

四、防治原则(prevention and treatment)

(1) 人工自动免疫:婴幼儿用白百破(DPT)三联疫苗。

(2) 人工被动免疫:紧急预防为注射白喉抗毒素,同时注射白喉类毒素。对白喉患者的治疗可早期、足量注射白喉抗毒素,同时使用抗生素。

第二节　嗜肺军团菌(*Legionella Pneumophila*)

一、生物学特性(biological characteristics)

革兰阴性杆菌,可呈丝状,单端鞭毛;无芽胞,有菌毛和微荚膜。专性需氧;营养要求高。培养基中需提供 *L*-半胱氨酸和铁才能生长,在活性炭-酵母浸出液琼脂(BCYE)平板上培养 3 ~5 天形成灰白色有光泽之小菌落。触酶阳性,氧化酶阳性或弱阳性;尿素阴性。不发酵糖类。

二、致病性与免疫性(pathogenicity and immunity)

致病性

1. 致病物质　产生多种毒素和酶类,如蛋白水解酶、磷酸酶、核酸酶和细胞毒素等,抑制吞噬体与溶酶体融合,使病菌不被杀死而在胞内寄生,导致宿主细胞死亡。

2. 传播途径　病菌形成气溶胶经呼吸道传播,多流行于夏秋季节。常发生于装备空调的医院。老人、免疫力低下的人(肿瘤 结核、糖尿病人等)为易感人群。

3. 所致疾病　有 3 种临床感染类型。

(1) 肺炎型:军团病,起病急,以肺炎症状为主,伴有多脏器损伤,不及时治疗可导致死亡。死亡率可达 15% ~20%。

(2) 流感样型 又名庞蒂亚克(pontiac)热。症状比较轻,我国也有此病暴发流行或散发。

(3) 肺外感染型:为继发性感染,出现脑、肾、肝等多脏器感染症状。

第三节　百日咳鲍特菌(*Bordelella. Pertussis*)

一、生物学特性(biological characteristics)

革兰阴性短小杆菌;经甲苯胺蓝染色,两端着色较深。无鞭毛,无芽胞。有毒株有荚膜和菌毛。营养要求高,在含有甘油、马铃薯、血液的鲍-金培养基(Bordet-Gengou medium)培养时形成银灰色珍珠状小菌落。

二、致病性与免疫性(pathogenicity and immunity)

1. 致病物质

(1) 百日咳毒素(pertussis toxin,PT):其结构由 A、B 亚单位组成。B 亚单位与呼吸道纤毛上皮细胞结合介导毒素进入机体,A 亚单位是毒素毒性部分,具有 ADP 转移酶活性。PT 具有免疫致敏作用,与细菌附着纤毛上皮细胞和阵发性咳嗽发生有关。相应抗体有保护作用。

(2) 丝状血凝素(fliamentous hemagglutinin,FHA):促进细菌与纤毛上皮细胞的粘附。

(3) 腺苷酸环化酶毒素(adenylcyclase toxin):可催化细胞内 cAMP 生成而抑制吞噬细胞杀伤作用,并能促进呼吸道黏膜杯状细胞分泌黏液,加重对呼吸道的致病作用。

(4) 气管细胞毒素(tracheal cytotoxin,TCT):对气管纤毛上皮细胞有特殊亲和力,使纤毛细胞坏死脱落。

(5) 皮肤坏死毒素(dermonecrotic toxin,DNT):不耐热毒素,使血管平滑肌强烈收缩,造成局部供血不足或缺血,产生水肿和白细胞渗出。

2. 所致疾病　百日咳。

(1) 传染源是早期病人和带菌者,通过飞沫传播。潜伏期 7 ~ 14 天。5 岁以下儿童易感。

(2) 致病机制:细菌吸附在纤毛上皮细胞,在局部繁殖,并产生毒素,引起局部炎症、坏死,纤毛运动受抑制或破坏,黏稠分泌物增多不能排出,导致剧烈咳嗽

(3) 临床病程分三期。

1) 卡他期:轻度咳嗽,症状像感冒。飞沫中有大量细菌,传染性强;持续约 1 ~2 周。

2) 痉咳期:阵发痉挛性咳嗽,伴有鸡鸣样吼声,呕吐、呼吸困难、发绀等症状。持续约 1 ~6 周。

3) 恢复期:阵咳症状减轻,无并发症可完全恢复,约需 1 ~2 个月。

3. 免疫性　病后可获得牢固体液免疫和细胞免疫。以黏膜表面特异性 sIgA 免疫为主。

三、防治原则(prevention and treatment)

(1) 百白破三联疫苗(DPT)。

(2) 红霉素、氨苄青霉素治疗。

第四节　流感嗜血杆菌(*Haemophilus Influenzae*)

一、生物学性状(biological characteristics)

革兰氏阴性小杆菌,无鞭毛,无芽胞,有毒株有菌毛和荚膜。需氧或兼性厌氧,营养要求高,需 X 因子和 V 因子,本菌在巧克力色血琼脂平板上生长良好。是因在制备培养基加热时红细胞膜上的 V 因子抑制物被破坏,V 因子充分释放并发挥作用。如将流感嗜血杆菌与金黄色葡萄球菌共同培养在血平板上,则可见金葡菌菌落周围的流感杆菌菌落较大,离

金葡菌菌落越远的越小,是为卫星现象(satellite phenomenon)。此因金葡菌能合成较多的V因子,促进流感杆菌生长之故。此现象有助于流感杆菌的鉴定。

二、致病性与免疫性(pathogenicity and immunity)

1. 致病物质 荚膜、菌毛、内毒素和IgA蛋白酶。

2. 所致疾病

(1) 原发感染:急性化脓性感染,小儿多见。常见的有化脓性脑膜炎、鼻咽炎、咽喉会厌炎、化脓性关节炎、心包炎等。

(2) 继发感染:成人多见。常见的有慢性支气管炎、鼻窦炎、中耳炎等,常继发于流感、麻疹、百日咳、结核病等。

第五节 假单胞菌属(*Pseudomonas*)

一、生物学性状(biological characteristics)

本属中临床意义较重要的是铜绿假单胞菌(*P. aeruginosa*),俗称绿脓杆菌,革兰阴性小杆菌,无芽胞,有荚膜,临床分离株有菌毛。端鞭毛1~3根,运动活泼。专性需氧,营养要求不高,血平板上形成透明的溶血环。能产生带荧光的水溶性色素(绿脓素和青脓素)。分解葡萄糖产酸不产气,不分解其他糖类;分解尿素;氧化酶试验阳性。对外界环境抵抗力强。抵抗多种抗生素和消毒剂。

二、致病性和免疫性(pathogenicity and immunity)

1. 致病物质 主要有内毒素、菌毛、荚膜、外毒素、弹性蛋白酶、碱性蛋白酶等。

2. 所致疾病 本菌为常见的条件致病菌,是医院内感染的病原菌之一;临床感染多见于皮肤黏膜受损部位如烧伤、创伤等以及白血病、肿瘤患者、糖尿病等免疫力低下的患者的继发化脓性感染。也可引起败血症和婴儿的流行性腹泻。

第六节 弯曲菌属(*Campylobacter*)

一、生物学性状(biological characteristics)

革兰阴性弧形、螺旋形或S形细菌,一端或两端有鞭毛。无芽胞,无荚膜。营养要求高,微需氧生长。最适生长温度为42℃。生化反应不活泼,不发酵糖类,氧化酶试验阳性。抵抗力弱,55℃ 5分钟即被杀死。弯曲菌属是禽类和多种家畜肠道的正常寄居菌,主要引起人类胃肠炎和败血症。其中以空肠弯曲菌最常见。

二、致病性与免疫性(pathogenicity and immunity)

人通过与带菌动物接触、与病人接触或经污染的食物、水而受到感染。该菌能产生黏附素、细胞毒性酶类和肠毒素,是散发性细菌性肠炎的常见病原菌。亦可经肠黏膜入血造成败血症或其他脏器感染。临床表现为痉挛性腹痛、腹泻、血便或果酱样便,量多;伴有头痛、发热等症状,病程5~8天。

病后机体产生的特异性抗体通过调理作用和活化补体增强吞噬细胞的吞噬作用及补

体的溶菌作用。

第七节　强化训练

一、判断题

1. 引起人类流行性感冒的病原体是流感嗜血杆菌。
2. 培养嗜肺军团菌需提供大量半胱氨酸和铁。
3. 只有感染了β-棒状杆菌噬菌体的白喉杆菌才能产生白喉毒素。
4. 铜绿假单胞菌对外界理化因素抵抗力弱,对多种抗生素敏感。

二、填空题

1. 白喉的特异性预防是给易感儿童注射________;紧急预防和特异性治疗则用________。

2. 白喉杆菌用________或________染色后,镜下可见菌体一端或两端有着色较深的________。

3. 流感嗜血杆菌广泛存在于正常人的________,为革兰________菌。培养流感嗜血杆菌必须在培养基中加入________,以提供________因子和________因子。

4. 空肠弯曲菌广泛存在于禽类的________,人类接触后引起________。

三、单项选择题

【A1 型题】

1. 关于流感嗜血杆菌的描述错误的一项是
   A. 为革兰阴性小杆菌　B. 培养时需X因子和V因子
   C. 可产生卫星现象　D. b型菌株致病力最强
   E. 原发性感染多见于成人
2. 流感嗜血杆菌的鉴别特征,正确的一项是
   A. 异染颗粒　B. 卫星现象　C. 抗酸染色呈红色
   D. 革兰染色阳性　E. 分解乳糖产酸产气
3. 白喉棒状杆菌在形态上的主要特征是
   A. 菌体细长微弯　B. 无荚膜　C. 无鞭毛
   D. 异染颗粒　E. 不产生芽胞
4. 白喉外毒素的基因位于
   A. 细菌染色体　B. 溶原性噬菌体　C. 毒性噬菌体
   D. 质粒　E. 整合子
5. 白喉外毒素的致病机制是
   A. 影响细胞呼吸与磷酸化　B. 干扰细胞蛋白质的合成
   C. 激活细胞内环磷酸腺苷酶　D. 抗吞噬作用
   E. 破坏毛细血管内皮细胞
6. 白喉棒状杆菌的主要致病物质是
   A. 内毒素　B. 外毒素　C. 脂质
   D. 菌毛　E. 荚膜
7. 白喉棒状杆菌感染后引起的局部病变特征是

A. 化脓性炎症　B. 假膜　C. 坏疽
D. 红肿　E. 溃疡

8. 白喉的确诊依据是
A. 咽喉部发现假膜
B. 咽拭子涂片找到具有异染颗粒的棒状杆菌
C. 分离培养出棒状杆菌+毒力试验阳性
D. 吕氏培养基上长出菌落
E. 锡克试验阳性

9. 测定白喉棒状杆菌是否产生毒素可根据
A. 形态染色特点　B. 吕氏血清斜面上培养形态典型
C. 亚碲酸钾血平板上菌落特点　D. 毒力鉴定试验
E. 锡克试验

10. 关于白喉的叙述下列哪项是错误的
A. 咽喉部出现假膜　B. 病原体是产毒性白喉棒状杆菌
C. 是一种急性呼吸道传染病　D. 细菌入血而导致菌血症
E. 细菌外毒素入血而导致全身中毒症状

11. 分离培养百日咳鲍特菌应采用
A. EMB 培养基　B. 巧克力色培养基　C. 鲍金(B-G)培养基
D. SS 培养基　E. 吕氏血清培养基

12. 百日咳病后或接种疫苗后的免疫力主要靠
A. IgG　B. IgM　C. SIgA
D. IgA　E. 细胞免疫

13. 铜绿假单胞菌产生
A. 脂溶性色素　B. 水溶性色素　C. 抗生素
D. 分枝菌酸　E. 脂质

14. 对理化因素抵抗力强并具有多重耐药性的化脓性细菌是
A. A 群链球菌　B. 淋球菌　C. 铜绿假单胞菌
D. 脑膜炎球菌　E. 肺炎球菌

15. 铜绿假单胞菌的特性,应除外
A. G^-小杆菌　B. 专性需氧,营养要求不高
C. 能产生带荧光的脂溶性色素　D. 对多种抗生素耐药
E. 医院内感染的病原菌之一

16. 能引起流行性爆发性肺炎的细菌是
A. 肺炎链球菌　B. 流感嗜血杆菌　C. 肺炎克雷伯菌
D. 嗜肺军团菌　E. 结核分枝杆菌

【A2 型题】

1. 某 1 岁男孩,因抽搐入院。上呼吸道感染两天,昨夜发烧、嗜睡。查体有颈项强直,体温 40℃,WBC17×10^9/L,腰穿脑脊液白细胞数 4×10^9/L,中性粒细胞占 88%,诊断为细菌性脑膜炎。细菌培养时发现在预加的金黄色葡萄球菌菌落周围生长旺盛,出现卫星现象。革兰染色为 G^-菌。试问所感染的细菌是

A. 肺炎克雷伯菌　　B. D群链球菌　　C. B群链球菌
D. 流感杆菌　　E. 铜绿假单胞菌

2. 某幼儿园小朋友,3岁。以发热、咽痛、呼吸困难入院。查体:体温38.5℃,咽部及扁桃体有一层灰白色假膜。心率10^3次/分实验室检查:白细胞23×10^9/L,初诊为白喉。试问正确治疗原则是
A. 注射白喉抗毒素　　B. 注射丙种球蛋白及青霉素
C. 注射白喉抗毒素及抗生素　　D. 注射白喉类毒素及抗生素
E. 注射青霉素及红霉素

【B1型题】

A. 流感嗜血杆菌　　B. 百日咳鲍特菌　　C. 空肠弯曲菌
D. 铜绿假单胞菌　　E. 幽门螺杆菌

1. 常引起小儿化脓性脑膜炎的细菌是
2. 常引起以痉挛咳嗽为特征的呼吸道传染病的细菌是

A. 通过气溶胶吸入引起肺部感染
B. 通过飞沫传播引起气管和支气管炎症
C. 通过接触引起医源性感染
D. 由于口腔黏膜损伤引起面颈部软组织化脓性感染
E. 通过食入不洁食物引起外周神经麻痹

3. 嗜肺军团菌的传播途径是
4. 铜绿假单胞菌的传播途径是

A. 心肌炎　　B. 败血症　　C. 毒血症
D. 假膜脱落阻塞呼吸道　　E. 中毒性休克

5. 白喉患者早期死亡的主要原因是
6. 白喉患者晚期死亡的主要原因是

四、问答题

1. 简述白喉、百日咳的特异性预防。
2. 简述白喉的防治原则。
3. 铜绿假单胞菌的感染有何特点?
4. 哪些人易患军团菌病?怎样预防军团菌感染?

(迪丽达尔·库德热提 编,陈锋 校)

第十六章　放线菌属与诺卡菌属

（*Actinomyces* and *Nocardia*）

本章要求

1. 熟悉：放线菌属与诺卡菌属的致病性及形态学诊断要点。

2. 了解：放线菌属与诺卡菌属的形态、染色。

放线菌（*Actinomycetes*）属于类似于细菌的原核细胞型微生物，对人类致病的主要有放线菌属中的衣氏放线菌和诺卡菌属中的星形诺卡菌和巴西诺卡菌。此外，放线菌也是用于治疗人和动物、植物疾病的多种抗生素和其他活性物质的产生菌，许多医学上重要的抗生素，如氨基糖苷类、β-内酰胺类、大环内酯类等都是由放线菌产生的。

第一节　放线菌属（*Actinomyces*）

一、生物学性状（biological characteristics）

G^+、无芽胞、无荚膜和鞭毛的非抗酸性丝状菌，以裂殖方式繁殖。厌氧生长。

在患者病灶组织和瘘管中流出的脓汁中，可找到肉眼可见的黄色小颗粒，称为硫磺样颗粒（sulfur granule），是放线菌在组织中形成的菌落。将颗粒制成压片作革兰染色或组织切片经苏木素伊红染色，压片镜检可见颗粒呈菊花状，核心部分有分枝的菌丝交织组成，呈革兰阳性，周围为长丝排列呈放射状，呈革兰阴性。组织切片镜检颗粒中央部为紫色，末端膨大部为红色。硫磺样颗粒的检出对放线菌病有辅助诊断意义。

二、致病性与免疫性（pathogenicity and immunity）

（1）属正常菌群，当机体抵抗力减弱、口腔卫生不良、拔牙或口腔黏膜受损时，可引起内源性感染，表现为软组织的慢性、无痛性、化脓性炎症。

（2）可发生于面颈部、胸部、腹部、盆腔和中枢神经系统，以面颈部多见。多呈慢性肉芽肿，常伴有多发性瘘管形成，脓汁中查到硫磺样颗粒为其特征，称放线菌病。

（3）对放线菌的免疫主要依靠细胞免疫。

第二节　诺卡菌属（*Nocardia*）

一、生物学性状（biological characteristics）

（1）G^+杆菌，形态与放线菌相似，但菌丝末端不膨大，部分菌具有弱抗酸性。

（2）专性需氧，生长缓慢，培养 1 周以上长出黄、白色的菌落，表面干燥或呈蜡样。

二、致病性与免疫性（pathogenicity and immunity）

1. 星型诺卡菌（*N. asteriodes*）　主要由呼吸道或创口侵入机体，引起化脓性感染，尤其是抵抗力下降,如白血病或艾滋病,肿瘤患者及器官移植病人长期使用免疫抑制剂者,此菌侵入肺部,引起肺炎、肺脓肿,慢性者类似肺结核,肺真菌病。侵入皮下引起慢性化脓性肉芽肿与形成瘘管。从瘘管中可流出许多小颗粒,即诺卡菌的菌落。

2. 巴西诺卡菌　可侵入皮下组织引起足分枝菌病(mycetoma)。

第三节　强化训练

一、判断题

1. 放线菌为革兰染色、抗酸染色均阴性的细菌。
2. 对人类致病的放线菌主要是牛放线菌。
3. 放线菌具有菌丝,并以孢子进行繁殖,它属于真核细胞型微生物。
4. 青霉素是由放线菌产生的。
5. 衣氏放线菌引起的感染属于内源性感染。
6. 硫磺样颗粒是放线菌在组织中形成的菌落。

二、填空题

1. 放线菌属于________型微生物,对人致病的主要是________。
2. 诊断放线菌病最主要的方法是从脓汁或痰中找________,其压片镜检呈________状。
3. 诺卡菌广泛分布在________,引起的感染属于________感染。

三、单项选择题

【A1 型题】

1. 放线菌与真菌的相同点是
   A. 都是原核细胞型微生物　B. 都是分枝生长形成菌丝
   C. 均可产生外毒素　D. 均具有内毒素
   E. 均可二分裂繁殖
2. 在放线菌感染的病灶组织中出现的肉眼可见的黄色颗粒称为
   A. 硫磺样颗粒　B. 异染颗粒　C. Much 颗粒
   D. Dane 颗粒　E. 管型颗粒
3. 在病灶中检出硫磺样颗粒,提示哪种菌感染
   A. 衣氏放线菌　B. 白色念珠菌　C. 新型隐球菌
   D. 金黄色葡萄球菌　E. 结核分枝杆菌
4. 对放线菌的描述错误的是
   A. 革兰阳性,非抗酸阳性菌　B. 口腔内正常菌群
   C. 病灶分泌物中有硫磺样颗粒　D. 常经外伤途径感染
   E. 形成慢性肉芽肿并伴瘘管
5. 星型诺卡菌的特性,描述错误的是
   A. 专性需氧　B. 生长缓慢　C. 常经外伤途径感染
   D. 引起内源性感染　E. 足分枝菌病的病原菌
6. 衣氏放线菌感染的最常见部位是
   A. 肠道　B. 中枢神经系统　C. 面颈部
   D. 胸膜　E. 泌尿道

7. 放线菌生长时对气体的要求是

A. 专性需氧　　B. 专性厌氧　　C. 需加 30% 的 CO_2

D. 微需氧或厌氧　　E. 兼性厌氧

8. 诺卡菌属引起的感染多为

A. 内源性感染　　B. 蚊虫叮咬感染　　C. 动物的咬伤

D. 外源性感染　　E. 接触感染

【A2 型题】

一老年患者,因牙痛引起左颊部脓肿,流脓月余。体检发现左颊部软组织变硬,有一瘘管形成并不断排脓经仔细检查脓汁,发现黄色颗粒,压片镜检颗粒呈菊花状,菌丝放射状排列,末端膨大呈棒状。该患者感染的可能是

A. 衣氏放线菌　　B. 星型诺卡菌　　C. 白色念珠菌

D. 金黄色葡萄球菌　　E. 着色真菌

四、问答题

1. 简述放线菌感染的主要特点。
2. 简述诺卡菌感染的主要特点。
3. 简述诺卡菌和放线菌的主要区别。

(迪丽达尔 · 库德热提 编,陈锋 校)

第十七章　支原体(*Mycoplasma*)

本章要求

1. 熟悉：支原体科支原体属和脲原体属的基本特点及其与细菌 L 型的区别。
2. 熟悉：常见病原性支原体的种类及其致病性。
3. 了解：常见病原性支原体生物学特性和微生物学检查。

第一节　概　　述

支原体(*Mycoplasma*)是一大类缺乏细胞壁，呈高度多形性，能通过滤器，可在无生命培养基中生长繁殖的最小原核细胞型微生物。与细菌 L 型的区别见表 17-1。

表 17-1　支原体与细菌 L 型的区别

鉴别要点	细菌 L 型	支原体
培养特性	需要高渗	需要胆固醇
菌落	油煎蛋样，大	油煎蛋样，小
形态	高度多形性	高度多形性
大小	大	小
细胞膜	不含胆固醇	含大量胆固醇
细胞壁	缺乏或无	无
细胞壁缺失的原因	理化因素作用所致，去除条件可恢复	遗传
液体培养	有一定的混浊度，可附壁	混浊度低
致病性	引起慢性感染，如骨髓炎、尿路感染和心内膜炎等	原发性非典型性肺炎，泌尿生殖道感染和机会性感染

(1) 体积小于细菌，结构简单。

(2) 无细胞壁，可塑性大，呈高度多形性。

(3) 以二分裂方式繁殖，亦可出芽，分支形成丝状后断裂呈球杆状颗粒。

(4) 在高渗培养基中生长，形成油煎蛋样菌落。

(5) 抵抗力弱，对热、干燥、紫外线和化学消毒剂敏感，对干扰蛋白质合成的抗生素敏感。

(6) 对人致病的主要有肺炎支原体(*M. pneumoniae*)、溶脲脲原体(*U. urealyticum*)、生殖器支原体(*M. genitalium*)、穿透支原体(*M. penetraus*)和人型支原体(*M. hominis*)等。

第二节　主要致病性支原体

表 17-2 列出了主要致病性支原体的鉴别要点及所致疾病。

表 17-2　主要致病性支原体鉴别及致病情况

支原体种类	葡萄糖	精氨酸	尿素	吸附细胞	致病性
肺炎支原体	+	−	−	红细胞	间质性肺炎
人型支原体	−	+	−	−	NGU、不孕症
生殖器支原体	+	−	−	−	NGU、不孕症
解脲脲原体	−	−	+	−	NGU、不孕症
穿透支原体	+	+	−	$CD4^+$T cell MΦ、RBC	机会性感染，多见于 AIDS

1. 肺炎支原体（*M. pneumoniae*，MP）　主要致病物质是黏附因子 P1 蛋白、荚膜和毒性代谢产物等，主要引起原发性非典型性肺炎（primary atypical pneumonia），是外源性感染，通过空气飞沫经呼吸道传播，多在夏末秋初季节发病，以 5～15 岁人群发病率较高，青少年发病率最高，达 25%～69%，病情严重。肺部病变为间质性肺炎，亦可合并支气管肺炎，潜伏期 2～3 周，临床症状有不规则发热，体温可达 39℃，热程在 1～3 周左右，头痛，咳嗽。婴幼儿病情重，以呼吸困难为主。此外还可合并其他系统病变。微生物学检查可采集患者咽拭子或痰标本进行分子生物学检测核酸（PCR 检测），采集患者血清进行冷凝集试验辅助诊断，或进行 ELISA 检测抗体或抗原以明确诊断。应用大环内酯类抗生素和氯霉素治疗有效。

2. 解脲脲原体（*U. urealyticum*，UU）　是引起性传播疾病的病原体之一，是引起非淋菌性尿道炎（nongonococcal urethritis，NGU）的病原体之一。此外研究证明还与自然流产、死胎和不孕症有关。UU 引起不孕症的机制可能是：①吸附于精子表面阻碍精子运动；②产生神经氨酸酶样物质，干扰精子与卵子的结合；③与精子表面有共同抗原，刺激机体产生抗体对精子造成损伤。

3. 人型支原体（*M. hominis*）　人型支原体是寄居于泌尿生殖道的一种支原体，主要通过性接触传播，可引起附睾炎、盆腔炎、产褥热等，人型支原体对大环内酯类抗菌药物不敏感。

4. 生殖支原体（*M. genitalium*）　生殖支原体基本形态为烧瓶装，能黏附在人类泌尿生殖道上皮细胞上，主要引起尿道炎。

5. 穿透支原体（*M. penetraus*）　为条件致病性支原体，由于 AIDS 患者或 HIV 感染者免疫缺陷增加了对穿透支原体的易感性，而穿透支原体的感染又促进了 HIV 的复制，加速 HIV 感染者的病情发展。

第三节　强化训练

一、判断题

1. 支原体是目前所知能在无生命培养基中生长繁殖的最小微生物。
2. 支原体无细胞壁，它与 L 型细菌都可在高渗培养基中形成油煎蛋样菌落。

二、填空题

1. 支原体缺乏________结构，故在形态上呈________，且可通过 ________。
2. 支原体的细胞膜由________层结构，中层为________成分。
3. 支原体在含有________的培养基上可形成________菌落。
4. 肺炎支原体主要通过________传播，引起的疾病是________。

5. 解脲脲原体主要可引起________,还可通过________感染胎儿。

三、单项选择题

【A1 型题】

1. 能在无生命培养基上生长的最小微生物是
   A. 支原体 B. 衣原体 C. 细菌
   D. 螺旋体 E. 病毒
2. 引起原发性非典型肺炎的病原体是
   A. 肺炎衣原体 B. 肺炎支原体 C. 肺炎球菌
   D. 肺炎克雷伯菌 E. 葡萄球菌
3. 关于支原体,下列哪项是错误的
   A. 无细胞壁 B. 可通过细菌滤器 C. 细胞内寄生
   D. 多形态 E. 能在无生命培养基上生长
4. 支原体与细菌的不同点在于
   A. 含两种核酸 B. 可在人工培养基上生长 C. 有核糖体
   D. 细胞膜含胆固醇 E. 均属原核细胞型微生物
5. 经性接触传播的支原体是
   A. 解脲脲原体 B. 肺炎支原体 C. 发酵支原体
   D. 口腔支原体 E. 衣原体
6. 支原体与病毒的相同点是
   A. 能在无生命培养基上生长繁殖 B. 个体微小,能通过滤菌器
   C. 细胞膜中含大量胆固醇 D. 对抗生素敏感
   E. 有两种核酸

【B1 型题】

A. Q 热 B. 大叶性肺炎
C. 原发性非典型肺炎 D. 非淋菌性尿道炎
E. 性病淋巴肉芽肿

1. 肺炎支原体可引起
2. 解脲脲原体可引起

   A. 呼吸道 B. 消化道 C. 破损皮肤
   D. 性接触 E. 蚊虫叮咬

3. 肺炎支原体的传播途径是
4. 解脲脲原体的传播途径是

四、问答题

1. 简述支原体与 L 性细菌的区别。
2. 肺炎支原体与解脲脲原体各引起何种疾病?

(阿孜尔古丽·阿布都克日木 编,孙玉萍 校)

第十八章　立克次体(Rickettsia)

本章要求

1. 熟悉:立克次体类微生物的共同特性及致病性。
2. 了解:立克次体微生物的一般生物学特性及微生物学检查。

第一节　概　　述

立克次体(rickettsia)是一类体积微小、严格细胞内寄生的原核细胞型微生物。

(1) 体积大小介于细菌与病毒之间;形态以球杆状或杆状为主;革兰染色阴性,在光镜下可见。有细胞壁,但形态多样。

(2) 专性细胞内寄生。酶系统不完善,缺乏细胞器,以二分裂方式繁殖。

(3) 节肢动物可成为寄生宿主、储存宿主和传播媒介。

(4) 多数为人畜(兽)共患性疾病的病原体。

(5) 对抗生素敏感;但磺胺类药物可刺激其增殖。

第二节　主要的致病性立克次体

特征	普氏立克次体	莫氏立克次体	恙虫病东方体
生物学特性	短杆状为主, G^-, Gimenez 染色呈红色, Giemsa 染色呈紫色,与变形杆菌 OX_{19} 有交叉抗原。	与普氏立克次体相似;与变形杆菌 OX_{19}、OX_2 有交叉抗原。	短杆状,与变形杆菌 OX_K 有交叉抗原。抵抗力较其他立克次体低
传播媒介	人虱	鼠虱和鼠蚤	恙螨
储存宿主	人	鼠	野鼠等
传播方式	人→人虱→人	鼠→鼠蚤→人→人蚤	鼠→恙螨幼虫→人
所致疾病	流行性斑疹伤寒	地方性斑疹伤寒	恙虫病

第三节　强 化 训 练

一、判断题

1. 立克次体是具有细胞壁的原核细胞型微生物。
2. 立克次体以二分裂方式繁殖。
3. 立克次体可以在无生命的培养基中生长繁殖。
4. 立克次体可引起人畜共患病。

二、填空题

1. 普氏立克次体以________为传播媒介,引起的疾病是________。
2. 莫氏立克次体的天然储存宿主是________,以________为媒介传染给人,引起的疾病是________。

3. 斑疹伤寒根据病原、传播媒介及流行病学特征可分为________和________。

4. 立克次体的致病物质主要有________和________。

三、单项选择题

【A1 型题】

1. 立克次体与细菌的主要区别是
A. 以二分裂方式繁殖 B. 对抗生素敏感 C. 严格的细胞内寄生
D. 有细胞壁和核糖体 E. 含有 DNA 和 RNA 两种核酸

2. 地方性斑疹伤寒的主要传播媒介是
A. 恙螨 B. 蚊 C. 鼠蚤
D. 蜱 E. 人虱

3. 普氏立克次体主要的传播途径是
A. 呼吸道 B. 消化道 C. 虱叮咬后入血
D. 蚤叮咬后人 E. 性接触

4. 由立克次体引起的疾病是
A. 非典型性肺炎 B. 沙眼 C. 梅毒
D. 性病淋巴肉芽肿 E. 恙虫病

5. 与立克次体有共同抗原成分的细菌是
A. 肉毒梭菌 B. 大肠埃希菌 C. 铜绿假单胞菌
D. 变形杆菌 E. 痢疾杆菌

6. 协助诊断立克次体病的交叉凝集试验是
A. 反向间接血凝试验 B. 正向间接血凝试验 C. 肥达试验
D. 外斐反应 E. 冷凝集试验

7. 立克次体与病毒的共同特点是
A. 专性细胞内寄生 B. 以二分裂方式繁殖 C. 无细胞壁及细胞膜
D. 对抗生素不敏感 E. 必须以节肢动物为媒介进行传播

8. 立克次体与普通变形杆菌 X 株有共同抗原,其化学成分是
A. 肽多糖 B. 脂多糖 C. 不耐热多糖
D. 外膜蛋白 E. 脂蛋白

9. 以内毒素为主要致病因素的病原体是
A. 脊髓灰质炎病毒 B. 霍乱弧菌 C. 白喉杆菌
D. 麻疹病毒 E. 斑疹伤寒立克次体

10. 下列哪项不是立克次体与病毒的区别
A. 专性细胞内寄生 B. 含 DNA 和 RNA C. 二分裂方式繁殖
D. 具有细胞壁和细胞膜 E. 对抗生素敏感

11. 关于立克次体的叙述**不正确**的是
A. 大小介于细菌与病毒之间 B. 对抗生素不敏感
C. 节肢动物常为传播媒介 D. 大多是专性细胞内寄生
E. 大多是人畜共患病原体

12. 下列哪项不符合外斐反应特点

A. 检测病人血清中有无立克次体的抗体
B. 为非特异性反应
C. 抗原为变形杆菌的某些菌株
D. 仅辅助临床诊断
E. 协助诊断伤寒和斑疹伤寒

【B1 型题】

A. 肥达试验　B. 锡克试验　C. 外斐试验
D. ASO 试验　E. Dick 试验

1. 协助诊断斑疹伤寒可用
2. 协助诊断伤寒可用
3. 协助诊断风湿热用
4. 测试对猩红热有无免疫力用

A. 人虱　B. 鼠蚤　C. 螨
D. 蜱　E. 蚊

5. 恙虫病的传播媒介是
6. 流行性斑疹伤寒的传播媒介是

四、问答题

1. 我国主要立克次体病病原体有哪些？其流行病学特点是什么？
2. 简述立克次体的共同特征。
3. 简述外斐反应的原理及意义。

（阿孜尔古丽·阿布都克日木 编，孙玉萍 校）

第十九章　衣原体(*Chlamydiae*)

本章要求

1. 熟悉:病原性衣原体的主要特点、种类及致病性。

2. 了解:病原性衣原体的生物学特性和微生物学检查。

第一节　概　　述

(一) 概念

衣原体(chlamydia)是一类严格细胞内寄生,有独特发育周期、能通过细菌滤器的原核细胞型微生物。

(二) 生物学特性(biological characteristics)

(1) 球形或椭圆形,Giemsa 染色染成紫红色,光镜下可见。

(2) 独特发育周期:原体→始体→原体。约 48 ~ 72 小时。

原体→易感细胞→胞内吞噬体→始体→二分裂→包涵体→子代原体释放

原体(elementary body,EB):小球形,有细胞壁,结构致密。胞外稳定,是成熟的衣原体,具有感染性,但无繁殖能力。

始体(initial body):大球形,无细胞壁,结构疏松,有很多纤细的网状结构,故亦称网状体(reticulate body,RB)。在胞内能以二分裂方式繁殖,无感染性。

包涵体(inclusion body):含有始体和众多子代原体的空泡称为包涵体,在胞质中有多种形态。

(3) 常用鸡胚卵黄囊培养和原代或传代细胞培养。

(4) 抵抗力较弱,对大环内酯类和四环素类抗生素敏感。

第二节　主要病原性衣原体

一、沙眼衣原体(*Chlamydia trachomatis*)

根据侵袭力和引起疾病的部位不同,沙眼衣原体可分为沙眼生物型(*biovar trachoma*)、性病淋巴肉芽肿生物型(*biovar lymphogranuloma venereum*,LGV)和生殖生物型(*biovar genital*)。人是沙眼生物亚种和性病淋巴肉芽肿亚种的唯一自然宿主。

引起的疾病有:

1. 沙眼　由沙眼生物型 A、B、Ba 和 C 血清型引起,通过眼-眼或眼-手-眼传播,是后天致盲的主要原因。

2. 包涵体结膜炎　包括新生儿包涵体结膜炎和成人包涵体结膜炎,前者经产道感染,引起急性化脓性结膜炎,不侵犯角膜,可自愈;后者经眼-手-眼途径或接触污染的游泳池水感染,引起滤泡性结膜炎。

3. 泌尿生殖道感染　主要经性接触传播，引起非淋菌性尿道炎（NGU）、宫颈炎、盆腔炎等。

4. 沙眼衣原体肺炎　由 D-K 型引起，多见于婴儿。

5. 性病淋巴肉芽肿生物型　分为 L1、L2、L2a 和 L3 四个血清型。通过性传播，引起性病淋巴肉芽肿。

免疫性：以细胞免疫为主。

二、肺炎嗜衣原体（*Chlamydia pneumoniae*）

通过呼吸道分泌物或飞沫传播造成青少年急性呼吸道感染。近年来发现其与冠状动脉硬化性心脏病的发生有关。

三、鹦鹉热衣原体（*Chlamydia psittaci*）

鸟类通过粪便和上呼吸道分泌物传染给人引起肺炎，亦称鹦鹉热（psittacosis）或鸟疫（ornithosis），为自然疫源性人兽共患病。

第三节　强化训练

一、判断题

1. 衣原体的包涵体是由子代原体和网状体共同构成。
2. 衣原体可通过细菌滤器。
3. 衣原体缺乏完整的酶系统，故其必须在细胞内寄生。
4. 沙眼是引起后天失明的最主要的病因。
5. 人是沙眼衣原体的唯一宿主。
6. 始体是成熟的衣原体，具有感染性；原体无感染性，但可以二分裂方式在胞内繁殖。

二、填空题

1. 衣原体是一类________寄生、并有独特发育周期的________细胞型微生物。

2. 衣原体的发育周期有两种形式，即________和________，其中有感染性的是________，有分裂繁殖特性的是________。

3. 沙眼衣原体有 3 个生物型，分别是________、________和________。

4. 引起非淋菌性尿道炎的病原体有________和________。

5. 主要的致病性衣原体有________、________和________3 种。

三、单项选择题

【A1 型题】

1. 关于衣原体的描述正确的是
   A. 原体是繁殖型　B. 原体以吞饮方式进入细胞
   C. 细胞质包围原体形成空泡　D. 在空泡内始体增大而发育成原体
   E. 始体具高度感染性

2. 关于衣原体发育周期的描述不正确的是
   A. 始体在空泡内以二分裂方式繁殖产生子代原体
   B. 始体在发育周期中无感染性

C. 始体较原体小
D. 原体具有感染性
E. 衣原体每个发育周期需要 48 ~ 72 个小时

3. 衣原体与病毒的相同点是
A. 含有 RNA 和 DNA　B. 有核蛋白体　C. 严格细胞内寄生
D. 二分裂方式繁殖　E. 对抗生素敏感

4. 衣原体与细菌的区别是
A. 有特殊的发育周期　B. 含有 RNA 和 DNA　C. 二分裂方式繁殖
D. 可以进行革兰染色　E. 对抗生素敏感

5. 具有特殊发育周期的微生物是
A. 支原体　B. 衣原体　C. 立克次体
D. 螺旋体　E. 放线菌

6. 以下哪组微生物均属原核细胞型微生物
A. 葡萄球菌、念珠菌、白喉杆菌
B. 链球菌、新型隐球菌、破伤风梭菌
C. 钩端螺旋体、立克次体、肺炎衣原体
D. 结核杆菌、流感病毒、沙眼衣原体
E. 大肠杆菌、结核杆菌、皮肤丝状菌

7. 在世界上首先成功分离培养出沙眼衣原体的学者是
A. 汤飞凡　B. 郭霍　C. 巴斯德
D. 李斯德　E. 琴纳

8. 能引起沙眼的病原体是
A. 沙眼衣原体沙眼生物型 A、B、Ba 和 C 血清型
B. 沙眼衣原体 LGV 生物型
C. 沙眼衣原体生殖生物型
D. 肺炎衣原体
E. 鹦鹉热衣原体

9. 非淋菌性尿道炎的病原体是
A. 腺病毒　B. 沙眼衣原体沙眼生物型
C. 性病淋巴肉芽肿生物型　D. 肺炎衣原体
E. 鹦鹉热衣原体

10. 性病淋巴肉芽肿的病原体是
A. 梅毒螺旋体　B. 莱姆螺旋体　C. 沙眼衣原体
D. 支原体　E. 立克次体

11. 可通过眼-眼及眼-手-眼传播又可通过性接触传播的病原体是
A. 沙眼衣原体　B. 猪衣原体　C. 鼠衣原体
D. 肺炎衣原体　E. 鹦鹉热衣原体

12. 下列除哪种外均能以自我复制的方式繁殖
A. 痢疾杆菌噬菌体　B. 麻疹病毒　C. 肺炎衣原体
D. 风疹病毒　E. 乙脑病毒

13. 关于沙眼衣原体沙眼生物型的致病性和免疫性,下列叙述哪项不正确
   A. 主要寄生于人类,无动物储存宿主
   B. 人与人间只有一种传播方式
   C. 其传播方式是眼-眼及眼-手-眼
   D. 是沙眼的病原体
   E. 病后免疫力不强,可反复感染

【B1 型题】

A. 沙眼衣原体沙眼生物型　　B. LGV 生物型
C. 沙眼衣原体生殖生物型　　D. 肺炎衣原体
E. 鹦鹉热衣原体

1. 沙眼的病原体是
2. 性病淋巴肉芽肿的病原体是
3. 非淋菌性尿道炎的病原体是

A. 原体　　B. Dane 颗粒　　C. 内基小体
D. 网状体　　E. 病毒体

4. 具有感染性的衣原体是
5. 具有繁殖能力的衣原体是

四、问答题

1. 简述衣原体的共性。
2. 试比较原体和始体的生物学性状。

(阿孜尔古丽·阿布都克日木 编,孙玉萍 校)

第二十章 螺旋体(Spirochete)

本章要求

1. 熟悉:病原性螺旋体主要种类及致病性;梅毒螺旋体的微生物学检查。
2. 了解:钩端螺旋体、梅毒螺旋体和疏螺旋体的生物学特性。

螺旋体(spirochete)是一类细长、柔软、弯曲、运动活泼的原核细胞型微生物,生物学地位介于细菌与原虫之间。

主要依据是其大小、螺旋数目、螺旋规则程度和螺旋间距,对人致病的螺旋体主要分布在以下三个属:

(1) 钩端螺旋体属(*Leptospira*):螺旋细密规则,一端或两端弯曲呈钩状,其中问号钩端螺旋体对人和动物致病。

(2) 密螺旋体属(*Treponema*):螺旋较为细密规则,两端尖,其中梅毒螺旋体、雅司螺旋体、品他螺旋体等对人致病。

(3) 疏螺旋体属(*Borrelia*):有 3 ~ 10 个稀疏不规则的螺旋,呈波状,其中伯道疏螺旋体、回归热疏螺旋体、奋森疏螺旋体等对人致病。

常见螺旋体及其所致疾病如表 21-1。

表 21-1 常见螺旋体及其所致疾病

种类	生物学特性	致病物质	传染源	传播途径	所致疾病
钩端螺旋体	螺旋细密规则,一端或两端弯曲使菌体呈问号状。常用 Fontana 镀银染色法染成棕褐色;需氧或微需氧;常用含 10% 兔血清的 Korthof 培养基和 EMJH 培养基;抵抗力弱;对青霉素敏感;在中性的湿土或水中可存活数月	内毒素样物质、溶血素细胞毒性因子	鼠类和猪是主要储存宿主。钩体从宿主尿中排出,污染土壤或水源	人与污染的土壤或水接触而被感染。也可经胎盘垂直感染胎儿	钩端螺旋体病
梅毒螺旋体	有 8 ~ 14 个致密规则的螺旋,两端尖直,运动活泼。用 Fontana 染色染成棕褐色。人工培养尚未成功。抵抗力极弱,对温度和干燥特敏感,对青霉素或砷剂敏感	荚膜样物质、透明质酸酶、黏附因子	Ⅰ、Ⅱ期患者	先天性梅毒通过胎盘传染,后天获得性梅毒通过性行为传播	获得性梅毒先天梅毒
伯道疏螺旋体	螺旋稀疏不规则常用 Giemsa 或 Wright 染色法	侵袭力、抗吞噬作用 内毒素样物质	鼠、鹿等野生或驯养的哺乳类动物	硬蜱	莱姆病(游走性红斑)
回归热疏螺旋体	螺旋稀疏不规则,常用 Giemsa 或 Wright 染色法	外膜蛋白易变异,内毒素样物质	人	人虱软蜱	流行性回归热 地方性回归热

第一节 钩端螺旋体属(*Leptospira*)

螺旋细密规则,一端或两端弯曲使菌体呈问号状。常用 Fontana 镀银染色法染成棕褐色;需氧或微需氧;常用含 10% 兔血清培养基;抵抗力弱;对青霉素敏感;在中性的湿土或水中可存活数月。人与污染的土壤或水接触而被感染引起钩端螺旋体病。

第二节 密螺旋体属(*Treponema*)

一、生物学特性

(1) 致密规则的螺旋,两端尖直,运动活泼。最外层为外膜,其内为胞质膜,两层之间为内鞭毛。普通染色法不易着色,用 Fontana 镀银染色法染成棕褐色。也可用暗视野显微镜直接观察其形态及运动方式。

(2) 抵抗力极弱,对温度和干燥特别敏感,离体后干燥 1 ~ 2 小时或 50℃ 加热 5 分钟即死亡。血液中 4℃ 放置 3 天可死亡,故血库中 4℃ 放置 3 天以上的血液无传染性。对化学消毒剂亦敏感。对青霉素敏感。

二、致病性和免疫性(pathogenicity and immunity)

1. 传染源和传播途径 人是唯一的传染源,后天获得性梅毒是通过性传播造成的,先天梅毒是通过母体胎盘传染给胎儿的。

2. 致病物质 荚膜样物质、黏附因子和透明质酸酶。

3. 所致疾病

(1) 获得性梅毒:分为三期,表现为发作、潜伏和再发作交替的现象。

1) Ⅰ期梅毒:又称硬下疳期,多见于外生殖器。表现为局部无痛性硬性下疳,溃疡渗出液中含大量梅毒螺旋体,传染性极强。1 ~ 2 个月后,下疳可自愈,经 2 ~ 3 个月的潜伏后进入第Ⅱ期。

2) Ⅱ期梅毒:又称梅毒疹期,全身皮肤黏膜出现梅毒疹、周身淋巴结肿大。在梅毒疹及淋巴结中有大量的梅毒螺旋体,传染性强。若不治疗,一般 3 周 ~ 3 个月体征消失。

3) Ⅲ期梅毒(潜伏数年,病程长,传染性小,破坏性大,病死率高):又称晚期梅毒,出现皮肤黏膜溃疡性坏死病灶,并侵犯内脏器官或组织。常见损害为慢性肉芽肿,以神经梅毒和心血管梅毒最常见。此期病灶中不易找到梅毒螺旋体。

Ⅰ期梅毒和Ⅱ期梅毒称早期梅毒,此期传染性强,但破坏性小;而Ⅲ期梅毒的传染性小,破坏性大。

(2) 先天性梅毒:是梅毒螺旋体通过胎盘进入胎儿体内引起胎儿的全身性感染,导致流产、早产和死胎;或出生的梅毒儿呈现锯齿形牙、马鞍鼻、间质性角膜炎、先天性耳聋等症状。

4. 免疫性

(1) 为传染性免疫,以细胞免疫为主。

(2) 感染后可产生两种抗体。抗梅毒螺旋体抗体和抗心磷脂抗体(反应素)。

三、微生物学检查(microbiological diagnosis)

1. 病原学检查 最适标本是下疳渗出液,可用暗视野显微镜观察

2. 血清学试验 有非特异梅毒螺旋体抗原试验和梅毒螺旋体抗原试验两类。

(1) 非螺旋体抗原试验:用正常牛心肌的心脂质(cardiolipin)作为抗原,测定病人血清中的反应素(reagin)。国内较常用 USR 和 RPR 试验。均用于初筛,一些非梅毒疾病如红斑狼疮、类风湿关节炎、孕妇等可出现假阳性,应加以注意。

(2) 螺旋体抗原试验:用梅毒螺旋体抗原检测病人血清中抗梅毒螺旋体特异性抗体,其特异性高,但其他密螺旋体感染后也可引起这类抗体的产生。

1) 荧光密螺旋体抗体吸收试验(fluorescent treponemal antibody-adsorption,FTA-ABS)。

2) 梅毒螺旋体制动试验(treponemal pallidum immobilizing,TPI)。

3) 梅毒螺旋体血凝试验(treponemal pallidum hemagglutination,TPHA)。

4) 捕获 ELISA 法(capture enzyme immunoassay)。

第三节 强 化 训 练

一、判断题

1. 钩体病主要通过疫水传播,尤其在洪水过后易导致流行。

2. 早期梅毒传染性最强。

3. 流行性回归热是通过蜱传播的。

4. 梅毒病人血清中的反应素是指存在于梅毒螺旋体表面的异嗜性抗原,与牛心肌脂质有交叉反应。

5. Ⅰ期梅毒和Ⅱ期梅毒传染性强,破坏性也强,而Ⅲ期梅毒传染性小,破坏性也小。

6. 梅毒螺旋体只感染人。

二、填空题

1. 临床检测梅毒反应素的血清学试验有________和________。

2. 引起莱姆病的病原体是________,传播媒介是________。

3. 用来对梅毒螺旋体进行形态观察的染色法是________。

4. 梅毒螺旋体的传播方式有________、________、________。

三、单项选择题

【A1 型题】

1. 钩端螺旋体病的主要传染源是

A. 鼠、猪　　B. 羊、牛　　C. 猪、牛
D. 猪、羊　　E. 猪、狗

2. 钩端螺旋体病的主要传播途径为

A. 呼吸道传播　　B. 消化道　　C. 血液
D. 直接接触　　E. 蚊虫叮咬

3. 钩端螺旋体病的病原治疗首选

A. 红霉素　　B. 庆大霉素　　C. 青霉素
D. 氯霉素　　E. 环丙沙星

4. 患者出现Ⅰ期梅毒症状,病原学检查的最适标本是

A. 血液　　B. 梅毒疹渗出液　　C. 硬下疳渗出液

D. 动脉瘤组织　　E. 淋巴结穿刺液

四、问答题

1. 简述获得性梅毒的传染源、传播途径、临床分期及各期特点。
2. 简述病原性疏螺旋体的种类、传染源、传播媒介及所致疾病。

（阿孜尔古丽·阿布都克日木 编,孙玉萍 校）

第二篇　病毒学(Virus)

病毒属于非细胞型微生物(acellular microorganism),可在敏感的人、动植物、昆虫、真菌和细菌体内寄居并引起宿主细胞的感染,人类75%的传染病由病毒所致。

病毒的特点:①个体极小,可通过滤菌器,需要电子显微镜才能看到;②无细胞基本结构;③只含一种核酸(DNA 或 RNA);④专性活细胞内寄生;⑤增殖方式为复制;⑥对抗生素不敏感,绝大多数病毒在不同程度上对干扰素敏感。

第二十一章　病毒的基本性状

本章要求

1. 掌握:病毒的基本特点;病毒的共同特性及其与细菌等原核细胞微生物的主要区别;病毒的结构与化学组成,病毒的增殖周期及复制各阶段的要点。

2. 熟悉:病毒在医学微生物学中的地位及重要性;病毒的大小和形态及测量单位;病毒的干扰现象及异常增殖。

3. 了解:病毒的遗传变异及理化因素对病毒的影响。

第一节　病毒的大小与形态(Viral Morphology)

1. 病毒体(virion)　一个完整成熟的病毒颗粒称为病毒体。是病毒在细胞外的结构形式,具有典型的形态、结构并有感染性。

2. 病毒个体微小　测量单位:纳米(nm),1nm = 1/1000μm,病毒大小平均为20 ~ 300nm。

3. 病毒形态不一　引起人类和动物疾病的病毒多为球形或近似球形。其他还有蝌蚪形、砖块状、杆状等。

第二节　病毒的结构与化学组成(Viral Structure and Chemical Components)

一、病毒的结构

1. 病毒核心(viral core)　主要为核酸(DNA 或 RNA),构成病毒的基因组(viral genome),决定病毒的增殖、感染、遗传和变异。

2. 病毒衣壳(capsid)　包围在核心外面的蛋白外壳,称衣壳。核心和衣壳组成核衣壳(nucleocapsid),是病毒的基本结构。

衣壳是由一定数量的壳粒(capsomere)所组成。根据壳粒的排列方式不同,病毒的结构可有三种对称型：

（1）螺旋对称型：壳粒沿着螺旋形核酸链对称排列。如正黏病毒。

（2）20 面体立体对称型：核酸浓集于中心，一定数量的壳粒组成具有 20 个等边三角形面的 20 面体立体对称排列的衣壳。

（3）复合对称型：其衣壳既有螺旋对称部分，也有 20 面体立体对称部分。如噬菌体等。

衣壳功能：①保护核心；②介导病毒吸附细胞，与感染有关；③具有抗原性，是重要的病毒抗原；④衣壳所含壳粒数量及排列特征，可用来鉴别和分类病毒。

3. 病毒包膜（envelop） 无包膜病毒称为裸露病毒。有些病毒在核衣壳外有从宿主细胞膜或核模释放时所获得的膜状结构，称为包膜，其表面常有突起，称为包膜子粒（peplomere）或刺突（spike）。

包膜功能：①保护核衣壳；②介导病毒吸附宿主细胞，与感染有关；③包膜蛋白构成病毒表面抗原；④对干燥、热、酸和脂溶剂敏感，乙醚能破坏包膜而灭活病毒，故常用来鉴定病毒有无包膜。

某些包膜病毒在核衣壳外层和包膜内层之间有基质蛋白，也称为被膜。其功能主要是把内部的核衣壳蛋白与包膜联系起来。

二、病毒的化学组成和功能（viral chemical components and function）

1. 核酸（nuclear acid） 一个病毒体只含有一种类型的核酸（DNA 或 RNA），据此可把病毒分为 DNA 病毒和 RNA 病毒两大类。DNA 病毒多为双链，RNA 病毒多为单链。核酸功能如下。

（1）病毒复制：病毒是以其基因组为模板，经转录、翻译过程合成病毒前体，即子代病毒核酸和蛋白，进而装配成子代病毒。

（2）决定病毒特性：病毒核酸（viral nuclear acid）携带了病毒的全部遗传信息。由亲代病毒的基因组复制产生的子代病毒保留了原亲代病毒全部生物学性状。

（3）具有感染性：有的病毒核酸在除去衣壳蛋白后，可进入易感细胞，复制增殖，具有感染性，是为感染性核酸（infectious nuclear acid）。感染性核酸不受衣壳蛋白和宿主细胞表面受体的限制，易感细胞范围较广，但易被体液中核酸酶破坏，其感染效率低于完整的病毒体。

2. 蛋白质（viral protein） 由病毒的基因组编码，约占病毒体总量的 70%，具有病毒的特异性，分为结构蛋白和非结构蛋白（structure protein and non-structure protein）两大类。

（1）结构蛋白：是构成病毒体结构的蛋白质。包括衣壳蛋白、基质蛋白和包膜表面的糖蛋白刺突。

（2）非结构蛋白：是由病毒的基因组编码，但不参与病毒体构成部分的蛋白多肽。它可以存在于病毒体内，也可以只存在于被感染的细胞内。如蛋白水解酶（proteinase）、DNA 聚合酶（DNApolymerase）、逆转录酶（reversetranscriptase）及其他具有特殊功能的蛋白，如抑制宿主细胞生物合成的蛋白，抑制病毒抗原经 MHC 分子递呈的蛋白。

3. 脂类和糖类 主要存在于包膜病毒的包膜上，大部分来自宿主细胞膜。

第三节 病毒的增殖（Viral Reproduce）

病毒以其核酸分子为模板，在宿主细胞内自我复制（self replication）的过程，又称为复制周期(replication cycle)。

(一) 复制周期(replication cycle)

(1) 吸附(adsorption):包括非特异性的可逆吸附和特异性的不可逆吸附。

(2) 穿入(penetration):裸露病毒主要通过吞饮方式穿入;包膜病毒主要通过膜融合方式穿入。

(3) 脱壳(uncoating)。

(4) 生物合成(biosynthesis):双链 DNA 病毒的生物合成分以下 5 个阶段。

1) 早期 mRNA 的转录(the trascription of early mRNA)。

2) 早期蛋白的翻译(the translation of early protein)。

3) 子代 DNA 的复制(the replication of offspring DNA)。

4) 晚期 mRNA 的转录(the trascription of late mRNA)。

5) 晚期蛋白的翻译(the translation of late protein)。

在生物合成阶段细胞内找不到病毒颗粒,故称隐蔽期。

(5) 组装、成熟和释放(assembly maturation and release):裸露病毒通过溶细胞或破胞方式一次性、大量释放子代病毒;包膜病毒通过出芽释放,逐个、缓慢释放。

(二) 病毒异常增殖和干扰现象(abnormally reproduction and interference)

1. 病毒的异常增殖(abnormally reproduction)

(1) 顿挫感染(abortive infection):病毒→非容纳细胞(non-permissive cell)→顿挫感染。

(2) 缺陷病毒(defective virus):缺陷干扰颗粒(defective interfering particle,DIP)。

病毒基因组不完整或发生严重改变→感染细胞→不能复制出完整子代病毒而为缺陷病毒,即缺陷干扰颗粒。缺陷干扰颗粒具有双重作用,它不但能干扰同种病毒的复制,还能从同种成熟病毒基因组中获取自己所缺乏的物质,完成正常的增殖。如缺陷病毒丁型肝炎病毒 HDV 与辅助病毒乙型肝炎病毒(HBV)共同感染时,可产生成熟的丁型肝炎病毒。

2. 干扰现象(interference)　两种病毒感染同一细胞时,发生一种病毒抑制另一种病毒复制的现象。

(1) 机制

1) 病毒诱导细胞产生干扰素(interferon,IFN),后者作用于细胞使之产生抗病毒蛋白(antiviral-protein),发挥阻止病毒蛋白质合成的作用。

2) 宿主细胞受体被第一次感染的病毒破坏。

3) 宿主细胞代谢途径改变。

(2) 意义

1) 干扰现象能使感染终止,保护宿主不发病。

2) 在使用疫苗时应注意防止病毒疫苗之间或野生型病毒对病毒疫苗的干扰。

第四节　理化因素对病毒的影响

灭活:病毒受理化因素作用后,失去感染性称为灭活(inactivation)。

(一) 物理因素

1. 温度　大多数病毒耐冷不耐热,50～60℃ 30 分钟即被灭活。常用-70℃干冰温度和-196℃液氮温度保存病毒。但有些病毒如乙型肝炎病毒较耐热。

2. pH　多数病毒在 pH 5 ~ 9 范围内稳定,强酸强碱条件下可被灭活。

3. 射线　电离辐射和紫外线均可使病毒灭活。

（二）化学因素

1. 脂溶剂　如乙醚、氯仿可使包膜病毒的脂质溶解而灭活病毒。乙醚灭活实验可鉴别病毒有无包膜。

2. 酚类　酚及其衍生物为蛋白质变性剂,故可作为病毒的消毒剂。

3. 氧化剂、卤素及其化合物　病毒对这些化学物质都很敏感。

4. 抗生素与中草药　抗生素对病毒无效。某些中草药对病毒有一定抑制作用。

第五节　强 化 训 练

一、判断题

1. 病毒对抗生素不敏感。
2. 细菌和病毒均可在营养丰富的人工培养基上生长。
3. 病毒核酸具有多样性,可含 DNA 或 RNA,还有的既含 DNA,又含有 RNA。
4. 病毒合成的蛋白主要包括结构蛋白和非结构蛋白两大类。
5. 病毒遗传变异的物质基础是 DNA。
6. 无论在细胞内或细胞外,病毒均具有生命活性和感染性。
7. 对无包膜病毒而言,衣壳蛋白决定其对宿主细胞的亲嗜性。
8. 病毒的测量单位是纳米(nm)。
9. 核衣壳是病毒的基本结构单位。
10. 病毒的衣壳蛋白由病毒基因编码。
11. 大多数的病毒耐冷不耐热。
12. 病毒的包膜含有宿主细胞的核膜或细胞膜成分。
13. 病毒可以寄生在各种类型的活细胞内,无宿主选择性。
14. 病毒以复制方式在活细胞内增殖。

二、填空题

1. 病毒基本结构由________和________组成。
2. 根据所含核酸类型不同,一般把病毒分为________和________两大类。
3. 根据壳粒数目和排列不同,病毒结构可分为________对称型、________对称型和________对称型。
4. 病毒的异常增殖有________和________两种形式。

三、单项选择题

【A1 型题】

1. 有包膜病毒进入细胞的方式为

　A. 膜融合　　B. 直接穿入　　C. 吞噬

　D. 受体介导的胞吞　　E. 吞饮

2. 病毒在宿主细胞内的复制周期过程,正确的描述是

　A. 结合、复制、组装及释放

B. 吸附、脱壳、生物合成、成熟及释放
C. 吸附、结合、穿入、生物合成、成熟及释放
D. 特异性结合、脱壳、复制、组装及释放
E. 吸附、穿入、脱壳、生物合成、组装、成熟及释放

3. 构成病毒核心的化学成分是
A. 磷酸　B. 类脂　C. 蛋白质
D. 核酸　E. 肽聚糖

4. 决定病毒传染性的因素是
A. 衣壳　B. 壳微粒　C. 包膜
D. 核心　E. 刺突

5. 病毒的增殖方式是
A. 有性孢子繁殖　B. 有丝分裂　C. 自我复制
D. 无性二分裂　E. 无性孢子繁殖

6. 只含一种类型核酸的微生物是
A. 衣原体　B. 细菌　C. 病毒
D. 支原体　E. 螺旋体

7. 保护核酸免受体液中核酸酶破坏作用的病毒结构成分是
A. 核蛋白　B. 衣壳蛋白　C. 刺突糖蛋白
D. 基质蛋白　E. 包膜脂质

8. 保存病毒活性最好的温度条件是
A. −70℃　B. 25℃　C. −20℃
D. 4℃　E. 0℃

9. 裸露病毒体的结构是
A. 核心+衣壳　B. 核心+衣壳+包膜　C. A 核酸+包膜
D. 核衣壳+刺突　E. 核酸+蛋白质

10. 以破胞方式释放子代病毒的是
A. 风疹病毒　B. 麻疹病毒　C. 腮腺炎病毒
D. 脊髓灰质炎病毒　E. 流感病毒

11. 包膜病毒和裸病毒的鉴别要点是
A. 耐热　B. 耐低温　C. 对脂溶剂的敏感性
D. 对氧化剂的敏感性　E. 对紫外线敏感

12. 与裸露病毒吸附宿主细胞有关的结构成分，正确的一项是
A. 基质蛋白　B. 核酸　C. 衣壳蛋白
D. 包膜蛋白　E. 核酸酶

13. 与包膜病毒吸附宿主细胞有关的结构成分，正确的一项是
A. 核酸　B. 包膜蛋白　C. 核酸酶
D. 基质蛋白　E. 衣壳蛋白

14. 缺陷病毒的本质是
A. 复制周期不完整　B. 基因组缺损　C. 病毒的酶有缺损
D. 缺少衣壳　E. 包膜表面缺少刺突

15. 包膜病毒的释放方式多为
A. 细胞融合　B. 细胞裂解　C. 出芽
D. 细胞穿孔　E. 胞吐作用
16. 病毒基本结构的化学组成为
A. DNA+蛋白质　B. 核酸+蛋白质　C. DNA+RNA+蛋白质
D. DNA+RNA+蛋白质+包膜　E. RNA+蛋白质
17. 病毒在理化因素作用下灭活即丧失
A. 感染性　B. 抗原性　C. 细胞融合
D. 血凝　E. 红细胞吸附能力
18. 呈螺旋对称型的 RNA 病毒是
A. 痘类病毒　B. 腺病毒　C. 流感病毒
D. 脊髓灰质炎病毒　E. 疱疹病毒
19. 病毒所合成的晚期蛋白的功能是
A. 抑制宿主细胞蛋白质的合成　B. 构成病毒衣壳蛋白
C. 合成包涵体的基质蛋白　D. 抑制宿主细胞核酸的合成
E. 合成子代核酸所需要的 DNA 多聚酶
20. 可直接观察到病毒体大小的办法
A. X 线衍射法　B. 光镜观察法　C. 超过滤法
D. 超速离心法　E. 电镜观察法
21. 下列关于病毒蛋白的描述,错误的是
A. 病毒可表达结构蛋白和非结构蛋白
B. 衣壳蛋白与细胞表面受体结合,介导病毒吸附
C. 来自于宿主细胞
D. 可构成病毒特异性抗原
E. 裸露病毒的衣壳蛋白可保护核心不被核酸酶破坏
22. 无包膜病毒进入细胞的方式为
A. 直接穿入　B. 受体介导的胞吞　C. 吞噬
D. 膜融合　E. 吞饮
23. 以下关于病毒的说法正确的是
A. 大多数病毒呈噬菌体样的蝌蚪状
B. 流感病毒呈 20 面体立体对称形
C. 所有 20 面体病毒的壳粒排列均相同
D. 不含有包膜的病毒为裸露病毒
E. 裸露病毒对干燥、热、酸和脂溶剂均不敏感
24. 下列关于病毒特征的描述不正确的是
A. 非细胞型微生物　B. 以复制方式增殖　C. 对抗生素不敏感
D. 有些病毒对干扰素敏感　E. 均以出芽方式繁殖子代病毒

【**B1 型题**】

A. 衣壳　B. 核衣壳　C. 包膜
D. 核酸　E. 壳粒

1. 储存病毒遗传信息的是
2. 无包膜病毒完整病毒体是

A. 复合对称型　　B. 有包膜、螺旋对称型
C. 有包膜、20 面体对称型　　D. 裸露、螺旋对称型
E. 裸露、20 面体对称型

3. 流感病毒
4. 噬菌体

四、问答题

1. 简述病毒复制周期各阶段的要点。
2. 简述病毒衣壳的功能。
3. 简述包膜病毒的结构和化学组成。
4. 简述病毒的特点。

(王红英 编,陈锋 校)

第二十二章　病毒的感染与免疫
(Viral Infection and Immunity)

本章要求

1. 掌握:病毒感染的传染源、传播方式与途径,临床感染类型。机体抗病毒免疫的特点(干扰素的概念、分型、功能及实际意义)。

2. 熟悉:病毒的致病机制(病毒感染对宿主细胞的直接作用、病毒感染的免疫病理作用);特异性体液免疫和细胞免疫的保护作用。

3. 了解:NK 细胞的作用。

病毒性感染是指病毒侵入机体,在体内细胞内增殖的过程。也是病毒与机体,病毒与易感细胞相互作用的过程。病毒性疾病(viral disease)则是病毒感染给机体细胞造成损伤及由此产生的临床症状。

病毒引起人体感染和疾病的能力称为病毒的致病性(viral pathogenicity),表现在机体和细胞两个水平上。

第一节　病毒的致病作用

一、病毒感染的传播方式(mode of transmission)

1. 水平传播(horizontal transmission)　一般指病毒通过呼吸道、消化道、皮肤、血液等在不同个体间的传播。

2. 垂直传播(vertical transmission)　指病毒通过胎盘、产道、哺乳由亲代→子代的传播。常见的胎传病毒有:巨细胞病毒、HIV、风疹病毒、HBV 等。

二、病毒感染的致病机制(viral pathogenesis)

(一) 病毒感染对宿主细胞的直接致病作用

病毒对宿主细胞的致病机制有以下几种类型。

1. 杀细胞效应(cytocidal effect /cytolytic infection)　多见于无包膜、杀伤力强的病毒。其主要机制如下。

(1) 阻断宿主细胞核酸和蛋白质等大分子合成。

(2) 细胞溶酶体结构和通透性的改变。

(3) 病毒抗原插入细胞膜引起抗原性改变造成细胞融合或免疫性细胞损伤。

(4) 病毒产生的毒性蛋白对细胞的毒性作用。

(5) 病毒感染对细胞器的损伤,包括细胞核、内质网、线粒体,常使细胞出现混浊、肿胀、团缩等改变。

体外组织细胞培养时,病毒感染细胞可见细胞变圆、聚集、融合、裂解或脱落等现象,称为细胞病变效应(cytopathic effect,CPE),与体内感染产生的溶细胞作用相一致。

2. 稳定状态感染(steady state infection) 见于有包膜病毒的感染。

它们在细胞内复制增殖,却不能引起细胞立即裂解、死亡。但细胞膜可发生下列变化。

(1) 细胞融合:感染细胞与邻近的正常细胞融合,形成多核巨细胞或合胞体。作用:帮助病毒扩散。如麻疹病毒、副流感病毒等包膜病毒。

(2) 细胞表面表达病毒基因编码的新抗原:许多病毒感染后,宿主细胞表面可表达由病毒基因编码的新抗原,如流感病毒、HBV、HIV 等。

3. 包涵体形成 某些病毒感染细胞内所形成的用普通光学显微镜能观察到的与正常细胞结构和形态不同的圆形或椭圆形斑块,称之为包涵体(inclusion body),一般认为其本质可能是病毒颗粒的聚集体,或是病毒增殖遗留的痕迹,也可能是病毒感染引起的细胞反应物。其形态、位置及染色性因病毒种类不同而异,常作为某些病毒感染的诊断依据。

4. 细胞凋亡(apoptosis) 病毒感染可诱导宿主细胞发生凋亡,如 HIV 表面配体 gp120 与 Th 细胞 CD4 分子结合后通过信号传导,启动凋亡基因,使细胞发生鼓泡、核浓缩、染色体降解等变化,通过凝胶电泳可看到细胞 DNA 降解所导致的凋亡特征性的阶梯式条带。

5. 病毒基因整合与细胞转化(viral gene integration and transformation) 某些 DNA 病毒和逆转录病毒可将其基因整合于宿主细胞染色体基因组中,导致细胞转化、增殖加快、失去细胞间接触抑制,形成细胞的异常增生或恶性肿瘤。已知与人类恶性肿瘤密切相关的病毒有 HPV、HBV、EBV、HTLV-1 等,相关的肿瘤分别为宫颈癌、肝细胞癌、鼻咽癌、恶性淋巴瘤和白血病等。

(二) 病毒感染的免疫病理作用(viral infection immunopathogenecity)

1. 体液免疫的病理作用(humoral immunopathgenesis)

(1) 病毒抗原(viral Ag)→人类(human beings)→ IgM/IgG 型抗病毒抗体(anti-virus, Ab)。

(2) 靶细胞表面病毒抗原和相应抗体形成的复合物在补体、NK 细胞或 MΦ 辅助下,导致宿主靶细胞被破坏,属Ⅱ型超敏反应;游离的病毒抗原与相应抗体形成的免疫复合物(Ag+Ab→IC)随血流沉积在肾小球基底膜、关节滑膜、肝血管壁、肺和支气管壁,在补体作用下会引起相应部位的炎症,属于Ⅲ型超敏反应。

2. 细胞免疫的病理作用(cell mediated immunopathogenesis) 病毒抗原(viral Ag)→T 细胞,诱导机体产生特异性细胞免疫,其中的 $CD8^+$ Tc 细胞和 $CD4^+$ Th1 细胞,分别通过特异性直接杀伤作用和分泌细胞因子(IL-2、IFNγ、TNFβ)的辅助作用清除细胞内病毒,终止病毒复制,对机体病毒感染的恢复发挥了关键作用,但同时也给宿主细胞造成了损伤。属于Ⅳ型超敏反应。

3. 病毒诱导的免疫抑制作用(the viral immunosuppression) 某些病毒感染可抑制免疫功能,甚至使整个免疫系统缺陷,如 HIV→ $CD4^+$ T 细胞,引起获得性免疫缺陷综合征(AIDS),患者常因机会性微生物和寄生虫感染或肿瘤而死亡。

三、病毒的感染类型(infectious categories)

根据有无临床症状,病毒感染分为隐性感染和显性感染;根据病毒在体内感染的过程、滞留的时间,病毒感染分为急性感染和持续性感染。持续性感染又分为慢性感染、潜伏感染和慢发病毒感染。

隐性感染和显性感染

1. 隐性感染(inapparent infection/subclinical infection)　指病毒感染机体不引起临床症状的感染,又称亚临床感染。某些病毒感染大多为隐性感染,如脊髓灰质炎病毒,乙型脑炎病毒,表现为感染率高,发病率低。

隐性感染者可能出现以下情况:①成为重要的传染源;②某些感染者可因此获得特异性抗病毒免疫。

2. 显性感染(apparent infection)

Virus→ human beings→ target cell damage→ typical clinical symptoms

根据症状出现快慢和持续时间长短又可分为

(1) 急性病毒感染(acute viral infection):又称为急性病原消灭性感染,如流感(influenza)、严重急性呼吸道综合征(severe acute respiratory infection syndrome,SARS)。

(2) 持续性病毒感染(persistent viral infection):病毒在体内持续存在数月,数年甚至数十年,可有症状也可不出现症状,但病毒在体内存在时间长,成为长期带毒者(viral carrier),既为重要的传染源也可引起慢性进行性疾病。其形成原因是病毒和机体两方面因素相互作用的结果,有以下4个方面:

1) 机体免疫功能低下,无力清除病毒。

2) 病毒抗原性弱,机体难以产生免疫应答予以清除。

3) 病毒存在于受保护部位或病毒发生突变,逃避宿主免疫作用。

4) 病毒基因组整合于宿主基因组中,与宿主细胞长期共存。

依据临床表现,发病机制及病毒在细胞或实验动物感染中的表现,持续性病毒感染(persistent viral infection)大致可分为以下3种类型:

1) 慢性感染(chronic infection):显性或隐性感染后,病毒未被完全清除,血中可持续检测到病毒,因而可经输血和注射传播;患者临床表现轻微或无症状,如慢性乙肝,慢性丙型肝炎等。

2) 潜伏感染(latent infection):经急性或隐性感染后,病毒基因组潜伏在特定组织或细胞内,但不能产生有感染性的病毒体,用常规方法无法分离到病毒。但在某些条件下,潜伏病毒可被激活而急性发作,并可检出病毒的存在。常见的病毒有 HSV-1、HSV-2、VZV、CMV、EBV、HHV-6等。

3) 慢发病毒感染(slow virus infection):为慢性发展的进行性加重的病毒感染,较为少见但后果严重,病毒感染后,经很长的潜伏期,机体不表现症状,也分离不到病毒,但症状出现后呈进行性加重,常导致患者死亡。常见的此类病毒有 HIV、狂犬病病毒。

第二节　抗病毒免疫(Anti-Viruses Immunity)

一、非特异性免疫(non-specific immunity/innate immunity)

非特异性免疫是针对病毒感染的第一道防线。吞噬细胞、NK细胞、树突状细胞、干扰素等,其中最重要的是干扰素和NK细胞。在病毒感染早期,特异性免疫尚未建立时尤为重要。

(一) 干扰素(interferon,IFN)

1. 定义　IFN是机体受病毒感染或其他IFN诱生剂刺激巨噬细胞,淋巴细胞以及体细胞产生的具有多种生物活性的小分子糖蛋白。

2. 种类与性质　根据细胞来源及抗原性可将 IFN 分为 α、β、γ 三种。其中 IFNα 主要由人白细胞产生，IFNβ 由成纤维细胞产生，IFNα 和 IFNβ 属于Ⅰ型干扰素，抗病毒作用较强；而 IFNγ 由 T 细胞产生，属于Ⅱ型干扰素，以抗肿瘤和免疫调节作用为主。4℃ 可保存较长时间，-20℃可长期保存，56℃被灭活，可被蛋白酶破坏。

3. 抗病毒活性　IFN→宿主细胞表面 IFN 受体→抗病毒蛋白(antiviral protein)，通过对转录和翻译的阻断抑制病毒蛋白质的合成，使病毒感染终止。

4. 生物学作用及特点

(1) 广谱抗病毒：具有相对种属特异性，在同种属细胞中活性最高。只有抑制而无杀灭病毒作用，对已整合的病毒无作用。

(2) 抗肿瘤作用：直接抑制肿瘤细胞生长。

(3) 免疫调节作用：IFN-γ 上调细胞免疫，下调体液免疫。激活巨噬细胞，活化 NK，促进病毒感染细胞表达 MHC，增强 $CD8^+T$ 细胞的杀伤作用。

(二) 自然杀伤细胞(natural killer cell，NK)

二、特异性免疫(specific immunity/acquired immunity)

病毒感染后机体所建立的特异性免疫，是由病毒衣壳蛋白和包膜蛋白刺激产生的，包括细胞免疫和体液免疫。

消除体内的病毒，使感染机体康复主要依靠细胞免疫，而预防机体的再感染，阻止病毒在体内扩散主要依靠体液免疫。

(一) 特异性细胞免疫(specific cell mediated immunity，CMI)

机体对感染细胞内病毒的清除，主要依赖特异性 $CD8^+$ CTL 及 $CD4^+$ Th1 释放的细胞因子发挥抗病毒作用。

(二) 特异性体液免疫(specific humoral immunity，HI)

1. 中和抗体　是一类能与胞外游离的病毒结合并使之丧失感染力的抗体。主要包括 IgG、IgM 和 IgA 等。

(1) IgM 型 Ab 在感染早期发挥中和作用，且可作为早期病毒感染和胚胎期病毒感染的指标。

(2) IgG 型 Ab 是病毒血症(viremia)期间主要的中和抗体，且可通过胎盘，对新生儿早期起到特异性保护作用。

(3) sIgA 型 Ab 在黏膜表面及黏膜腔内起特异性抗感染作用，新生儿可通过母乳尤其是初乳获得母亲的特异性 sIgA 型 Ab，发挥早期抗感染作用。

2. 中和抗体的作用机制

(1) 封闭与易感细胞受体结合的病毒表位，阻止病毒吸附易感细胞。

(2) 与病毒形成免疫复合物，易被巨噬细胞吞噬清除。

(3) 有包膜病毒与抗体结合后，还可通过激活补体经典途径，导致病毒溶解。

(4) 无包膜病毒被中和抗体结合并覆盖后可阻断病毒在进入细胞时脱壳，从而阻止病毒复制。

(5) 体外实验证明，中和抗体可通过 ADCC(ab-dependent cell mediated cytotoxicity)作用

裂解破坏病毒感染的靶细胞。

（三）抗病毒免疫的持续时间与病毒感染的关系

1. 全身性病毒感染　通过病毒血症，病毒抗原与免疫系统广泛接触，往往形成牢固的持续时间较长的病后免疫。如水痘、天花、腮腺炎、麻疹和脊髓灰质炎等。

2. 局部或黏膜表面病毒感染　通常无病毒血症，病后常形成短暂的免疫，宿主可多次反复感染，如副流感病毒和鼻病毒引起的普通感冒等。

3. 血清型单一的病毒所致感染　病后常形成牢固的持续时间较长的免疫，如流行性乙型脑炎；血清型多的病毒或抗原性易发生变异的病毒所致感染，形成的免疫不能发挥交叉免疫作用，故机体可被不同血清型病毒感染，表现为病后免疫不牢固，持续时间短。但其本质往往是牢固而持久的同型免疫。如流感病毒，常因其表面抗原的变异而使得既往感染形成的免疫对变异株引起的再感染不能发挥防御作用，而导致流感的流行。

第三节　强 化 训 练

一、判断题

1. 病毒感染宿主细胞可形成包涵体。
2. 杀细胞性感染多见于无包膜、杀伤性强的病毒。
3. 病毒感染宿主细胞后可以导致宿主细胞裂解死亡，也能在感染细胞内形成包涵体。
4. 慢性病毒感染患者可作为传染源。
5. 干扰素在病毒感染早期发挥重要作用。
6. 病毒感染后机体产生的中和抗体是针对病毒衣壳蛋白或包膜蛋白的抗体。
7. 机体早期的抗病毒免疫以血清 IgG 中和抗体为主。
8. 干扰素不能直接灭活病毒，而是通过诱导细胞合成抗病毒蛋白发挥效应。
9. 干扰素具有抗病毒、抗肿瘤和免疫调节作用
10. 干扰素的作用具有相对种属特异性。

二、填空题

1. 病毒的垂直传播途径有________、________和________。

2. 病毒的传播方式有________和________，其中在人群不同个体间的传播称为________。

3. 干扰素的生物学活性包括________、________和________。

4. 溶细胞型感染主要见于________病毒的感染，稳定状态感染多见于________病毒的感染。

三、单项选择题

【A1 型题】

1. 病毒垂直传播主要是经

A. 胎盘　　B. 蚊子叮咬　　C. 吸入

D. 皮肤损伤　　E. 消化道

2. 病毒感染细胞出现的改变与某些肿瘤发生有关的是

A. 整合作用　　B. 细胞膜改变　　C. 包涵体

D. 细胞融合　E. 细胞表面表达隐蔽抗原

3. 干扰素抗病毒机制是
A. 直接杀死病毒　B. 阻止病毒吸附　C. 阻止病毒脱壳
D. 阻止病毒释放　E. 诱导细胞产生抗病毒蛋白

4. 感染病毒的细胞在细胞核或胞质内存在可着色的斑块结构称为
A. 噬斑　B. 空斑　C. 异染颗粒
D. 包涵体　E. 硫磺颗粒

5. 细胞融合和细胞表面表达病毒基因编码的新抗原属于
A. 稳定状态感染　B. 细胞凋亡　C. 杀细胞感染
D. 病毒基因整合　E. 细胞转化

6. 病毒感染细胞产生的非特异性抗病毒物质,正确的一项是
A. 中和抗体　B. 干扰素　C. 丙种球蛋白
D. 补体　E. 致敏T细胞

7. 通过呼吸道感染、不引起病毒血症的是
A. 风疹病毒　B. 腮腺炎病毒　C. 流感病毒
D. 轮状病毒　E. 水痘病毒

8. 可引发潜伏感染的病毒为
A. 轮状病毒　B. 水痘-带状疱疹病毒　C. 流感病毒
D. 甲肝病毒　E. 风疹病毒

9. 干扰素的本质是
A. 病毒抗原　B. 病毒感染机体产生的抗体
C. 细胞感染病毒后产生的糖蛋白　D. 病毒复制过程中的产物
E. 抗病毒的化学治疗剂

10. 下列哪一项不是病毒杀细胞性感染的致病机制
A. 阻断细胞大分子合成　B. 病毒蛋白的毒性作用　C. CPE
D. 细胞器的改变　E. 细胞的自身免疫现象

11. 病毒感染后不出现明显的临床症状称
A. 潜伏感染　B. 亚临床感染　C. 慢发病毒感染
D. 持续性感染　E. 慢性感染

12. 病毒嗜组织性的决定因素是
A. 病毒包膜　B. 刺突　C. 核酸
D. 壳粒及其排列　E. 表面位点和敏感细胞受体

13. 病毒中和抗体的作用是
A. 直接杀伤病毒　B. 阻止病毒吸附　C. 阻止病毒核酸转录
D. 阻止病毒脱壳　E. 阻止蛋白质合成

14. 病毒潜伏感染在潜伏期最正确的描述是
A. 不能分离出病毒　B. 可以分离出病毒　C. 有时可分离出病毒
D. 可分离出病毒,但检测不到抗体　E. 不能分离出病毒,也检测不到抗体

15. 病毒对细胞的感染性具备下列哪一特点
A. 具广泛感染性　B. 具严格的选择性　C. 感染所有活细胞

D. 仅感染活体动物细胞　E. 仅感染呼吸道上皮细胞

16. 潜伏感染的特征之一是
A. 病毒不断从宿主排出　B. 血液中持续存在病毒抗原
C. 仅在发作期才能检出病毒　D. 病毒引起慢性进行性损伤
E. 有明显的临床症状

17. 被灭活的病毒可失去哪项特性
A. 血凝性　B. 抗原性　C. 细胞融合性
D. 致病性　E. 干扰病毒增值的特性

18. 哪种病毒可导致慢发病毒感染
A. 风疹病毒　B. HIV　C. 乙肝病毒
D. 单纯疱疹病毒　E. 流感病毒

19. 不能经垂直感染的病毒是
A. 巨细胞病毒　B. 风疹病毒　C. 乙型肝炎病毒
D. 脊髓灰质炎病毒　E. 单纯疱疹病毒

20. 干扰素主要作用于病毒感染的哪个阶段
A. 吸附　B. 穿入　C. 脱壳
D. 生物合成　E. 释放

21. 哪一项是病毒感染对宿主细胞的免疫病理作用
A. 杀细胞感染　B. 细胞融合　C. 整合感染
D. 形成包涵体　E. 乙肝病人伴有关节炎

22. 关于病毒的垂直传播途径，错误的一项是
A. 人工授精　B. 粪-口途径　C. 胎盘
D. 哺乳　E. 产道

【B1 型题】

A. 脊髓灰质炎病毒　B. 乙型肝炎病毒　C. HIV
D. 流感病毒　E. 甲型肝炎病毒

1. 可引起慢性感染的是
2. 可引起慢发病毒感染的是

四、问答题

1. 何谓病毒的持续性感染？有哪些类型？
2. 简述干扰素的分类及生物学活性。
3. 什么是垂直传播？举出五种能够通过垂直传播的病毒。
4. 简述病毒感染对宿主细胞的致病作用。
5. 简述病毒持续性感染的类型及其特点。
6. 什么是杀细胞性感染、稳定状态感染和整合感染？

（王红英 编，陈锋 校）

第二十三章　病毒感染的检查方法与防治原则

本章要求

1. 熟悉：病毒性感染和病毒性传染病的病原学诊断原则和检查程序。

2. 了解：人工免疫的原理和分类；人工主动免疫与人工被动免疫的主要区别；常用于病毒性传染病特异性预防和治疗的免疫制剂及其特点。

第一节　病毒学诊断(Virological Diagnosis)

一、标本的采取与送检

与细菌性标本的处理原则基本相同。但应注意以下几点：

(1) 污染性标本应加抗生素处理。

(2) 低温保存尽快送检。

(3) 采集双份血清用于血清学诊断。

二、病毒的分离与鉴定

(一) 病毒分离培养

1. 动物接种。

2. 鸡胚培养。

3. 细胞培养　病毒在培养细胞中的增殖指标。

(1) 细胞的变化。

1) 细胞病变(cytopathic effect, CPE)。

2) 包涵体形成(forming inclusion body)。

3) 多核巨细胞(multinucleated cell)。

(2) 红细胞吸附(hemadsorption, Had)。

(3) 干扰现象(interference)。

(4) 细胞代谢的改变(changes of cell metabolism)。

(二) 病毒数量与感染性测定

对于已在动物、鸡胚和细胞培养中增殖的病毒，必须进行感染性和数量的测定，常用方法有50%组织细胞感染量测定法($TCID_{50}$, 50%　tissue cell culture infectious dose)和红细胞凝集试验及空斑形成试验(plaque-forming test)。

(三) 新分离病毒的鉴定

三、病毒感染的血清学诊断

1. 原理　是用已知的病毒抗原检测病人血清中有无相应的抗体及其含量，对某些病毒性疾病进行辅助诊断，因须待感染后抗体产生始能检测故不能进行早期诊断。

2. 用途

(1) 采取标本分离病毒已晚时可采用血清抗体测定来进行诊断。

(2) 目前尚无分离该病毒的方法或难以分离的病毒。

(3) 佐证所分离的病毒有临床意义。

(4) 进行血清流行病学调查,以研究病毒性疾病的流行规律。

3. 方法

(1) 中和试验(neutralizing test, NTtest)。

(2) 血凝抑制试验(hemagglutination inhibition test, HI test)。

(3) 将异性 IgM 抗体检测。

四、病毒感染的快速诊断

(一) 形态学检查

1. 电镜和免疫电镜检查　含有高浓度病毒颗粒的样品,可直接应用电镜技术观察,对那些不能进行细胞培养或培养有困难的病毒,可用免疫电镜技术检查。

2. 普通光学显微镜检查　主要用于检查病毒包涵体。

(二) 病毒蛋白抗原检查

1. 免疫荧光技术(immunofluorescence)　用已知的荧光标记抗体(直接法)或抗抗体(间接法)检测标本中病毒抗原。

2. 固相放射免疫测定(solid-phase radioimmunoassay)　用特异性抗体吸附到微量反应板孔底部的塑胶小球上,与待检病毒抗原结合,洗涤后再加放射性同位素标记的特异性抗体,生成标记复合物,用 γ-计数器检测。此法可检测到 ng(10^{-9}g)至 pg(10^{-12}g)水平的抗原,敏感性好,特异性高。

(三) 特异性 IgM 抗体的检测

检测特异性 IgM 抗体用于急性病毒感染和胚胎内病毒感染的早期诊断。

(四) 检测病毒核酸

1. 核酸杂交技术　常用于病毒检测的有斑点杂交,DNA 印迹杂交和 RNA 印迹杂交等。

2. 核酸扩增技术　常用的有聚合酶链式反应(polymerase chain reaction, PCR)技术。

3. 基因芯片技术。

4. 基因测序技术。

第二节　强化训练

一、判断题

1. 细菌、病毒和真菌的形态均可用普通光学显微镜油镜观察。

2. 检测特异性 IgM 抗体用于急性病毒感染和胚胎内病毒感染的早期诊断。

3. 常用普通光学显微镜检查感染细胞内的包涵体,作为某些病毒感染的辅助诊断。

二、填空题

1. 常用于病毒感染标本分离与鉴定的方法是________、________和________。

2. 病毒感染的血清学诊断方法有________、________、________等。

3. 常用的病毒数量与感染性测定指标有________、________及________等。

三、问答题

1. 常用的病毒分离鉴定法有哪些？
2. 病毒感染的快速诊断方法有哪些？

（王红英 编，陈锋 校）

第二十四章　呼吸道感染病毒

(Viruses Associated with Respiratory Infection)

本章要求

1. 掌握:流感病毒的形态结构,表面抗原,分型与变异的关系及其流行病学意义;流感病毒的致病性(传染源、传播途径和所致疾病)及特异性预防。

2. 熟悉:SARS 冠状病毒、麻疹病毒致病性(传染源、传播途径和所致疾病)。风疹病毒的生物学特性和致病性(传染源、传播途径和所致疾病);麻疹病毒的特异性预防;流感病毒的微生物学检查(血凝和血凝抑制试验);腮腺炎病毒、呼吸道合胞病毒、腺病毒,副流感病毒、鼻病毒的致病性。

3. 了解:腮腺炎病毒、呼吸道合胞病毒、腺病毒,副流感病毒、鼻病毒的生物学特性及 SARS 冠状病毒和麻疹病毒的微生物学检查。

呼吸道感染病毒是指以呼吸道作为主要感染或传播途径的病毒。

第一节　流行性感冒病毒(Influenza Virus)

流行性感冒病毒简称流感病毒,有甲(A)、乙(B)、丙(C)三型,其中甲型流感病毒能引起人、禽类和动物(猪、马、海洋哺乳动物)流行性感冒,是流行最为频繁和引起全球人类流感流行的重要病原体。

一、生物学性状(biological characteristics)

(一)形态与结构(morphology and structure)

流感病毒属于正黏病毒(对人或某些动物细胞表面的黏蛋白有高度亲和性、具有分阶段 RNA 基因组)科,为球形或丝状,有包膜 RNA 病毒。

1. 核心——核糖核蛋白(RNP)

(1) 单负链 RNA:分节段(甲、乙型 8 个片段,丙型 7 个片段),易突变和重组。

(2) 核蛋白(NP):为可溶性抗原,具有型特异性,不易变异。

(3) RNA 多聚酶:包括 PA、PB_1、PB_2。

2. 包膜　源于宿主胞膜,分内外两层。

内层:基质蛋白 M1 可增加包膜的厚度和硬度,并促进病毒的装配。具有型特异性,稳定。

外层:有两种糖蛋白刺突,由病毒基因编码的表面抗原。

(1) 血凝素(hemagglutinin,HA):呈柱状,为三聚体。

1) 与病毒的吸附、穿入有关。

2) 可引起红细胞凝集:HA 与人、鸡、豚鼠等 RBC 表面相应受体结合。

3) 具有免疫原性,可刺激机体产生保护性抗体,可中和病毒感染性,也可抑制血凝。

（2）神经氨酸酶（neuraminidase，NA）：蘑菇状。

1）具有酶活性，能水解感染细胞表面 *N*-乙酰神经氨酸，有利于病毒释放。

2）促进病毒扩散，使病毒从细胞上解离。

3）具有免疫原性，其抗体不能中和病毒但能抑制 NA 的水解作用。

（二）分型与变异（typing and variation）

1. 分型　根据 RNP 和 M 蛋白抗原性不同分为甲、乙、丙三型。

甲型流感病毒根据 HA、NA 的抗原性不同分为若干亚型。目前已发现 HA 有 16 种（H1～H16）；NA 有 9 种（N1～N9）。

2. 变异　甲型流感病毒包膜抗原的变异幅度与流行规模密切相关。

（1）抗原性漂移（antigenic drift）：是由 HA、NA 基因点突变造成的变异，变异幅度小，属量变，不产生新亚型，仅引起流感的中小流行，感染率低。

（2）抗原性转换（antigenic shift）：由于基因重组导致的变异，变异幅度大，属质变，产生新亚型，引起流感的暴发流行，流行范围大，感染率高。

（三）培养特性

初次分离：羊膜腔

传代培养：尿囊腔

二、致病性与免疫性（pathogenicity and immunity）

（一）致病性（pathogenicity）

1. 传染源　病人、隐性感染者、禽类。

2. 传播途径　空气飞沫、气溶胶经呼吸道直接传播，也可通过手和物体接触间接传播。

3. 临床疾病-流行性感冒（influenza）

局部呼吸道症状：病毒仅在呼吸道上皮细胞内增殖，造成细胞变性、坏死、脱落，引起鼻塞、流涕、咳嗽。

全身症状：与病毒刺激机体免疫细胞产生释放的 IFNγ、IL-1 等细胞因子有关，引起畏寒、发热、肌痛、乏力。重者可致病毒性肺炎。婴幼儿、年老体弱者易继发细菌感染（肺炎），引起死亡。

（二）免疫性（immunity）

机体感染流感病毒可产生特异性细胞免疫和体液免疫，抗-HA 为中和抗体（IgG、IgM、sIgA），对同型病毒有牢固免疫力，但亚型之间无交叉免疫。$CD4^+$T 细胞辅助 B 细胞产生抗体；$CD8^+$T 细胞可溶解病毒感染细胞，有利于机体恢复。

三、微生物学诊断（microbiological diagnosis）

1. 病毒分离与鉴定（viral isolation and identification）　取急性期患者的咽漱液或咽拭子经抗生素处理后接种 9～11 天鸡胚羊膜腔或尿囊腔，33～35℃孵育 3～4 天后，收集羊水或尿囊液进行血凝试验，若为阳性，则用已知抗体进行血凝抑制试验（hemagglutination inhibition test，HI）鉴定型别。

2. 血清学诊断（serological diagnosis）　采取患者双份血清，用已知流感病毒 HA-Ag 做 HI 试验，检查患者血清 HI 抗体，若恢复期血清抗体效价比急性期升高 4 倍或 4 倍以上，有诊断意义。

3. 快速诊断(rapid diagnosis) 常用ELISA法检测患者鼻黏膜或咽漱液及呼吸道脱落细胞中病毒抗原。

四、特异性预防(specific prevention)

采用灭活疫苗或减毒活疫苗接种是最有效的预防方法,但必须与流行株的型别一致。目前WHO推荐的灭活疫苗常包含甲、乙型多种亚型病毒株的抗原。

第二节 副黏病毒(Paramyxovirus)

特点:

1. 病毒体较正黏病毒大。
2. 核酸是完整的不分节段的单负链RNA,编码F-蛋白和HA等多种蛋白。
3. 含依赖RNA的RNA多聚酶。
4. 血清型单一,抗原性稳定。

一、麻疹病毒(measles virus)

(一) 生物学性状(biological characteristics)

球形有包膜单负链RNA病毒,仅一个血清型,抗原性稳定,是麻疹的病原体。

两种糖蛋白刺突,即血凝素HA和溶血素(hemolysin,HL)。HA可与宿主细胞表面的病毒受体结合,并能凝集猴红细胞;HL具有溶血作用,可使感染细胞融合形成多核巨细胞。

(二) 致病性和免疫性(pathogenicity and immunity)

1. 致病性(pathogenicity) 麻疹是儿童时期最为常见的急性传染病,是一种以发热、呼吸道卡他症状及全身斑丘疹为特征的急性传染病,常因并发症的发生导致死亡。

(1) 传染源:急性期患者(人是麻疹病毒的唯一自然宿主)。

(2) 传播途径:呼吸道,被污染的玩具、用具。

(3) CD46为其受体,除红细胞外大多数组织细胞都有CD46,在细胞内增殖可形成多核巨细胞,核内和细胞质内形成嗜酸性包涵体。

(4) 多为显性感染。6个月至5岁儿童易感。

(5) 口腔颊黏膜上可见周围绕以红晕的灰白色小点,即Koplik斑,有助于早期诊断。

(6) 部分患者出现并发症,以细菌性肺炎最为常见。

(7) 脑脊髓炎:发生于约0.1%患者,是一种迟发型超敏反应性疾病,病死率15%。

(8) 迟发感染:亚急性硬化性全脑炎(subacute sclerosing panencephalitis,SSPE)约百万分之一的麻疹患者在恢复后数年内可发生,是由潜伏于脑组织中的缺陷麻疹病毒引起的迟发并发症,表现为大脑功能渐进性衰退,患者在1~2年内昏迷死亡。

2. 免疫性(Immunity) 麻疹病后机体形成持久牢固的免疫力,抗体可持续终生,母亲抗体能保护新生儿。麻疹的恢复主要靠细胞免疫,T细胞缺陷者会产生麻疹持续感染,导致死亡。

(三) 防治原则(prevention principle)

主要是特异性预防,对8月龄婴儿采用减毒活疫苗初次免疫接种,学龄前儿童加强免疫1次,抗体阳转率达90%以上。免疫力可维持10年左右。对有麻疹密切接触史的易感儿童在接触5天后肌注麻疹患者恢复期血清或丙种球蛋白。

二、腮腺炎病毒(mumps virus)

(一) 生物学性状(biological characteristics)

球形有包膜,单负链RNA病毒,仅一个血清型,抗原性稳定。

(二) 致病性和免疫性(pathogenicity and immunity)

1. 致病性(pathogenicity)

(1) 传染源:患者和病毒携带者(人是其唯一宿主)。

(2) 传播途径:通过空气飞沫经呼吸道传播。

(3) 临床表现:潜伏期1~3周,好发于冬春季。引起以单侧或双侧腮腺肿大,疼痛为主的流行性腮腺炎,是儿童常见的呼吸道传染病。易形成病毒血症,病毒随血流扩散至胰腺、睾丸、卵巢、肾脏等器官引起相应症状。

(4) 并发症:青春期感染者,易侵犯生殖系统(男20%,女5%),可导致不育(孕);或侵犯神经系统引起无菌性脑膜炎。

2. 免疫性(immunity)　病后可获得牢固免疫力。

(三) 防治原则(prevention principle)

疫苗接种是唯一有效的预防措施。即麻疹病毒、流行性腮腺炎病毒、风疹病毒组成的三联疫苗(MMR)。

第三节　冠状病毒(Coronavirus)和SARS冠状病毒

冠状病毒包括人冠状病毒和多种动物冠状病毒,因为电镜下其外观像日冕,故称冠状病毒。人冠状病毒是引起普通感冒的主要病原体,症状轻,但2002年11月~2003年6月世界流行的严重急性呼吸综合征(severe acute respiratory syndrome,SARS)的病原体是一种新的冠状病毒,称为SARS冠状病毒。

一、冠状病毒

(1) 形态与结构:单正链RNA病毒,不分节段,有包膜,其表面有突起,电镜下病毒形如日冕或冠状。

(2) 抵抗力弱。

(3) 多数冠状病毒引起普通感冒和咽喉炎,少数病毒引起成人腹泻或胃肠炎,冬春两季流行,经飞沫传播,免疫力不牢固,无特异性防治方法。

二、SARS冠状病毒

SARS冠状病毒(SARS coronavirus,SARS-CoV)是严重急性呼吸综合征(sever acute respiratory syndrome,SARS)的病原体,SARS是一种急性呼吸道传染病,又称为传染性非典型性肺炎,2002年11月在我国广东首发,造成世界32个国家和地区暴发流行。

(一) 生物学性状(biological characteristics)

1. 形态与结构

(1) 形态:呈不规则形,直径60~220nm,包膜有伸出的突起,呈花冠状。

(2) 结构:

核衣壳:由单正链 RNA 核酸上结合 N 蛋白构成,N 蛋白是一种重要的结构蛋白,参与病毒转录、复制、成熟过程。

包膜:表面有 S 蛋白和 M 蛋白等 2 种糖蛋白,其中 S 蛋白是刺突糖蛋白,能与细胞受体结合,使细胞融合,与病毒侵染细胞有密切关系,M 蛋白参与包膜形成。

2. 培养特性:可在 Vero-E6 和 FRhK-4 细胞内增殖

3. 抵抗力:弱,对脂溶剂敏感,可用 0.2%~0.5% 过氧乙酸或 10% 次氯酸钠消毒。

(二) 致病性与免疫性(pathogenicity and immunity)

1. 致病性

(1) 传染源:主要为 SARS 患者。

(2) 传播途径:近距离飞沫传播为主,也可经粪口途径传播。

(3) 所致疾病:严重急性呼吸综合征,又称为传染性非典型性肺炎,密闭环境中易感,有家庭和医院聚集感染现象,人群普遍易感。

临床表现:潜伏期 2~10 天,发热为首发症状,一般高于 38℃,可伴有头痛乏力、关节痛等,继而有干咳、胸闷气短等症状,X 线胸片显示肺部有阴影,病情进展快,48 小时内病灶达 50% 以上,同时出现呼吸困难和低氧血症,部分患者伴有严重肺渗出,出现呼吸窘迫,常伴过敏性血管炎,出现休克、DIC、心率失常等,平均死亡率 11% 。有糖尿病、冠心病、肺气肿等基础病的老年人死亡率高达 40%~50% 。

2. 免疫性　感染 10 天后开始产生抗体,特异性抗体有中和保护作用,可用于治疗。细胞免疫逐渐增强,在发挥防御反应的同时也可引起免疫病理损伤,造成 T、B 淋巴细胞的迅速凋亡、降低免疫功能。

(三) 微生物学检查(microbiological diagnosis)

1. 病毒分离鉴定　取分泌物做细胞培养。

2. 核酸检测　提取 RNA 做 PCR 检测,迅速、准确。

3. 血清学检查　用免疫方法检测患者血清中特异性抗体,有免疫荧光、ELISA 等。

(四) 防治原则(prevention principle)

预防和控制 SARS 冠状病毒的措施在于对患者和疑似病例进行及时严格地隔离和治疗。目前尚无疫苗和特异性药物用于预防 SARS 冠状病毒。

第四节　其他呼吸道病毒

一、风疹病毒(rubella virus)

风疹的病原体,又称德国麻疹。

(一) 生物学性状(biological characteristics)

病毒体为不规则球形,核心为单正链 RNA,有包膜,表面含有具凝血和溶血活性的糖蛋白刺突。仅一个血清型,抗原性稳定。

(二) 致病性和免疫性(pathogenicity and immunity)

人是唯一感染宿主,主要通过呼吸道感染,症状多为发热、麻疹样皮疹,并伴有耳后和枕下淋巴结肿大，人群普遍易感，儿童期感染多产生持久免疫力，但5%左右育龄妇女未感染过，无免疫力。

风疹病毒易发生垂直传播，若孕妇早期感染风疹病毒，可经胎盘感染胎儿，引起流产或死胎，还可导致胎儿发生先天性风疹综合征（CRS，congenital rubella syndrome），临床表现为先天性心脏病、白内障、耳聋。

（三）特异性预防（specific prevention）

常用风疹减毒活疫苗接种，免疫保护持续时间为7～10年。育龄妇女和少女为主要接种对象；国外已使用MMR（measles、mumps、rubella）三联疫苗进行预防。

二、腺病毒（adenovirus）

（一）生物学性状（biological characteristics）

球形双链DNA无包膜病毒，约有100血清型。感染人类的腺病毒有A～F 6组，共42个血清型。

（二）致病性和免疫性（pathogenicity and immunity）

腺病毒可经呼吸道、消化道、眼结膜等多种途径传播引起多种临床疾病。

1. 呼吸道感染

（1）急性发热性咽喉炎：以婴儿和儿童多见，由C组1、2、5、6型引起，出现发热、咳嗽、鼻塞和咽喉部溃疡等症状。

（2）咽结膜炎：多由B组3、7型所致。有爆发倾向，如游泳池结膜炎。

（3）急性呼吸道感染：多由B组4、7、3型病毒所致，主要表现为咽炎、发热、咳嗽和全身不适等。

（4）肺炎：占儿童期肺炎的10%，多由B组3、7型所致。

2. 消化道感染　小儿胃肠炎，多由F组40、41引起，表现为腹痛、腹泻。

3. 眼结膜　流行性角膜结膜炎，多由8、9、37型引起，高传染性。

4. 泌尿生殖道感染　小儿急性出血性膀胱炎（11、12型）；37型可引起成人尿道炎和女性宫颈炎等，常由性传播而感染。

第五节　强化训练

一、判断题

1. 抗原漂移是流感病毒基因重组造成的，引起疾病的小范围流行。
2. 呼吸道病毒的核酸类型皆为RNA。
3. 乙型流感病毒最易发生抗原变异，导致大流行。
4. 亚急性硬化性全脑炎的病原体是麻疹病毒。
5. 孕期感染风疹病毒可导致胎儿先天畸形。
6. 麻疹病毒引起的感染以显性感染多见。
7. 抗原转变是指不同来源的流感病毒基因重组产生新的亚型，常引起大流行。
8. 引起人类、禽类流感的流感病毒主要是乙型流感病毒。
9. 流感病毒是普通感冒的常见病原体。

10. 血凝试验和血凝抑制试验都是鉴定流感病毒的血清学试验。

二、填空题

1. 流感病毒根据其可溶性抗原分________、________和________3 型，其中最易变异的是________。

2. 流感病毒包膜刺突由________和________组成。

3. 风疹病毒通过垂直传播所引起的先天性风疹综合征(CRS)主要表现为________、________、________。

4. 决定甲型流感病毒亚型的特异性抗原是________和________。

5. 流感病毒的抗原性变异包括________和________。

三、单项选择题

【A1 型题】

1. SSPE 是下列哪种病毒引起的
   A. 冠状病毒　B. 风疹病毒　C. 腮腺炎病毒
   D. 麻疹病毒　E. 流感病毒

2. 下列哪种病毒可引起胎儿先天畸形
   A. 风疹病毒　B. 鼻病毒　C. 麻疹病毒
   D. 冠状病毒　E. 流感病毒

3. 流行性感冒的病原体是
   A. 流感病毒　B. 副流感病毒　C. 流行性感冒杆菌
   D. 风疹病毒　E. 鼻病毒

4. 普通感冒的最常见病原体是
   A. 副流感病毒　B. 流感病毒　C. 鼻病毒
   D. 风疹病毒　E. 腺病毒

5. 流感病毒最易变异的结构是
   A. RNA 多聚酶　B. 乙型流感病毒的 HA　C. 核蛋白
   D. M 蛋白　E. 甲型流感病毒的 HA

6. 呼吸道感染的病毒是
   A. 脊髓灰质炎病毒　B. 轮状病毒　C. 甲型肝炎病毒
   D. 乙型脑炎病毒　E. 麻疹病毒

7. 感染后临床体征表现为口颊黏膜处 Koplik 斑的是
   A. 副流感病毒　B. 流感病毒　C. 腮腺炎病毒
   D. 麻疹病毒　E. 腺病毒

8. 抗原性最易变异的呼吸道病毒是
   A. 腮腺炎病毒　B. 风疹病毒　C. 麻疹病毒
   D. 流感病毒　E. SARS 冠状病毒

9. 流感病毒的核酸类型和结构特点是
   A. 分节段的(+)ssRNA　B. 完整的(+)ssRNA　C. 分节段的(-)ssRNA
   D. 完整的(-)ssRNA　E. 分节段的 dsDNA

10. 下列哪种病毒的核酸是分节段的

A. 流感病毒　B. 风疹病毒　C. 麻疹病毒
D. 风疹病毒　E. 腮腺炎病毒

11. 流感病毒分亚型的依据是
A. 核蛋白抗原　B. 核酸类型　C. HA 和 NA
D. M1 蛋白抗原　E. M2 蛋白抗原

12. 抗原性漂移和抗原性转变,是下列哪种病毒的变异特征
A. 风疹病毒　B. 腮腺炎病毒　C. 麻疹病毒
D. 甲肝病毒　E. 流感病毒

13. 造成流感病毒小范围流行的原因是
A. 宿主的不同　B. 抗原转变　C. 耐药性变异
D. CPE　E. 抗原漂移

14. 引起严重急性呼吸综合征(SARS)的病原体是
A. 肺炎衣原体　B. 肺炎双球菌　C. 肺炎支原体
D. 腮腺炎病毒　E. 新型冠状病毒

15. 流行性腮腺炎的传播方式是
A. 胎盘　B. 消化道　C. 呼吸道
D. 泌尿生殖道　E. 蚊虫叮咬

16. 关于麻疹病毒的叙述,正确的一项是
A. 无包膜　B. 以显性感染为主　C. 不引起病毒血症
D. 消化道传播　E. 血清型别多

17. 先天性风疹综合征(CRS)即胎儿或新生儿患先天性白内障(失明)、心脏病、耳聋等,是因为孕妇
A. 分娩时患风疹　B. 在孕期 6 ~7 个月患风疹
C. 在孕期 8 ~9 个月患风疹　D. 在孕期 1 ~5 个月患风疹
E. 缺乏血清特异性风疹抗体

18. 流感的发生和流行不易有效控制主要原因是
A. 病毒对消毒剂不敏感　B. 疾病多为显性感染　C. 疾病潜伏期短
D. 病毒易变异　E. 病毒传染性强

19. 下列病毒感染人体不引起病毒血症的是
A. 麻疹病毒　B. 腮腺炎病毒　C. 流感病毒
D. 风疹病毒　E. 脊髓灰质炎病毒

20. 麻疹病毒的传播途径是
A. 动物咬伤　B. 消化道　C. 呼吸道
D. 蚊虫叮咬　E. 血液

21. 流感病毒中最易变异的是
A. 甲型　B. 乙型　C. 丙型
D. 甲型+乙型　E. 甲型+丙型

22. 流感病毒的哪一成分诱导产生的抗体保护性最强
A. 基质蛋白　B. 血凝素　C. 核蛋白
D. 神经氨酸酶　E. 核酸

【A2 型题】

1. 患儿,男,1 岁。发热、咳嗽、流涕、打喷嚏、两眼畏光 4 天,发际、耳后、头面部及躯干有红色斑丘疹,引起本病最可能的病原体是什么
   A. 猩红热　　B. 麻疹　　C. 流感
   D. 风疹　　E. 伤寒
2. 患者,女,25 岁。妊娠 5 周,近日全身出现粟粒大小红色丘疹,伴耳后淋巴结肿大,该患者可能被下列哪种病原微生物感染
   A. 风疹病毒　　B. 普氏立克次体　　C. 斑疹伤寒立克次体
   D. 麻疹病毒　　E. 伤寒杆菌
3. 一位感冒患者,其急性期咽漱液或鼻咽拭子标本,接种于 12 日龄鸡胚,35℃培养 3 天后,收集的羊水和尿囊液,经检测已诊断为流感病毒,拟进一步鉴别流感病毒的型、亚型和毒株,下一步适用的试验方法应该是
   A. 间接凝集试验　　B. 红细胞凝集(血凝)试验
   C. 血吸抑制试验　　D. 细胞吸附(血吸)试验
   E. 血凝抑制试验

【B1 型题】

A. 流感病毒　　B. 风疹病毒　　C. 腮腺炎病毒
D. 呼吸道合胞病毒　　E. 麻疹病毒

1. 最容易发生抗原性变异的是
2. 能形成急性病毒感染的迟发并发症的是

   A. 麻疹　　B. 腮腺炎　　C. 普通感冒
   D. 流感　　E. 非典型性肺炎

3. 鼻病毒
4. SARS 冠状病毒引起

   A. 风疹病毒　　B. 麻疹病毒　　C. 乙肝病毒
   D. 脊髓灰质炎病毒　　E. 乳头瘤病毒

5. 能通过呼吸道传播,又能经垂直传播引起胎儿畸形的病毒是
6. SSPE 的病原体是

四、问答题

1. 试述流感病毒的结构。
2. 试述流感病毒的分型、变异和流行的关系。
3. 现已发明了多种流感病毒疫苗,为何不能有效控制流感?
4. 何谓先天性风疹综合征? 如何预防?
5. 简述人类对流感病毒和麻疹病毒的免疫性有何不同? 为什么?
6. 以流感病毒为例,说明病毒血凝试验和血凝抑制试验的原理和实际用途。

(王红英 编,陈锋 校)

第二十五章　肠道感染病毒(Enterovirus)

本章要求

1. 掌握:脊髓灰质炎病毒的生物学特点(形态结构、抗原分型)致病性和免疫性,特异性预防。

2. 熟悉:主要肠道感染病毒的种类、传播和致病特点;轮状病毒的致病性与免疫性。

3. 了解:柯萨奇病毒、埃可病毒、肠道腺病毒、杯状病毒及星状病毒的致病性;肠道病毒的微生物学检查。

第一节　肠道病毒(Enterovirus)

一、脊髓灰质炎病毒(poliovirus)

(一)生物学性状(biological characteristics)

1. 形态与结构

(1)球形,无包膜病毒,直径24~30nm。属于小RNA病毒科,肠道病毒属。

(2)核酸为单正链RNA:基因组两端为保守的非编码区,中间为连续开放读码框架(ORF);3′端有polyA尾,增强病毒的感染性;5′端有vpg小分子蛋白质,与病毒RNA合成复制和基因组装配有关。

(3)衣壳:由VP1~VP4四种不同的多肽组成。

2. 抗原分型　1、2、3型,型间无交叉免疫反应。

3. 抵抗力　较强,污水、粪便中可存活几个月。耐胃酸、胆汁。但不耐热,56℃,30分钟灭活。

(二)致病性与免疫性(pathogenicity and immunity)

1. 致病性

(1)传染源:患者、无症状带病毒者。

(2)传播途径:粪-口途径。夏秋季是主要流行季节,儿童为主要易感者。

(3)脊髓灰质炎病毒识别的受体为免疫球蛋白超家族(IGSF)的细胞黏附分子(CD155),只有很少的组织表达这种受体,如脊髓前角细胞、背根神经节细胞、运动神经元、骨骼肌细胞和淋巴细胞等。故其感染范围狭窄。

(4)病毒→局部黏膜和咽、扁桃体、肠道集合淋巴结中初步增殖→第一次病毒血症→扩散至带有病毒识别受体的靶组织再次增殖→第二次病毒血症,产生临床症状。机体免疫力强弱显著影响感染的结局:

1)约90%以上的感染者为隐性感染。

2)约5%感染者为顿挫感染。

3)约1%~2%表现为非麻痹型脊髓灰质炎或无菌性脑膜炎。

4)约0.1%产生最严重的结局:暂时性肢体麻痹,永久性弛缓性肢体麻痹,甚至延髓麻痹导致呼吸、心脏衰竭死亡。

2. 免疫性　感染后机体可获得牢固的型特异性免疫。以体液中和抗体为主。

(1) 黏膜分泌液 slgA:可阻止 poliovirus 的吸附,入血。

(2) 血清中和 Ab:IgG、IgM 阻止 poliovirus 向靶组织扩散。

(三) 特异性预防(specific prevention)

1. 疫苗

(1) IPV(灭活脊髓灰质炎疫苗,Salk 疫苗):三价混合灭活疫苗

1) 较安全,不会发生毒力返祖。

2) 易运输、保存。

3) 只产生血清中和 Ab,无 slgA,故不能在感染早期中和病毒。

4) 欧、美国家使用改进的抗原性好的增效疫苗获得良好效果。

(2) OPV(脊髓灰质炎减毒活疫苗,Sabin 疫苗)三价混合减毒活疫苗

1) 免疫效果优于 IPV:既可产生血清中和 Ab,又可产生 slgA。

2) 口服后类似自然感染,疫苗病毒经粪便排出,可使接触者形成间接免疫,扩大免疫接种范围。

3) 有毒力返祖可能,引起 VAPP(疫苗相关麻痹型脊灰炎),新的免疫程序建议:最初 2 次免疫使用 IPV 以免发生 VAPP。

4) 热稳定性差,不易贮存,运输,使用要求高。

2. 接种方法　2 月龄开始连服 OPV 三次,每次间隔 1 个月;4 岁加强一次。可保持持久免疫力。

二、柯萨奇病毒(coxsackievirus)

生物学性状类似于脊髓灰质炎病毒,分 A(1 ~ 22、24 型)、B(1 ~ 6)两组;临床所致疾病有麻痹症、无菌性脑膜炎、疱疹性咽峡炎、手足口病、流行性胸痛、心肌炎和心包炎和急性结膜炎等。

三、埃可病毒(enteric cytopathogenic human orphan virus,ECHO)

生物学性状类似于脊髓灰质炎病毒,包括 1 ~ 9、11 ~ 27、29 ~ 33 型;临床所致疾病有麻痹症、无菌性脑膜炎、皮疹、腹泻、流行性胸痛、心肌炎和心包炎、新生儿全身感染等。

四、新型肠道病毒

生物学性状和传播途径类似于脊髓灰质炎病毒,包括 68、69、70、71 型,主要引起急性出血性结膜炎(70 型)、肺炎(68 型)、手足口病(71 型)和脑炎(70、71 型)等。

第二节　轮状病毒(Rotavirus)

一、生物学性状(biological characteristics)

(1) 球形,无包膜、有双层衣壳,内衣壳壳粒呈放射状排列,病毒外形如车轮状,故名。只有完整双层衣壳结构的病毒才具感染性。

（2）核心由双链 RNA 构成，分为 11 个基因片段。每个片段含一个开放读码框架（ORF，open reading frame），分别编码 6 个结构蛋白（VP1 ~ VP4、VP6、VP7）和 5 个非结构蛋白（NSP1 ~ NSP5）。VP（viral protein）4 和 VP7 位于外衣壳，决定病毒的血清型。VP7 为糖蛋白，是中和抗原；VP4 为病毒血凝素，与病毒吸附易感细胞有关，亦为重要的中和抗原。

病毒基因组片段在聚丙烯酰胺凝胶电泳中由于迁移率的不同而形成特征性的电泳图谱，不同轮状病毒电泳图谱不同，据此可对轮状病毒进行快速鉴定。

（3）对理化因素及外界环境抵抗力较强。粪便中存活数日到数周；耐乙醚、耐酸、耐碱。55℃30 分钟灭活。经胰酶作用后感染性增强。

（4）根据内衣壳 VP6 的抗原性，轮状病毒被分为 A ~ G 7 个组，对人致病的主要是 A、B、C 等 3 组。

二、致病性和免疫性（pathogenicity and immunity）

轮状病毒呈世界性分布，A ~ C 组引起人类和动物腹泻，D ~ G 组只引起动物腹泻。A 组轮状病毒最为常见，是世界范围内婴幼儿重症腹泻最重要的病原体，是导致婴幼儿死亡的主要原因之一。

1. 致病性　传染源：病人和无症状带病毒者，经粪-口途径传播。多发生于深秋初冬季节，我国常称为秋季腹泻。

（1）A 组：主要引起 6 月 ~2 岁的婴幼儿急性胃肠炎，占病毒性胃肠炎的 80%。

机制：病毒在小肠黏膜绒毛细胞内增殖→→微绒毛萎缩、变短、脱落；腺窝细胞增生→→细胞损伤导致吸收异常；病毒非结构蛋白 p4 蛋白（NSP4）有肠毒素样作用，刺激细胞内钙离子升高→→肠腔积液→→水样泻

症状：发热、腹痛、呕吐、水样泻，重者出现脱水和酸中毒，是导致婴幼儿死亡的主要原因。

（2）B 组：成人腹泻，仅我国报道 1982 ~1983 年在我国东北、西北矿区暴发过严重的非细菌性大规模霍乱样腹泻。患者达数十万人。

2. 免疫性　病后机体产生型特异性 IgG、IgM 和 sIgA 抗体，以肠道 sIgA 抗体最重要，对同型有保护作用。但因婴幼儿免疫系统发育尚不完善，sIgA 抗体含量低，所以病愈后还可重复感染。

三、肠道腺病毒（enteric adenovirus）

常见血清型是 40、41、42，引起婴幼儿病毒性腹泻的重要病原体之一。主要经粪-口途径传播，夏季多见，主要侵犯 5 岁以下儿童。

四、杯状病毒（calicivirus）

表面有杯状凹陷，是引起非细菌性胃肠炎的重要病原体，冬季高发，任何年龄组均可被感染。病人、隐性感染者、健康携带者为传染源。粪-口为主要传播途径。常在食用海产品后发生。

五、星状病毒（astrovirus）

粪-口途径传播，易感者为 5 岁以下婴幼儿，引起腹泻，是医院内感染的主要病原体之一。

第三节 强化训练

一、判断题

1. 丙种球蛋白可用于脊髓灰质炎的紧急预防。
2. 易感者感染脊髓灰质炎病毒后,多数发展为小儿麻痹症。
3. 脊髓灰质炎减毒活疫苗在使用中给儿童服用剂量越多效果越好。
4. 轮状病毒既可引起小儿腹泻,也可引起成人腹泻。
5. 肠道病毒均可通过粪口途径传播。
6. D 组轮状病毒是婴幼儿重症腹泻的最重要病原体之一。
7. OPV 和 IPV 均为三价混合疫苗。
8. 除脊髓灰质炎病毒外,柯萨奇病毒和埃可病毒也可引起麻痹症。
9. 易感者感染脊髓灰质炎病毒后,绝大多数表现为显性感染。

二、填空题

1. 脊髓灰质炎病毒的传染源是________和________;经________传播,侵犯________细胞,引起肢体麻痹。
2. 轮状病毒分 7 个组,A 组引起________,B 组引起________。
3. 预防脊髓灰质炎的疫苗有________和________两种,我国目前主要采用________。

三、单项选择题

【A1 型题】

1. 关于脊髓灰质炎病毒的叙述,正确的一项是
   A. 包膜病毒　B. 只有一个血清型　C. 不引起病毒血症
   D. sIgA 有重要抗感染作用　E. 只在肠道增殖
2. 肠道病毒的核酸类型是
   A. +ssRNA　B. -ssRNA　C. ssDNA
   D. dsRNA　E. dsDNA
3. 脊髓灰质炎病毒主要侵犯
   A. 脑神经节　B. 三叉神经节　C. 脊髓前角神经细胞
   D. 神经肌肉接头处　E. 肠道微绒毛
4. 婴幼儿病毒性腹泻最常见的病原体是
   A. 柯萨奇病毒　B. 埃可病毒　C. 轮状病毒
   D. 腺病毒　E. 呼肠病毒
5. 下列关于肠道病毒的特点,错误的是
   A. 小球形　B. 20 面体对称　C. 对乙醚敏感
   D. 不同病毒可引起相同症状　E. 核酸具有感染性
6. 下列哪种病毒在分类上与肠道病毒同为小 RNA 病毒科
   A. 戊肝病毒　B. 乙脑病毒　C. 乙肝病毒
   D. 甲肝病毒　E. 腺病毒
7. 关于脊髓灰质炎病毒的特点,错误的是
   A. 经粪口途径传播　B. 口服 OPV 预防

C. 多数感染者发生肢体麻痹症　D. 获得同型牢固免疫
E. 识别的受体为免疫球蛋白超家族的细胞黏附分子

8. 关于口服 OPV(三价脊髓灰质炎病毒减毒活疫苗)的优点,应排除
A. 诱发完全的免疫应答　B. 只需接种 1 次　C. 抑制自然野毒株
D. 免疫力牢固　E. 类似自然感染

9. 引起急性出血性结膜炎的新型肠道病毒是
A. 68 型　B. 69 型　C. 70 型
D. 71 型　E. 72 型

10. 脊髓灰质炎病毒感染后,常见的感染类型是
A. 隐性感染　B. 急性感染　C. 慢性感染
D. 潜伏感染　E. 慢发感染

11. 脊髓灰质炎病毒的感染方式是
A. 经媒介昆虫叮咬　B. 经口食入　C. 经呼吸道吸入
D. 经血液输入　E. 经皮肤接触

12. 能耐受脂溶剂的病毒为
A. 流感病毒　B. 风疹病毒　C. 脊髓灰质炎病毒
D. 呼吸道合胞病毒　E. 麻疹病毒

13. 关于口服脊髓灰质炎减毒活疫苗的注意事项,不正确的是
A. 注意疫苗是否失效　B. 勿用热开水和母乳送服
C. 疫苗在运输途中要注意冷藏　D. 为避免其他肠道病毒干扰,宜在冬季服用
E. 需连续服三次,每次间隔一年

14. 脊髓灰质炎病毒的致病特点不包括
A. 传播方式主要是粪-口途径　B. 可形成两次病毒血症
C. 多表现为隐性感染　D. 易感者多为 5 岁以下幼儿
E. 易侵入中枢神经系统造成肢体痉挛性瘫痪

15. 小儿麻痹症的病原体是
A. 脊髓灰质炎病毒　B. 乙脑病毒　C. 单纯疱疹病毒
D. 麻疹病毒　E. EB 病毒

16. 下列哪组病毒均可通过粪-口途径传播
A. 脊髓灰质炎病毒、HAV、ECHO 病毒、柯萨奇病毒
B. 腺病毒、流感病毒、脊髓灰质炎病毒、ECHO 病毒
C. 柯萨奇病毒、HIV、麻疹病毒、EB 病毒
D. 冠状病毒、腮腺炎病毒、ECHO 病毒、柯萨奇病毒
E. EB 病毒、ECHO 病毒、脊髓灰质炎病毒、柯萨奇病毒

17. 轮状病毒的致泻机制是
A. 小肠黏膜细胞 cAMP 水平升高,导致体液平衡紊乱
B. 小肠黏膜 cAMP 水平升高,导致小肠细胞分泌过度
C. 病毒直接损伤小肠黏膜细胞,绒毛脱落,腺窝细胞增生、分泌增多
D. 病毒作用于肠壁神经系统,使肠功能紊乱
E. 小肠黏膜细胞 cGMP 水平升高,导致小肠细胞分泌过度

18. 不属于脊髓灰质炎病毒免疫特点的是
   A. 抗原性稳定,感染后机体免疫力牢固
   B. 肠道局部 SIgA 可阻止野毒株的入侵
   C. 血清 IgG 可阻止病毒入侵中枢神经系统
   D. 只有显性感染才能获得免疫力
   E. SIgA 可通过初乳传递给新生儿

四、问答题

1. 试述在预防脊髓灰质炎时,接种死疫苗和活疫苗各自的优点和缺点。
2. 简述肠道病毒的生物学性状。
3. 简述脊髓灰质炎病毒的致病性特点和免疫性特点。
4. 简述人类轮状病毒的主要生物学性状、致病性及免疫性。
5. 试述肠道病毒所致的主要疾病。

(马海梅 编,孙玉萍 校)

第二十六章　肝炎病毒(Hepatitis Virus)

本章要求

1. 掌握:肝炎病毒的种类、传染源及传播途径;HBV 的生物学性状、致病性和免疫性,微生物学诊断,特异性预防。

2. 熟悉:HAV 和 HEV 的生物学性状、致病性和免疫性、血清学检查和特异性预防;HCV 和 HDV 的致病性。

3. 了解:HCV、HDV 和 HEV 的生物学特性和微生物学检查;HFV、HGV 和 TTV 的致病性。

肝炎病毒(hepatitis virus)是指引起人类病毒性肝炎的病原体,至少包括 HAV、HBV、HCV、HDV、HEV 等五种常见的肝炎病毒,其次还有近年来新发现的 HGV 和 TTV 等与人类肝炎相关的病毒。

第一节　甲型肝炎病毒(Hepatitis A Virus,HAV)

HAV 是甲型肝炎的病原体,属小 RNA 病毒科嗜肝病毒属(*hepatovirus*)。

一、生物学性状(biological characteristics)

1. 形态与结构(morphology and structure)　球形、无包膜、单正链 RNA 病毒。基因结构由 5′末端非编码区、编码区和 3′末端非编码区 3 部分组成。编码区只有一个开放读码框架(open reading frame,ORF),编码一个大分子蛋白,水解后产生 HAV 的结构蛋白(SP)和非结构蛋白(NSP)。结构蛋白含 VP1、VP2、VP3 及 VP4 四种多肽,构成 HAV 的衣壳蛋白具有抗原性,即 HAV-Ag 可诱导机体产生保护性抗体(Anti-HAV)。HAV 仅有 1 个血清型,抗原性稳定不易变异。

2. 抵抗力(resistance)　HAV 对理化因素有较强的抵抗力;较耐热,100℃5 分钟灭活;耐乙醚、氯仿和酸(pH3);在淡水、海水、泥沙、毛蚶中可存活数天至数月,与其传播途径有关。

3. 动物模型和细胞培养(animal mode and cell culture)　HAV 对灵长类动物易感,经口或静脉注射途径感染 HAV 后可发生肝炎,并可从感染动物粪便中检出病毒颗粒;血清中可检出 Anti-HAV。HAV 可在灵长类动物细胞中缓慢增殖,一般不引起 CPE。

二、致病性与免疫性(pathogenicity and immunity)

1. 传染源和传播途径(transmission)　患者和隐性感染者是传染源,主要经粪-口途径传播,通过污染的水源、食物、海产品、食具等造成散发或爆发流行。潜伏期一般为 15 ~ 50 天,平均 30 天。在潜伏期末病毒随粪便大量排出,传染性强。主要侵犯儿童和青少年。大多数表现为隐性感染。

2. 所致疾病(clinical findings)　甲型肝炎,临床表现为急性黄疸型或无黄疸型肝炎,病毒经口侵入，首先在口咽部或唾液腺增殖，然后在肠黏膜与局部淋巴结中大量增殖，并入血，最终侵犯肝脏。为自限性疾病，不发展为慢性感染和慢性携带者，预后较好。肝细胞损伤机制尚未完全明了，一般认为 HAV 诱发的免疫病理反应是肝细胞损伤的主要原因，早期是 NK 细胞作用引起的肝细胞溶解，然后是特异性 CTL 在 HLA-Ⅰ类分子的介导下杀伤肝细胞；此外免疫细胞释放的 IFN-γ 可促进肝细胞表达 HLA-Ⅰ类分子，从而增强了 HLA 介导的 CTL 对肝细胞的特异性细胞毒作用。

3. 免疫性（immunity） HAV 的显性感染和隐性感染均可诱导机体产生 Anti-HAV，其中 HA-IgM 早期出现；急性期后期或恢复期早期 HA-IgG 出现，维持多年，对 HAV 再感染有保护作用。

三、微生物学检查（microbiological diagnosis）

1. 抗-HAV IgM 甲型肝炎早期诊断的最可靠的血清学指标。

2. 抗-HAV IgG 主要用于了解既往感染史或进行流行病学调查。

四、特异性预防（specific prevention）

1. 主动免疫 减毒活疫苗、灭活疫苗。

2. 被动免疫 丙种球蛋白。

第二节 乙型肝炎病毒（Hepatitis B Virus，HBV）

属于嗜肝 DNA 病毒科正嗜肝 DNA 病毒属。乙型肝炎的病原体。HBV 感染后临床表现呈多样性，可表现为重症肝炎、急性肝炎、慢性肝炎或无症状携带者，部分慢性肝炎可演变为肝硬化、原发性肝癌。

一、生物学性状（biological characteristics）

（一）形态与结构（morphology and structure）

乙肝患者血清标本在电镜下可见三种颗粒：

1. 大球形颗粒（Dane 颗粒） 直径 42nm，为完整的 HBV，有感染性。具有双层衣壳和核心。核心内部含双股不完全环状 DNA（未闭合）、DNA 聚合酶；内衣壳：含 HBcAg、HBeAg；外衣壳（包膜）：含 HBsAg、PreS Ag。

2. 小球形颗粒 最多见，直径 22nm，中空颗粒，主要成分 HBsAg，无感染性。

3. 管形颗粒 直径 22nm，长 100 ~ 500nm，由小球形颗粒聚合而成，主要成分为 HBsAg，无感染性。

（二）基因结构与功能（gene structure and function）

HBV-DNA 为不完全双链环状 DNA 分子，包括闭合的长链（负股）和不完整的短链（正股）。长链（负股）含 4 个开放读码框架（ORF），各 ORF 互相重叠：

S 区：由 *S*、*preS1*、*preS2* 基因组成，编码 HBsAg、PreS1 和 PreS2 抗原。

C 区：由 *C*、*pre-C* 基因组成，分别编码 HBcAg 和 Pre-C 蛋白，后者切割加工后形成 HBeAg。

P 区：编码 DNA 聚合酶。

X 区:编码 HBxAg,与肝癌的发生发展有关。

(三) 抗原组成(antigenic composition)

1. 表面抗原(HBsAg,S 蛋白) 大量存在于感染者血清中,是 HBV 感染的主要标志。具有抗原性,可刺激机体产生保护性抗体(抗 HBs)和 CMI,是制备乙肝疫苗的最主要成分;HBsAg 有 4 个亚型,即 adr、adw、ayr、ayw;亚型的分布有明显的地区和种族差异,我国汉族人群以 adr 多见,少数民族多为 ayw。因有共同的 a 抗原,故用 HBsAg 制备的疫苗有交叉保护作用。

抗-HBs(+):见于恢复期、既往感染者或接种疫苗后,表示机体对 HBV 有免疫力。PreS1 Ag 和 PreS2 Ag 抗原性强,具有与肝细胞表面受体结合的表位,与 HBV 的吸附有关;抗 Pre S1Ab 和抗 Pre S2Ab 能通过阻断 HBV 与肝细胞结合而起抗病毒作用。

2. 核心抗原(HBcAg) HBV 内衣壳成分,其外被 HBsAg 所覆盖,血中不易直接检出。抗原性强,能刺激机体产生抗-HBc,为非保护性抗体;但可作为判断 HBV 感染的血清学指标;抗 HBc-IgM(+):提示 HBV 处于复制状态,机体处于感染早期或慢性感染活动期;抗 HBc-IgG(+)则表明感染处于慢性期。

3. e 抗原(HBeAg) 是 Pre-C 蛋白翻译加工后的产物,为可溶性蛋白,可游离存在于血液中,其消长与 HBV 颗粒及 HBV-DNA 聚合酶水平的变化基本一致,故 HBeAg(+)可作为 HBV 复制及具有强感染性的指标。抗-HBe(+),对机体有一定保护作用,预后良好(pre-C 基因突变株除外)。

(四) 动物模型与细胞培养(animal mode and cell culture)

黑猩猩是对 HBV 最敏感的动物,常用来进行 HBV 的致病机制研究和疫苗效果及安全性评价。

(五) 抵抗力(resistance)

HBV 对外界环境因素的抵抗力较强,对低温、干燥和紫外线均有耐受性;70% 乙醇不能使其灭活;但高压蒸汽灭菌法、100℃10 分钟和环氧乙烷可灭活 HBV。

二、致病性和免疫性(pathogenicity and immunity)

(一) 传染源(infectious source)

病人、无症状 HBV 携带者。HBV 感染后潜伏期较长,一般为 30 ~ 160 天。不论在潜伏期、急性期或慢性活动初期,病人血清均有传染性。无症状 HBV 携带者因无症状,其作为传染源的危害性更大。

(二) 传播途径(transmissive route)

(1) 血液或血制品等:人对 HBV 极其敏感,只需极微量的污染血液经微小伤口进入人体即可导致感染。输血、注射、外科或牙科手术、针刺、共用剃刀或牙刷,皮肤黏膜的微小损伤均可造成传播。医院内污染的器械亦可导致医源性传播和感染。

(2) 母-婴垂直传播:胎盘、产道、哺乳。

(3) 性行为传播。

(三) 致病与免疫机制(pathogenesis)

1. 感染特点

(1) 免疫损伤为主:病毒不直接损伤肝细胞。根据病毒抗原诱导的特异性免疫应答的强弱及对肝细胞的损伤程度,感染后临床可表现为无症状携带者、急性肝炎、慢性肝炎、肝硬化和原发性肝癌等不同类型。

(2) 感染后多数为无症状携带者。

(3) 有症状的多为持续感染,且以慢性感染为主,表现为慢性进行性损伤。

2. 免疫病理损伤(Ⅱ、Ⅲ、Ⅳ型超敏反应)

(1) 细胞免疫及其介导的免疫病理反应(Ⅳ型超敏反应):主要由 HBV 抗原致敏的 Tc 细胞的特异性杀伤作用在清除 HBV 的同时所导致的肝细胞损伤。根据病毒感染肝细胞的数量及细胞免疫反应的强弱,可有不同的临床表现:若病毒感染的肝细胞不多,细胞免疫正常,肝细胞损伤不严重,临床表现为急性肝炎;若病毒感染肝细胞多而广泛,细胞免疫反应强烈,肝细胞损伤多而广泛,临床表现为重症肝炎;若机体对 HBV 感染的特异性免疫处于较低水平或完全缺乏时,不能及时有效的清除病毒,病毒与机体之间形成免疫耐受,临床表现为慢性持续性肝炎或无症状携带者。

(2) 体液免疫及其介导的免疫病理反应(Ⅱ、Ⅲ型超敏反应) HBV 感染后诱发的抗-HBs、抗 PreS1 和抗 PreS2 等保护性抗体可直接清除血液中的游离病毒,并可阻断病毒对肝细胞的粘附作用,但病毒抗原与相应抗体形成的免疫复合物随血流沉积于肾小球、关节滑膜等处可引起肾小球肾炎关节炎等肝外损伤,亦可因免疫复合物大量沉积于肝脏导致肝毛细血管栓塞引起急性肝坏死,临床表现为重症肝炎。

(3) 自身免疫反应引起的病理损害:HBV 感染诱导正常处于隐蔽状态的肝特异性脂蛋白抗原(LSP)的异常表达,LSP 作为自身抗原诱导机体产生针对肝细胞自身成分的免疫反应造成肝细胞损伤。

(4) 病毒变异与免疫逃逸:HBV-DNA 的 4 个 ORF 区均可发生变异,其中 *S*、*preS1*、*preS2* 及 *C* 基因变异较为重要,可引起病毒抗原性和机体特异性免疫应答的改变,造成免疫逃逸(immunoescape)。即机体形成的特异性免疫不能有效清除病毒;病毒可逃避体液免疫的监视和中和作用;此外临床上虽有病毒感染,但用现有的诊断方法却查不到病毒即所谓的"诊断逃逸"。

(四) HBV 与原发性肝癌

X 基因编码的 HBxAg 有反式激活作用,可反式激活细胞内原癌基因、抗癌基因或生长因子基因影响细胞周期促进细胞转化,与肝癌的发生、发展有关。

三、微生物学检查(microbiological diagnosis)

1. HBV 抗原、抗体检测

(1) 检测项目:HBsAg、HBeAg、Anti-HBs、Anti-HBe、Anti-HBc,俗称"两对半"。

(2) 检测方法:ELISA 和 RIA。

(3) 检测结果的临床分析及意义,见教材,要求理解掌握。

(4) 实际用途

1) 乙型肝炎的诊断。

2) 判断传染性及 HBV 感染的预后及转归。

3) 筛选献血员。

4) 判断疫苗接种效果。

5) 流行病学调查。

2. HBV DNA 检测　应用核酸杂交技术和常规 PCR 技术或荧光定量 PCR 技术直接检测血清中的 HBV-DNA,可测出极微量的病毒,是病毒存在和复制的最可靠指标。

四、特异性预防(specific prevention)

(一) 人工主动免疫

第一代:乙肝 HBsAg 血源疫苗,新生儿在 0、1、6 个月分别免疫 3 次,可获得 90% 以上的 Anti-HBs 阳性率。其他人群 HBV“两对半”检测 5 项全阴性者也应接种。

第二代:基因工程疫苗(酵母表达系统),可大量制备且可排除血源疫苗中可能存在的未知病毒感染。

(二) 人工被动免疫

高效价 Anti-HBs 人血清免疫球蛋白(HBIG),用于紧急预防,0.08mg/kg,8 天之内有预防效果,2 个月后需重复注射 1 次。

第三节　丙型肝炎病毒(Hepatitis C Virus,HCV)

一、生物学性状(biological characteristics)

HCV 呈球形,有包膜;SS(+)RNA 病毒,线状基因组,仅有 1 个长 ORF;基因组由 9 个基因区组成,自 5′端开始依次为 5′端非编码区、核心蛋白区(C 区)、包膜蛋白-1 区(E-1 区)、包膜蛋白-2 区/非结构蛋白-1 区(E2 区/NS1 区)、非结构蛋白-2 区(NS2 区)、非结构蛋白-3 区(NS3 区)、非结构蛋白-4 区(NS4 区)、非结构蛋白-5 区(NS5 区)和 3′端非编码区。5′端非编码区是 HCV 基因组中最保守的序列,常用于设计诊断 HVC 感染的 PCR 引物;E1 区和 E2 区/NS1 区基因具有高度变异性,常导致其编码包膜蛋白 E1 和 E2 快速变异,是导致 HCV 免疫逃逸(immunoescape),感染易于慢性化,疫苗研制困难的主要原因。

二、致病性和免疫性(pathogenicity and immunity)

HCV 主要经血或血制品传播,临床过程轻重不一,可表现为急性肝炎、慢性肝炎或无症状携带者;HCV 感染极易慢性化,约 40%~50% 感染者可转变为慢性肝炎,约 20% 慢性肝炎可发展成肝硬化,HCV 感染与肝癌的发生密切相关。

HCV 的致病机制与病毒的直接作用和免疫病理损伤有关。

三、微生物学检查(microbiological diagnosis)

(1) 检测 HCV-RNA。

(2) 检测抗 HCV。

四、特异性预防(specific prevention)

因 HCV 抗原性不强,且毒株极易变异,目前尚无疫苗用于预防。因此对献血员进行抗 HCV 检测尤为重要,以减少 HCV 的感染和传播;对血制品亦应进行 HCV 检测以防污染。

第四节　丁型肝炎病毒(Hepatitis D Virus, HDV)

一、生物学性状(biological characteristics)

HDV 为球形 SS(-)RNA 病毒,直径 35 ~ 37nm,核衣壳(HDV-RNA 和 HD-Ag)外是 HBsAg 组成的包膜,HDV 是缺陷病毒,不能单独复制,必须在 HBV 或其他嗜肝病毒辅助下才能复制引起感染。

二、致病性和免疫性(pathogenicity and immunity)

1. 传染源和传播途径　同 HBV 和 HCV。

2. 感染方式

(1) 联合感染:从未感染过 HBV 的正常人同时发生 HBV 和 HDV 感染。

(2) 重叠感染:已受 HBV 感染的乙肝患者或 HBsAg 携带者再发生 HDV 感染。常使原有的 HBV 感染加重或恶化。在重症肝炎时应注意检测是否有 HBV 和 HDV 重叠感染。

3. 临床特点　HDV 感染可表现为急性肝炎、慢性肝炎或无症状携带者。

三、微生物学检查(microbiological diagnosis)

(1) 检测抗-HDV。

(2) 检测 HDV-Ag。

(3) 检测 HDV-RNA。

第五节　戊型肝炎病毒(Hepatitis E Virus, HEV)

一、生物学性状(biological characteristics)

HEV 为球形,无包膜,SS(+) RNA,基因组全长 7.5Kb,有 3 个 ORF,分别编码病毒复制所需的依赖 RNA 的 RNA 多聚酶和病毒核衣壳蛋白。HEV 有两个基因型,其代表株为缅甸株(B)和墨西哥株(M),中国株与缅甸株同型。HEV 可感染黑猩猩、食蟹猴、猕猴、非洲绿猴、乳猪等多种动物。细胞培养有成功的报道,但不能大量增殖。

二、致病性和免疫性(pathogenicity and immunity)

1. 传染源和传播途径　同 HAV;潜伏期末和急性期初期病人和病毒携带者是主要传染源,粪-口途径传播(水型流行)。潜伏期 10 ~ 60 天,平均 40 天。

2. 感染方式　病毒经口感染,经胃肠道入血,在肝细胞内复制,经肝细胞释放到血液和胆汁中,经粪便排出体外,污染水源、食物和周围环境发生传播。

3. 致病机制　HEV 通过对肝细胞的直接损伤和免疫病理作用造成肝细胞的炎症和坏死。

4. 临床特点　人感染后表现为临床型和亚临床型。成人感染多见临床型,潜伏期末和急性期初期排毒量最大,传染性最强,是主要传染源。临床表现为急性黄疸型或无黄疸型戊型肝炎、重症肝炎及胆汁淤积型肝炎;多于发病 6 周后好转或痊愈,一般不转为慢性肝炎,预后较好,但孕妇感染后病情较重,尤以孕 6 ~ 9 个月为重,常导致流产或死胎,孕妇病死率可达 10%~20%。

三、微生物学检查(microbiological diagnosis)

(1) 病原学诊断:用电镜或免疫电镜检查粪便中 HEV 颗粒以与 HAV 区别。

(2) 血清学检查:检测血清中的抗 HEV IgM/IgG。确定现症感染或既往感染。

第六节　强化训练

一、判断题

1. 甲肝病毒仅有 1 个血清型,抗原性稳定。
2. 甲肝病毒感染急性期过后,常转化为慢性肝炎。
3. 注射丙种球蛋白可预防甲肝。
4. 检测 IgM 可用于甲肝和乙肝的早期诊断。
5. 五种肝炎病毒均可单独致病。
6. HAV 和 HEV 均为消化道传播。
7. 乙肝疫苗既可预防乙肝又可预防丁肝。
8. 抗-HBe(+)表明患者预后良好。
9. 乙肝病毒的 3 种颗粒均含有 HBsAg。
10. HBV 的 DNA 聚合酶具有以 RNA 为模板合成 DNA 的反转录酶作用,也具有催化合成 DNA 的 DNA 聚合酶功能。

二、填空题

1. 目前公认的人类肝炎病毒至少包括________、________、________、________和________五种。

2. 甲肝病毒的传染源是________和________;传播途径是________。

3. 在电镜下观察乙肝患者血清中有三种颗粒,即________、________和________,其中完整的乙肝病毒颗粒是________。

4. HBV 的传染源是________和________,传播途径是________、________和________。

5. 机体感染 HDV 时,若与 HBV 同时感染称为________,若在 HBV 感染后发生称为________。

6. HCV 主要通过________传播,引起________。

7. 肝炎病毒中,属于 DNA 病毒的有________,属于缺损病毒的是________。

8. 甲型肝炎的血清抗体中,表示现症感染的抗体是________,而表示既往感染的抗体是________。

9. HBV 的抗原主要有________、________和________。抗-HBV 感染的中和抗体是针对________的抗体。

10. “大三阳”是指________、________和________阳性。

11. “小三阳”是指________、________和________阳性。

12. HAV 的传染源是________和________,其传染性最强的时期是________和________。

三、单项选择题

【A1 型题】

1. 属于 DNA 病毒的是
   A. HAV　B. HBV　C. HCV
   D. HDV　E. HEV
2. 属于缺陷病毒的是
   A. HAV　B. HBV　C. HCV
   D. HDV　E. HEV
3. 具有传染性的乙肝病毒颗粒是
   A. 大球形颗粒　B. 小球形颗粒　C. 管形颗粒
   D. 异染颗粒　E. 硫磺样颗粒
4. 丁肝病毒是缺陷病毒,其辅助病毒是
   A. HAV　B. HBV　C. HCV
   D. HEV　E. HGV
5. 乙肝两对半检测,应除外的一项是
   A. HBsAg　B. HBcAg　C. HBeAg
   D. HBcAb　E. HBeAb
6. HEV 的传播途径是
   A. 空气飞沫　B. 粪-口途径　C. 输血和注射
   D. 昆虫叮咬　E. 器官移植
7. 慢性乙型肝炎的血清学诊断指标是
   A. HBsAg(+),HBeAg(+),HBcAb-IgG(+)
   B. HBsAg(+),HBeAb(+),HBcAb-IgG(-)
   C. HBsAg(+),HBeAb(-),HBcAb-IgM(-)
   D. HBsAb(+),HBsAg(-),HBcAb-IgM(-)
   E. HBsAg(+),HBeAg(-),HBcAb-IgG(-)
8. 急性乙型肝炎的血清学诊断指标是
   A. HBsAg(+),HBeAg(-),HBcAb-IgG(-)
   B. HBsAg(+),HBeAb(+),HBcAb-IgG(-)
   C. HBsAg(+),HBeAb(-),HBcAb-IgM(-)
   D. HBsAg(+),HBeAg(+),HBcAb-IgM(+)
   E. HBsAg(+),HBeAb(+),HBcAb-IgM(-)
9. HBV 感染后机体获得免疫力的血清学诊断指标是
   A. HBsAg(+),HBeAg(-),HBcAb-IgG(-)
   B. HBsAb(+),HBeAb(+),HBcAb-IgG(-)
   C. HBsAg(+),HBeAb(-),HBcAb-IgM(-)
   D. HBsAg(+),HBeAg(+),HBcAb-IgM(+)
   E. HBsAg(+),HBeAg(+),HBcAb-IgG(+)
10. 具有保护性的乙肝病毒抗体是
   A. HBsAb　B. HBcAb-IgM　C. HBeAb

D. HBcAb-IgG　　E. HBsAg

11. HBV 基因组中,与细胞癌变关系最密切的是

A. P 基因　　B. S 基因　　C. C 基因

D. X 基因　　E. preS 基因

12. 乙肝病人常出现肝外症状,如关节损伤等,其发生机制是

A. 病毒直接损伤　　B. Ⅱ型变态反应　　C. Ⅲ型变态反应

D. Ⅳ型变态反应　　E. Ⅰ型变态反应

13. 下列不适用于 HBV 的消毒方法是

A. 高压蒸汽灭菌法　　B. 70% 乙醇　　C. 100℃10 分钟

D. 0.5% 过氧乙酸　　E. 次氯酸钠

14. 下列哪种肝炎病毒的基因表现为高度变异性

A. HAV　　B. HBV　　C. HCV

D. HDV　　E. HEV

15. HBV 抗原抗体检测,病毒携带者的血清学诊断指标是

A. HBsAg　　B. HBsAb　　C. HBcAg

D. HBcAb　　E. HBeAb

16. 关于 HBV 的表面抗原,描述错误的一项是

A. HBsAg 有 4 个亚型　　B. HBsAg(+)肯定是乙肝患者

C. HBsAg(+)表示血液有传染性　　D. HBsAg(+)可能是携带者

E. 有共同的 a 抗原

17. 某市流行急性甲型肝炎,为控制疫情,应紧急采取哪项措施

A. 注射甲肝疫苗　　B. 注射丙种球蛋白　　C. 注射 HBsAg

D. 注射 HBCIgG　　E. 注射 HBsAb

18. 关于 HCV 和 HDV 的描述,错误的一项是

A. 均为 RNA 病毒　　B. 均通过血液传播

C. 均依赖 HBV 完成病毒复制　　D. 均可导致慢性肝炎、肝硬化

E. 均对肝细胞可造成直接损伤

19. 可致慢性肝炎或肝硬化的病毒为

A. HAV,HBV 和 HCV　　B. HBV,HCV 和 HDV　　C. HCV,HDV 和 HEV

D. HDV,HEV 和 HAV　　E. HEV,HAV 和 HBV

20. 不符合血清 HBsAg(+),HbeAg(+)和抗 HBc(+)的解释是

A. 急性乙型肝炎　　B. 慢性乙型肝炎　　C. 乙型肝炎恢复期

D. 无症状表面抗原携带者　　E. 血清有强传染性

21. 关于 HAV,错误的是

A. 是单股正链 RNA 病毒　　B. 能在体外细胞中培养

C. 特异性预防可接种疫苗　　D. 抵抗力弱,对脂溶剂敏感

E. 隐性感染多见

22. 对 HBcAg 叙述错误的是

A. 存在于 Dane 颗粒的内部　　B. 具有较强抗原性

C. 不易在血循环中检出　　D. 相应抗体具有保护作用

E. 可在感染肝细胞膜上表达

23. 关于抗-HBc IgM，正确的叙述是
A. 由 HBV 的表面抗原刺激产生 B. 阳性具有早期诊断价值
C. 有抗 HBV 感染作用 D. 在血清中可长期存在
E. 阳性表示疾病开始恢复

24. 孕妇感染后病死率高的病毒是
A. HAV B. HBV C. HCV
D. HDV E. HEV

25. 对 HBV 最敏感的动物是
A. 幼猪 B. 黑猩猩 C. 大白兔
D. 豚鼠 E. 鸭

26. 下列病毒中抵抗力最强的是
A. 脊髓灰质炎病毒 B. 乙型肝炎病毒 C. 乙脑病毒
D. 单纯疱疹病毒 E. 流感病毒

27. 目前控制 HCV 传播的主要措施是
A. 接种疫苗 B. 注射高效价免疫血清
C. 对献血员进行抗-HCV 筛查 D. 注射丙种球蛋白 E. 注射干扰素

【A2 型题】

1. 一携带 HBsAg 12 年的中年人，突发重症肝炎，并于 10 日内死亡，该患者可能又感染了
A. HAV B. HCV C. HDV
D. HEV E. HGV

2. 一患者患急性乙型肝炎，治疗 2 月后，再次做 HBV 抗原、抗体检测，结果为：HBsAg(+)，HBeAg(+)，HBcAb-IgG(+)，请解释此结果最符合下列哪项
A. 病毒低水平复制，传染性小 B. 进入恢复期 C. 已转为慢性乙肝
D. 病情趋于好转 E. 病情预后良好

四、问答题

1. 常见的肝炎病毒有哪 5 种？简述其传染源和传播途径。
2. 简述 HBV 血清学主要抗原抗体标志物，并列表说明其在疾病诊断中的意义。
3. 试比较甲型、乙型、丙型、丁型及戊型肝炎的预防措施的异同。

（马海梅 编，孙玉萍 校）

第二十七章　虫媒病毒和出血热病毒(Arthropod-Borne Virus and Hemorrhagic Fever Virus)

本章要求

1. 熟悉:虫媒病毒的共同特点;流行性乙型脑炎病毒的流行病学特点、致病性(传染源和传播媒介)和免疫性;汉坦病毒、新疆出血热病毒的流行病学特点及致病性(传染源和传播媒介)。

2. 了解:登革病毒、森林脑炎病毒和埃波拉病毒的传染源、传播媒介和致病性。流行性乙型脑炎病毒的微生物学检查及特异性预防。

第一节　虫媒病毒(Arthropod-Borne Virus)

是一大群具有包膜的 ss(+)RNA 病毒,在我国主要有乙脑病毒,森林脑炎病毒,登革病毒。

共同特征:

(1) 呈小球形,单正链 RNA 病毒,有包膜,其上镶嵌有病毒基因编码的糖蛋白刺突。

(2) 对热,脂溶剂,去氧胆酸钠敏感。

(3) 节肢动物是传播媒介,也是贮存宿主。

(4) 有明显的季节性和地方性,主要引起发热、脑炎、出血热等。

一、流行性乙型脑炎病毒

简称乙脑病毒,又称日本脑炎病毒。

(一) 生物学特性(biological characteristics)

抗原性稳定,很少变异,只有一个血清型,不同地区不同时期分离的病毒株之间无明显差异。单正链 RNA 病毒,有包膜表面嵌有病毒基因编码的糖蛋白 E 和膜蛋白 M,糖蛋白 E 为病毒血凝素能凝集禽类红细胞,亦能介导病毒与细胞表面受体的结合。

(二) 致病性与免疫性(pathogenicity and immunity)

(1) 流行环节:病毒→蚊→猪,引起病毒血症→蚊→猪动物间流行
　　　　　　　　　　└→人,人间流行。

(2) 传播媒介:我国主要是三带喙库蚊,南方:6～7 月,华北:7～8 月,东北:8～9 月。

(3) 传染源:家畜、家禽、主要是幼猪,动物感染后无明显症状,但有短暂病毒血症。

(4) 易感人群:9 个月至 10 岁儿童。

(5) 所致疾病——流行性乙型脑炎。

多数隐性或轻型感染,少数引起脑炎;致病过程如下:

病毒在局部皮下毛细血管内,局部淋巴结增殖
↓
少量入血(第一次病毒血症)
↓
肝、脾的单核吞噬细胞内增殖
↓
第二次病毒血症
↓
发热——多数痊愈:
↓少数
病毒突破血脑屏障→进入中枢神经系统增殖→乙脑(高热、惊厥、昏迷)→死亡或后遗症

(6) 感染后或病后形成的体液免疫和细胞免疫可阻止疾病的发展。

(三) 防治原则(prevention and treatment)

(1) 防蚊、灭蚊。

(2) 接种乙脑灭活疫苗(流行季节给儿童和幼猪注射)。

二、登革病毒(dengue virus)

(1) 登革热的病原体;自然疫源性疾病,我国广东海南及广西等地有此病流行。

(2) 人和猴是储存宿主;伊蚊为传播媒介,引起猴←→蚊←→人 循环传播。

(3) 临床特点:普通型登革热,轻型表现为发热、头痛、肌痛和关节酸痛、淋巴结肿大等;重型可有登革出血热/登革休克综合征。

三、森林脑炎病毒(forest encephalitis virus)

中枢神经系统急性传染病——森林脑炎的病原体,本病以春、夏季发病为主,自然疫源性疾病。首先发现于原苏联东部林区,又称苏联春夏季脑炎病毒。我国东北和西北林区亦有发现。

传染源:野生动物。

传播途径:蜱叮咬,也是储存宿主。

第二节 出血热病毒(Hemorrhagic Fever Virus)

主要有汉坦病毒、克里米亚-刚果出血热病毒、埃波拉病毒等。

一、汉坦病毒(*Hantavirus*)

属布尼亚病毒科。

(一) 生物学性状(biological characteristics)

圆形,椭圆形单负链 RNA 病毒,有包膜。含 4 种结构蛋白:RNA 多聚酶(L),核蛋白(N),糖蛋白(G1,G2)。其中 G1,G2 具有血凝活性,能凝集禽类红细胞,介导黏附;亦是中和抗原,能刺激机体产生中和抗体。

（二）致病性与免疫性(pathogenicity and immunity)

1. 流行环节

(1) 传染源:鼠类;发病有明显的季节性和地区性,以10~12月份多见,累及我国20多个省、市、自治区

(2) 传播途径:病毒随鼠类的唾液、粪便、尿液排出体外,通过呼吸道、消化道、破损皮肤侵入机体。

2. 所致疾病

(1) 汉坦病毒肾综合征出血热(hantavirus fever with renal syndrome,HFRS):病毒侵入机体后。约经2周潜伏期发病,临床是以肾组织的急性出血、坏死为主。主要症状为:

1) 发热期:畏寒、发热、皮肤出血点。

2) 低血压期:病后5~7天,体温突然下降,全身症状加重,出现低血压或休克,同时尿量下降,提示肾功能损害和休克。

3) 少尿及多尿期:病人血压恢复后,持续3~7天的少尿或无尿,尿量开始增多,进入多尿期。

4) 恢复期:发病1个月后进入恢复期。

(2) 汉坦病毒肺综合征(Hantavirus pulmonary syndrome,HPS):HPS是以肺组织的急性出血,坏死为主,病理变化为肺水肿,胸膜渗出液增多等,临床表现为高热、肌痛、缺氧和急性进行性呼吸衰竭,病死率高。

(3) 免疫性:病后可获持久的IgG体液免疫。

二、克里米亚-刚果出血热病毒(Crimean-Congo hemorrhagic fever)

1965年我国新疆部分地区发生了一种以急性发热伴严重出血为特征的急性传染病,该病与国内其他地区流行的出血热不同,故定名为新疆出血热;从患者标本中分离出的病毒称为新疆出血热病毒(Xinjiang Hemorrhagic Fever Virus)。后经研究证实该病毒实际上是克里米亚-刚果出血热病毒。

1. 生物学特性(biological characteristics)　类似汉坦病毒,我国新疆塔里木盆地为本病毒的疫源地。

2. 致病性与免疫性(pathogenicity and immunity)

(1) 致病性

1) 传染源和储存宿主:牛、羊、马、骆驼等家畜;子午砂鼠和塔里木兔等野生动物。

2) 传播媒介:亚洲璃眼蜱,以动物← →蜱← →人的传播方式在疫区流行。4~5月为流行高峰季节,正值牧区接羔育幼、剪毛和抓绒等繁忙季节,人进入疫区被蜱叮咬或经皮肤伤口感染,约经1周左右潜伏期发病。

3) 所致疾病——克里米亚-刚果出血热　临床以发热、皮肤黏膜出血点、便血、血尿和低血压休克为主要症状。

(2) 免疫性:病后1周,机体出现IgG型中和抗体,维持多年,免疫力牢固。

3. 特异性预防(specific prevention)　鼠脑灭活疫苗。

第三节 强化训练

一、判断题

1. 幼猪感染乙脑病毒后出现典型的乙型脑炎症状。
2. 人感染乙脑病毒后以隐性感染为主。
3. 蚊子既是乙脑病毒的传播媒介,又是储存宿主。
4. 乙脑病毒和登革病毒都以蚊子为传播媒介。
5. 乙脑患者出现典型的N.S症状后一般都能痊愈,不留后遗症。
6. 新疆出血热病毒的传染源主要为鼠类。
7. 汉坦病毒主要损伤肾功能,引起肾综合征出血热。
8. 乙脑的流行具有季节性,症状主要为高热、惊厥、昏迷。
9. 虫媒病毒和出血热病毒引起的疾病均有明显的季节性和地区性。

二、填空题

1. 流行性乙型脑炎病毒的传染源主要是________,主要传播媒介是________。
2. 汉坦病毒是引起________和________的病原体。
3. 常见的出血热病毒有________、________和________。
4. 汉坦病毒的传染源主要是________,其传播途径是________、________、________等。
5. 新疆出血热病毒的传播媒介是________。
6. 森林脑炎病毒的传播媒介是________,流行季节是________和________。
7. 在我国,主要的虫媒病毒成员有________、________和________。
8. 虫媒病毒常见的传播媒介有________、________等。
9. 登革病毒可引起________、________和________。
10. 登革病毒的传播媒介主要为________,其储存宿主是________和________。

三、单项选择题

【A1 型题】

1. 流行性乙型脑炎病毒的传播媒介是
   A. 蚊　　B. 蜱　　C. 螨
   D. 蚤　　E. 虱
2. 在乙脑病毒流行环节中,蚊子是
   A. 传播媒介　　B. 储存宿主　　C. 两者都是
   D. 两者都不是　　E. 与其流行无关
3. 关于虫媒病毒的叙述,错误的是
   A. 对脂溶剂不敏感　　B. 临床表现多样　　C. 通过昆虫叮咬
   D. 自然疫源性疾病　　E. 引起人畜共患病
4. 一般不引起病毒血症的病毒是
   A. 流感病毒　　B. 麻疹病毒　　C. 乙脑病毒
   D. 脊髓灰质炎病毒　　E. 风疹病毒
5. 流行性出血热的病原体是
   A. 乙脑病毒　　B. 登革病毒　　C. 汉坦病毒

D. 新疆出血热病毒　　E. 埃博拉病毒

6. 肾综合征出血热病毒的自然宿主是

A. 蚊　　B. 蚤　　C. 蜱

D. 鼠　　E. 虱

7. 新疆出血热病毒的传播媒介是

A. 蜱　　B. 螨　　C. 蚊

D. 虱　　E. 苍蝇

8. 流行性乙型脑炎病毒的传染源是

A. 幼猪　　B. 三带喙库蚊　　C. 虱

D. 蜱　　E. 螨

9. 森林脑炎病毒的传播媒介主要是

A. 野生动物　　B. 蜱　　C. 病人

D. 螨　　E. 猪

10. 蚊是乙型脑炎病毒的长期储存宿主,原因主要是

A. 蚊可叮咬多种家畜或禽类

B. 乙型脑炎病毒可在蚊体内形成病毒血症

C. 蚊体可携带乙脑病毒越冬及经卵传代

D. 蚊可在人与动物间传播乙脑病毒

E. 乙脑病毒对蚊无致病性

四、问答题

1. 简述虫媒病毒的共同特征。
2. 简述流行性乙脑病毒的致病性、免疫性和防治原则。
3. 试述汉坦病毒的致病机制。

（马海梅　张蓓 编,孙玉萍 校）

第二十八章　人类疱疹病毒 (Human Herpes Viruses, HHV)

本章要求

1. 熟悉：人类疱疹病毒的分类，共同特点及 HSV、VZV 的生物学特点；HSV、VZV、CMV 和 EBV 的致病性。

2. 了解：人类疱疹病毒 6 型、7 型与 8 型的生物学特性及致病性。

HHV 的共同特性：

1. 中等大小、球形、有包膜 DNA 病毒。

2. 除 EBV、HHV-6 和 HHV-7 外，均能在 2 倍体细胞内增殖，产生明显的 CPE，并形成核内嗜酸性包涵体。

3. 病毒通过细胞间桥扩散，感染细胞与邻近未感染细胞融合，形成多核巨细胞。

4. 感染类型：显性感染、潜伏感染、整合感染和先天性感染。

第一节　单纯疱疹病毒 (Herpes simplex virus, HSV)

一、生物学特性 (biological characteristics)

(1) 血清型：HSV-1 和 HSV-2，两型病毒的 DNA 有 50% 同源性。

(2) 包膜含有病毒编码的糖蛋白，其中 g^B、g^D 与病毒吸附细胞有关。g^D 还与 HSV 包膜与细胞膜融合有关，促进病毒穿入。g^D 是 HSV-1 和 HSV-2 的共同抗原决定簇，诱导机体产生中和抗体能力最强，是研制亚单位疫苗的最佳选择。116K 的 g^C 为 HSV-1 的型特异性抗原，94K 的 g^G 为 HSV-2 型特异性抗原，据此可将两型病毒加以区别。g^E ~ g^I 和 g^M 通过与其细胞间连接处的受体结合而促进病毒的扩散，并能与 IgG 的 FC 段结合，是 HSV 免疫逃避机制的组成成分；g^H 和 g^L 是 HSV 重要的致病蛋白。

(3) HSV 对动物的感染范围相当广泛，常用实验动物有家兔、豚鼠和小鼠等。

二、致病性与免疫性 (pathogenicity and immunity)

(一) 传染源和传播途径

患者及健康带毒者是传染源；经直接密切接触与两性接触传播。病毒经口腔、呼吸道、生殖器黏膜及破损皮肤、眼结膜侵入体内。孕妇有生殖道感染可于分娩时传给胎儿。

人类对 HSV 普遍易感。HSV-1 感染婴幼儿；HSV-2 感染成人。感染者多为隐性感染 (80% ~ 90%)。

(二) 所致疾病

1. 原发感染　两型病毒感染部位及引起的疾病不同。

(1) HSV-1：主要感染婴幼儿，引起龈口炎、疱疹性角结膜炎和疱疹性脑炎。

(2) HSV-2:感染成人,引起生殖器疱疹。

2. 潜伏感染和复发　少数病毒可躲过免疫系统的攻击。

(1) 潜伏部位:HSV-1 潜伏于三叉神经节和颈上神经节;HSV-2 潜伏于骶神经节。

(2) 诱因:发热、日晒、月经来潮、情绪紧张、其他病毒感染等。

(3) 复发:病毒沿神经走向回到原发感染部位→显性感染。

3. 先天性感染

(1) 胎盘:畸形、智力低下、流产等。

(2) 产道:新生儿疱疹。

三、微生物学检查法

(1) 病毒分离。

(2) 核酸检测。

(3) 血清学诊断。

(4) 细胞学诊断。

四、防 治 原 则

(1) 尚无特异预防方法。

(2) 剖宫产可有效预防新生儿疱疹。

(3) 药物治疗:无环鸟苷及其衍生物脱氧鸟苷。

第二节　水痘-带状疱疹病毒(Varicella-Zoster Virus,VZV)

1. 生物学性状　与 HSV 相似,仅一个血清型。人是 VZV 唯一自然宿主,皮肤是该病毒的主要靶细胞。

2. 致病性与免疫性

(1) 传染源:患者,急性期水痘患者水疱内容物及上呼吸道分泌物或带状疱疹患者水疱内容物都含有病毒。

(2) 传染途径:空气飞沫经呼吸道或接触传播。

(3) 感染类型

1) 原发感染:主要感染儿童,引起水痘。少数免疫缺陷病儿可死亡。成人患水痘时,20% ~30% 并发肺炎,病情较重,病死率较高。孕妇感染水痘病情亦较重,并可引起胎儿畸形、流产或死产。

2) 潜伏感染:潜伏于脊髓后根神经节和颅神经的感觉神经节。当机体免疫力下降时,引起成人带状疱疹,常发于身体一侧,以躯干中线为界,好发部位为胸、腹、面部。

(4) 免疫性:水痘病后,患儿可获得持久性细胞免疫和体液免疫。极少再感染。但体内中和抗体不能清除潜伏在神经节中的病毒,故不能阻止带状疱疹的发生。

(5) 特异性预防:VZV 减毒活疫苗。

第三节　人巨细胞病毒(Human Cytomegalovirus,HCMV)

HCMV 只感染人,只能在人的成纤维细胞中缓慢增殖,引起细胞变圆、膨胀、核增大,形成巨大细胞和“猫头鹰眼”状核内嗜酸性包涵体。

致病性与免疫性(pathogenicity and immunity)

1. 传染性

(1) 传染源:患者及隐性感染者。

(2) 传播途径:密切接触、胎盘、输血、器官移植等。

(3) 易感人群:人类普遍易感,以隐性感染为主。

2. 疾病类型

(1) 先天性感染:最常见的胎盘传播病毒。发生率0.5%~2.5%。表现为黄疸、肝脾肿大、贫血、畸形、弱智、耳聋等。

(2) 围生期感染:妊娠后期,病毒在产道分布。新生儿经产道感染,症状轻。

(3) 免疫功能低下的病人感染:易发生肺炎、视网膜炎、食管炎、结肠炎和脑膜脑炎。

(4) 儿童和成人原发感染:多为隐性感染,长期带毒,表现为潜伏感染。

第四节 EB病毒(Epstein-Barr Virus,EBV)

嗜B淋巴细胞疱疹病毒,主要侵犯B细胞,也侵犯上皮细胞。

一、EBV 抗 原

(一) 病毒潜伏感染时表达的抗原

1. EBV核抗原(EB nuclear antigen,EBNA) 由EBV基因决定,位于感染的B细胞核内;与细胞转化和细胞永生化有关。并与诱导LMP和CD_{23}合成有关。

2. 潜伏膜蛋白(latent membrane protein,LMP) 潜伏感染B细胞出现的膜抗原。其中LMP-1是诱导B细胞转化的主要因子,转化的细胞可以永生。

(二) 病毒增殖性感染时表达的抗原

1. EBV早期抗原(early antigen,EA) 病毒增殖早期诱导的非结构蛋白。EA(+)表示EBV活跃增殖. 感染细胞进入溶解性周期的标志。

2. EBV衣壳抗原(viral capsid antigen,VCA) 病毒增殖后期合成的结构蛋白,位于胞质和核内。VCA与病毒DNA组成核衣壳。

3. EBV膜抗原(membrane antigen,MA) EBV中和性抗原,其中的糖蛋白gp320/220能诱导生成中和抗体。

二、致病性与免疫性(pathogenicity and immunity)

(一) 传染性

1. 传染源 患者、隐性感染者和EBV-抗体阳性而仍排毒的健康人。

2. 传播途径 唾液感染,也可经性接触传播。

(二) 感染类型

1. 增殖性感染

2. 非增殖性感染 包括潜伏感染和恶性转化。

（三）所致疾病

1. 传染性单核细胞增多症（infectious mononnucleosis）　是一种急性的全身性淋巴细胞增生性疾病；青少年初次感染大量 EBV，潜伏期约 40 天，临床表现为发热、咽炎、颈淋巴腺炎、脾肿大、肝功能紊乱和以异形淋巴细胞为特征的单核细胞明显增多。病程可持续数周，预后较好。但 AIDS 患者，器官移植者病死率较高。

2. 非洲儿童恶性淋巴瘤（Burkitt lymphoma）

3. EBV 与鼻咽癌（nasopharyngeal carcinoma，NPC）　主要发生在东南亚、北非和爱斯基摩地区。我国广东、广西、福建、湖南、江西、浙江和台湾等地为高发区，尤以广东为著。多发生在 40 岁以上中老年人。EBV 与 NPC 的发生密切相关。

4. 霍奇金病（Hodgkin's disease）　一种恶性淋巴瘤。EBV 与 50% 的霍奇金病有关。

第五节　强 化 训 练

一、填空题

1. 疱疹病毒引起的感染类型有________，________，________和________。
2. HSV-1 潜伏于________、________，HSV-2 潜伏于________。
3. VZV 初次感染儿童引起________，潜伏感染复发时引起________。
4. 与 EBV 感染有关的疾病有________，________和________。

二、单项选择题

【A1 型题】

1. HSV-1 常潜伏于
   A. 三叉神经节　　B. 骶神经节　　C. 颈神经节
   D. 肋间神经节　　E. 口唇皮肤
2. 生殖器疱疹常由下列哪一种病毒引起
   A. HSV-1　　B. HSV-2　　C. CMV
   D. VZV　　E. HPV
3. VZV 的主要传播途径是
   A. 皮肤接触　　B. 呼吸道　　C. 消化道
   D. 泌尿生殖道　　E. 血液
4. 引起小儿口唇疱疹的病毒主要是
   A. HSV-1　　B. HSV-2　　C. 风疹病毒
   D. VZV　　E. CMV
5. 感染细胞后，形成巨大细胞和核内“猫头鹰眼样”包涵体的病毒是
   A. CMV　　B. EBV　　C. 狂犬病病毒
   D. 麻疹病毒　　E. HSV
6. 与鼻咽癌关系密切的病毒是
   A. HSV-1　　B. HSV-2　　C. CMV
   D. EBV　　E. HPV
7. 下列病毒中，与输血后肝炎无关的病毒是
   A. HBV　　B. HCV　　C. CMV

D. HEV　　E. HDV

8. EBV 感染的靶细胞是

A. $CD4^+T$ 细胞　　B. $CD8^+T$ 细胞　　C. B 细胞

D. 巨噬细胞　　E. 红细胞

9. 一中等大小有包膜的 DNA 病毒,感染方式有增殖性感染和潜伏感染,最有可能的是

A. HBV　　B. HPV　　C. 脊髓灰质炎病毒

D. 狂犬病病毒　　E. VZV

10. 易发生潜伏感染的病毒是

A. HBV　　B. 麻疹病毒　　C. 流感病毒

D. 水痘-带状疱疹病毒　　E. HDV

11. 在儿童初次感染时表现为水痘,成年复发则引起带状疱疹的病毒是

A. HSV　　B. CMV　　C. EBV

D. VZV　　E. HBV

12. 水痘-带状疱疹病毒主要损害

A. 皮肤黏膜上皮细胞　　B. 神经细胞　　C. B 细胞

D. T 细胞　　E. 白细胞

13. 下列有关疱疹病毒描述不正确的是

A. 球形,有包膜　　B. 核酸为双股线性 DNA

C. 均可在二倍体细胞中增殖　　D. 可引起潜伏感染

E. 可引起整合感染

14. 与非洲儿童恶性淋巴瘤发病有密切关系的病毒是

A. HSV　　B. CMV　　C. EBV

D. VZV　　E. HPV

15. 与 Kaposi 肉瘤的发生密切相关的病原体是

A. 人疱疹病毒 8 型　　B. 人乳头瘤病毒　　C. EB 病毒

D. 艾滋病病毒　　E. 单纯疱疹病毒

四、问答题

1. 试述疱疹病毒的共同特点。
2. 简述单纯疱疹病毒的感染特点。
3. 简述 CMV、VZV 和 EBV 的潜伏部位及所致疾病。

(张蓓 编,陈锋 校)

第二十九章 反转录病毒(Retrovirus)

本章要求

1. 掌握:HIV 的生物学特性(形态结构,基因组及功能、复制特点、动物感染模型);传染源和传播途径、临床分期及各期表现;微生物学诊断。

2. 熟悉:HIV 的发病机制。

3. 了解:逆转录病毒的生物学特点,HIV 感染和 AIDS 的防治原则;HTLV 的致病性。

特性:(1) 有包膜、球状病毒,直径为 80 ~ 120nm。

(2) 病毒基因组由两个相同的单正链 RNA 组成。

(3) 病毒含有反转录酶(reverse transcriptase)和整合酶(integrase)。

(4) 基因复制通过 DNA 中间体,并与细胞染色体整合。

(5) 具有编码 gag、pol 和 env 的基因和多个调节基因。

(6) 细胞受体决定病毒的组织亲嗜性,成熟病毒以芽生方式释放。

第一节 人类免疫缺陷病毒(Human Immunodeficiency Virus,HIV)

HIV 是艾滋病(acquired immunodeficiency syndrome,AIDS)的病原体。属于反转录病毒科慢病毒属(*Lentivirus*)。HIV 主要有Ⅰ和Ⅱ型,大多数 AIDS 由 HIV-Ⅰ引起。

一、生物学特性(biological characteristics)

(一) 形态结构(morphology and structure)

HIV 是球状有包膜病毒,其核心含有+ssRNA 和逆转录酶;衣壳蛋白:p24;内膜蛋白:p17;包膜:糖蛋白:gp120(表面蛋白)和 gp41(跨膜蛋白)。gp120 与病毒吸附有关(与 CD4 分子及辅助受体结合),也可刺激机体产生中和抗体,易发生变异。gp41 具有膜融合活性。

(二) 基因组(genome)

HIV-RNA 基因组在反转录酶催化下,逆向转录为 DNA,形成 DNA 复制中间体,在整合酶作用下,与细胞染色体结合,形成前病毒 DNA(provirus-DNA)。前病毒基因组两端均有长末端重复序列(Long terminal repeat,LTR),包括 3 个结构基因:*gag*、*pol*、*env*;6 个调节基因:*tat*、*rev*、*nef* 等,LTR 含有启动子和其他元件,参与病毒复制。

(三) 病毒复制(viral replication)

(1) 吸附:HIV gp120→靶细胞表面 CD4 分子,然后与辅助受体结合,辅助受体分两种:CXCR4 是 HIV 的亲 T 细胞病毒株的辅助受体,CCR5 是 HIV 的亲巨噬细胞病毒株的辅助受体。

(2) 穿入:膜融合。

(3) 脱壳。

(4) 生物合成:+ssRNA → dsDNA(provirus-DNA)→整合于宿主细胞 DNA→病毒基因

被活化→转录 mRNA→产生子病毒。

(5) 装配释放:出芽释放。

(四) 抵抗力

对理化因素抵抗力较弱。

二、致病性与免疫性(pathogenicity and immunity)

(一) 传染源

HIV 感染者和艾滋病病人。

(二) 传播途径

性接触、血液、垂直传播(胎盘、产道、哺乳、人工授精)。

(三) 致病机制

1. gp120→吸附 $CD4^+$ 细胞(Th、单核-巨噬细胞、树突状细胞等)→$CD4^+T$ 细胞破坏→$CD4^+T$ 细胞明显减少→严重免疫系统损伤→机会感染、肿瘤的发生。

2. $CD4^+T$ 细胞损伤机制:

(1) 直接杀伤作用。

(2) 细胞融合作用。

(3) 诱导细胞凋亡。

(4) 免疫病理损伤。

(四) 临床表现及分期

1. 急性感染期　常在感染后 2 ~ 4 周开始,表现为单核细胞增多症样发热、嗜睡、咽痛和全身淋巴腺病(Lymphadenopathy);躯干部皮肤出现斑丘疹。白细胞增多,P24 抗原(+),HIV-抗体可为阴性。但 $CD4^+T$ 细胞正常。此期持续约 2 周左右,症状自行消退。但病毒血症可持续 8 ~ 12 周,病毒向全身淋巴组织广泛扩散。

2. 临床潜伏期　可持续 10 年左右,HIV-抗体阳性;病人一般无症状,亦可发生 AIDS 相关综合征(AIDS-related complex,ARC),主要表现为疲劳、体重减轻、淋巴腺病和发热等。病毒血症低下或缺乏,但 HIV 感染细胞在淋巴结中持续存在,并有病毒大量复制。随着病程进展,最终导致 CD4T 细胞大量丧失;$CD4^+$ T 细胞/$CD8^+$ T 细胞比值下降。(正常比值为 1.5 ~ 2 : 1)$CD4^+T$ 细胞数低于正常。

3. 免疫缺损期——AIDS 期　病人血浆中能持续稳定的检出高水平的 HIV-P24 抗原;外周血 $CD4^+T$ 细胞明显下降($<400/mm^3$ 血液)。此期患者常因免疫力下降导致机会性感染和肿瘤。未治疗病人,通常在临床症状出现 2 年后死亡。

常见的机会性感染有:

(1) 真菌:白假丝酵母菌、新生隐球菌、荚膜组织胞浆菌、肺孢子菌等。

(2) 细菌:结核分枝杆菌、鸟-胞内分枝杆菌、李斯特菌、穿透支原体等。

(3) 病毒:CMV、HSV、VZV 等。

(4) 原虫:隐孢子虫弓形体。

常见的肿瘤有:

(1) AIDS 相关肿瘤:多克隆 B 细胞恶变产生的恶性淋巴瘤。

（2）EBV 所致的 Burkitt 淋巴瘤和 HHV-8 诱变的 Kaposi 肉瘤。

（3）HPV 所致的生殖道恶性肿瘤。

（五）免疫性

HIV 感染可诱导机体产生特异性体液和细胞免疫，但随着感染的进展和 AIDS 的发生，对特异性病毒抗原的免疫亦发生改变，一般保留抗包膜糖蛋白 gp41、gp120 和 gp160 的抗体水平，而抗衣壳蛋白 p24 抗体水平趋于下降。p24 抗体水平下降预示临床症状的开始。抗 gp41、gp120 和 gp160 等包膜蛋白的中和抗体与 HIV 结合能诱导 ADCC 作用。包膜蛋白特异性细胞毒性 T 细胞能直接杀伤 HIV 感染的靶细胞。

HIV 诱导的免疫反应可限制病毒感染，但不能清除病毒。感染能使机体丧失免疫应答能力。HIV 抗原性的改变可使病毒逃避免疫清除作用，影响疾病的恢复。

三、微生物学检查（microbiological diagnosis）

（一）检测抗 HIV-Ab

1. 常规筛选 HIV 感染者：ELISA、胶乳凝集试验。

2. 确诊 HIV 感染者或 AIDS 病人：采用蛋白质印迹法（Western blot）检测 p24 抗体和 gp120 抗体。

（二）检测病毒抗原或核酸

1. 感染早期可用 ELISA 法检测低水平的 p24 抗原用于诊断。但应注意 p24 抗体出现后，p24 抗原常为阴性，是为窗口期（window period）。但在感染后期，可再现 p24 抗原。

2. 检测病毒核酸：采用逆转录聚合酶链式反应（reverse transcriptase-polymerase chain reaction，RT—PCR）法测定 HIV 核酸不仅可用于诊断，亦可预测疾病进展和检测药物治疗效果。

（三）病毒分离：共培养法

病人或感染者单核细胞与未感染单核细胞混合培养，7～14 天后，可检测培养液中反转录酶活性或 p24 抗原。特征性细胞病变为融合细胞。

四、防治（prevention and treatment）

1. 一般预防措施

（1）献血、献器官、献精液者必须做 HIV-Ab 检测。

（2）禁止共用注射器，注射针、牙刷和剃须刀等。针刺器具要消毒灭菌。

（3）提倡安全性生活。

（4）HIV-Ab 阳性妇女应避孕或避免哺乳婴儿。

2. HIV 疫苗　正在研制。

3. 药物治疗　核苷类逆转录酶抑制剂，AZT，DDI，DDC，3TC 等；非核苷类逆转录酶抑制剂：Nevirapine 等；蛋白酶抑制剂：Saquinavir 等。

第二节　人类嗜 T 细胞病毒（Human T Lymphotropic Virus，HTLV）

HTLV 属于反转录病毒科 δ 反转录病毒属，与人类肿瘤有关的主要有 HTLV-Ⅰ、Ⅱ型。

其中已证实 HTLV-Ⅰ主要通过输血、注射、性接触、垂直传播方式传播，亦可经胎盘、产道和哺乳等途径传播，除引起成人 T 细胞白血病外，亦能引起热带下肢痉挛性瘫痪和 B 细胞淋巴瘤。HTLV-Ⅱ则引起毛细胞性白血病和慢性 $CD4^+T$ 细胞淋巴瘤。

HTLV-Ⅰ感染 $CD4^+T$ 细胞，常为无症状感染，少数感染者可发生急、慢性成人 T 细胞白血病。主要表现为白细胞增高，全身淋巴结和肝、脾肿大、皮肤损伤等症状。

第三节　强化训练

一、判断题

1. HIV 只能侵犯表达 $CD4^+Th$ 细胞。
2. HIV 抵抗力较弱，但是对 75% 的乙醇不敏感。
3. HIV 抗体阳性表明机体感染了 HIV。
4. gp120 和 gp41 在 HIV 吸附、穿入过程中起重要作用。
5. 为防止疾病蔓延，艾滋病患者必须隔离治疗。
6. 日常生活接触也能引起 HIV 的感染。

二、填空题

1. HIV 称为________，破坏人的________，引起________。
2. HIV 的传播途径有________，________和________。
3. HIV 的传染源是________和________。
4. 根据 RNA 同源性，可将 HIV 分为________和________两型，其中________型呈世界性流行。
5. 常见的垂直传播病毒包括________、________、________和________。
6. HIV 感染的初筛可采用________，检测血清中的________。
7. HIV 感染的确诊可采用________法，检测血清中的________和________。
8. 与 HIV 吸附有关的结构是________，与 HIV 穿入有关的结构是________。

三、单项选择题

【A1 型题】

1. HIV 主要侵犯
   A. B 细胞　　B. $CD4^+T$ 细胞　　C. $CD8^+T$ 细胞
   D. 红细胞　　E. 中性粒细胞
2. 与 HIV 吸附有关的结构是
   A. gp41　　B. gp120　　C. p24
   D. p7　　E. gp41 和 gp120
3. HIV 的核酸类型是
   A. ds(±)RNA　　B. ds(+)RNA　　C. ss(+)RNA
   D. dsDNA　　E. ss(+)DNA
4. HIV 中，容易发生抗原性变异的结构是
   A. gp41　　B. gp120　　C. p24
   D. p7　　E. gp41 和 gp120

5. 下列哪种途径不能感染 HIV

A. 性接触　　B. 血液传播　　C. 器官移植

D. 握手　　E. 哺乳

6. 对 AIDS 进行诊断,诊断意义最小的是

A. HIV 抗体(+)　　B. 体重减轻 30%　　C. CD4/ CD8 比例倒置

D. 机会性感染　　E. 持续低热

7. 灭活冷冻血制品中可能存在的 HIV,正确的措施是

A. 56℃ 加热 30 分钟　　B. 100℃加热 15 分钟　　C. 121.3℃ 加热 10 分钟

D. 68℃加热 72h　　E. 高压蒸汽灭菌法消毒

8. 有关 AIDS 的描述,错误的一项是

A. 潜伏期长　　B. 破坏免疫功能　　C. 易并发机会性感染

D. 易并发肿瘤　　E. 致死率低

【A2 型题】

某患者,34 岁,五年前曾劳务输出到国外,与当地妓女有过性接触。近三个月来,持续腹泻、低热,体重明显减轻;口腔部位出现溃疡,系统用抗生素治疗无效。颈部和腋下淋巴结肿大,背部皮肤上可见大片散在的红斑样丘疹。该患者最可能感染的病原体是

A. HPV　　B. HSV　　C. HIV

D. CMV　　E. EB

四、思考题

1. 简述反转录病毒的共同特征。
2. 简述 HIV 的复制过程。
3. 反转录病毒为 RNA 病毒,为何其与肿瘤关系密切?
4. 简述 HIV 感染的一般预防措施。
5. 为何至今仍无法有效预防艾滋病的发生?
6. 简述艾滋病的临床表现及分期。

(张蓓 编,陈锋 校)

第三十章　其他病毒

本章要求

1. 掌握:狂犬病毒的生物学特性(内基小体)和致病性(传染源和传播途径及临床特点)及特异性防治。

2. 熟悉:人类乳头瘤病毒的致病性(传染源和传播途径及所致临床疾病:血清型与疾病的关系)。

3. 了解:人类乳头瘤病毒生物学特性(组织亲嗜性);狂犬病毒的微生物学检查原则。

第一节　狂犬病病毒(Rabies Virus)

一、生物学性状(biological characteristics)

(1) 病毒外形似子弹状,病毒基因组为非分节段单股负链 RNA,衣壳呈螺旋对称,有包膜,包膜由外层 G 蛋白和内层 M2 蛋白组成。近来发现,病毒包膜 G 蛋白的变异可使毒力和抗原性发生改变。

(2) 内基小体(Negri body):病毒在易感动物或人的中枢神经细胞内增殖时,在细胞质内形成一个或多个、圆形或椭圆形、直径为 20～30nm 的嗜酸性包涵体,可以作为辅助诊断狂犬病的指标。

(3) 抵抗力:狂犬病病毒对热、紫外线、日光、干燥的抵抗力弱。酸、碱、脂溶剂、肥皂水、去污剂等有灭活病毒的作用。

二、致病性与免疫性(pathogenicity and immunity)

(1) 传染源:患病动物(犬、猫、野生动物如狼、狐狸等)。

(2) 传播途径:动物咬伤。

(3) 潜伏期:一般 1～3 个月。取决于咬伤部位与头部的远近及伤口内感染的病毒量。

(4) 所致疾病-狂犬病(Rabies)。

常见的人(畜)兽共患病(zoonosis)之一。在我国和世界大部分地区均有流行。是一种对人类健康威胁较大的致死性传染病。

病毒(唾液)→神经末梢→中枢神经系统→神经细胞内增殖→传出神经→唾液腺和泪腺、视网膜、角膜、鼻黏膜皮肤及肾脏等组织器官。

人发病后的典型临床表现是神经兴奋性升高,吞咽或饮水时喉头肌肉痉挛,甚至闻水声或其他轻微刺激均可引起痉挛发作,故又称为恐水病(Hydrophobia)。典型症状过后病人转入麻痹期,最后患者因昏迷、呼吸及循环衰竭而死亡。病死率几乎达 100%。

三、防治原则(prevention and treatment)

(1) 伤口处理:3%～5% 肥皂水、清水反复冲洗→碘酒、70% 乙醇涂擦。

(2) 人工被动免疫:于可疑动物咬伤后紧急采用高效价抗狂犬病病毒血清,于伤口周围与底部行浸润性注射和肌注。剂量为40IU/kg。

（3）人工自动免疫：接种灭活狂犬病毒疫苗，于可疑动物咬伤后第0、3、7、14、28天各肌注1ml。免疫效果良好。

第二节　人乳头瘤病毒（Human Papillomavirus，HPV）

（1）人乳头瘤病毒属于乳头瘤病毒科，为DNA肿瘤病毒。

（2）dsDNA，无包膜。

（3）血清型别多，100多型。

（4）HPV具有宿主和组织特异性，只感染人的皮肤和黏膜上皮细胞。

（5）通过直接或间接接触而感染。

（6）致病特点：不同型别侵犯的部位不同，引起的疾病也不同。如：

1）HPV-6，11型可引起尖锐湿疣；

2）HPV-3，10型可引起扁平疣；

3）HPV-16，18型可引起宫颈的瘤样变，宫颈癌。

第三节　强化训练

一、判断题

1. 内基氏小体是麻疹病毒的包涵体。

2. 狂犬病病毒只感染狗和人。

3. HPV感染仅停留于局部皮肤或黏膜中，一般不产生病毒血症。

二、填空题

1. 狂犬病病毒在神经细胞内增殖形成的包涵体称为________。

2. 狂犬病毒核酸类型为________。

3. 恐水症为________的典型临床表现。

4. 人类狂犬病的主要传染源是________和________。感染动物在发病前________天可经________排毒。

5. HPV主要侵犯人体________，引起________，有些型别可引起组织________。

6. 狂犬病病毒在易感动物或人的________大量增殖，并可通过________下行，到达各种组织和器官。

三、单项选择题

【A1型题】

1. 与宫颈癌发生有关的病毒是

A. HSV-1　　B. HSV-2　　C. EBV

D. HPV　　E. VZV

2. 与鼻咽癌关系密切的是

A. HSV-1　　B. HSV-2　　C. EBV

D. CMV　　E. HPV

3. 内基小体可用于辅助诊断

A. 麻疹　　B. 破伤风　　C. 狂犬病
D. 风疹　　E. 腮腺炎

4. 可侵犯中枢神经系统的病毒是
A. 狂犬病病毒　　B. 腮腺炎病毒　　C. HIV
D. 柯萨奇病毒　　E. HBV

5. 被狂犬咬伤的伤口,下列处理方法不正确的是
A. 立即用3%~5% 肥皂水清洗伤口
B. 用70% 乙醇和碘酒涂擦伤口
C. 局部注射高效价抗狂犬病病毒血清
D. 使用大量抗生素
E. 注射狂犬病病毒疫苗

6. 人乳头瘤病毒感染后,常用下列哪种微生物学检查法
A. 病变组织切片观察包涵体　　B. PCR 技术检测 HPV 的 DNA
C. 分离培养病毒　　D. 电镜观察病变中 HPV
E. 病毒中和试验

7. 下列哪项症状不是狂犬病的临床表现
A. 吞咽或饮水困难　　B. 出现恐水症　　C. 全身肌肉强直性抽搐
D. 昏迷、呼吸衰竭　　E. 循环衰竭

8. 下列哪种病毒可引起人类皮肤黏膜疣状病变
A. HSV　　B. HAV　　C. HPV
D. HTLV　　E. CMV

9. 人被犬咬伤后,应将动物捕获隔离观察,如经一段时间不发病,一般认为该动物未患狂犬病,观察时间是
A. 1~2 天　　B. 2~3 天　　C. 3~4 天
D. 5~7 天　　E. 7~10 天

10. 感染人体后可引起恐水症的病毒是
A. 流行性乙型脑炎病毒　　B. 登革热病毒　　C. 肾综合征出血热病毒
D. 狂犬病病毒　　E. 黄热病毒

四、问答题

1. 简述狂犬病的防治原则。
2. 简述人乳头瘤病毒的致病性。

（孜来古丽 · 米吉提 编,王红英 校）

第三十一章　朊粒(Prion)

第一节　朊粒(Prion)

又称传染性蛋白粒子或朊病毒，本质为由正常宿主细胞基因编码的、构象异常的蛋白质，称为朊蛋白(PrP)，未检出任何核酸成分。

一、生物学性状(biological characteristics)

Prion 是一种不含核酸和脂类的疏水性糖蛋白，分子量为 $27\times10^3 \sim 30\times10^3$；朊蛋白(prion protein，PrP)存在两种分子构型：细胞朊蛋白(cellular prion protein，PrP^c)：对蛋白酶K敏感，在通常情况下是无害的；羊瘙痒病朊蛋白(scrapie prion protein，PrP^{sc})对蛋白酶K有抗性，与致病和传染有关。

二、致病性与免疫性(pathogenicity and immunity)

Prion 是一类完全不同于细菌、真菌、病毒、类病毒及卫星病毒等微生物的病原因子。Prion 病是一种人和动物的致死性中枢神经系统慢性退行性疾病。

1. 共同特征　潜伏期长，可达数年至数十年之久，一旦发病即呈慢性进行性发展，最终死亡。

2. 病理特点　中枢神经细胞空泡化、弥漫性神经细胞缺失、胶质细胞增生、淀粉样斑快形成、脑组织海绵状改变等。

3. 临床表现　痴呆、共济失调、震颤等中枢神经系统症状。

4. 所致疾病

(1) 动物 Prion 病：羊瘙痒病(scrapie of sheep and goat)、水貂传染性脑病、鹿慢性消瘦症、牛海绵状脑病(bovine spongiform encephalopathy，BSE)，俗称疯牛病(mad cow disease)、猫海绵状脑病。

(2) 人类 Prion 病：统称为人类传染性海绵状脑病(human transmissible spongiform encephalopathy)。临床有以下几种类型：库鲁病(Kuru disease)、克雅病(CJD)及克雅病变种(v-CJD)、格斯特曼综合征(GSS)、致死性家族失眠症(FFI)。

第二节　强化训练

问答题

简述朊粒的致病性

(陈锋 编，王红英 校)

第三篇 真 菌 学

第三十二章 真 菌 学

本章要求

1. 掌握:真菌的致病性。

2. 熟悉:真菌的生物学特性(分类、形态结构、培养特性、繁殖方式、抵抗力)

3. 了解:抗真菌免疫的特点,促癖吞噬肽的作用;真菌性感染的微生物学检查及防治原则。

真菌(fungus)是一类具有细胞器和典型细胞核,不含叶绿素,不分根、茎、叶的真核细胞型微生物。

第一节 真菌学总论

一、生物学性状(biological characteristics)

(一) 真菌的形态与结构

1. 单细胞真菌 由孢子构成,孢子呈圆形或卵圆形,以出芽方式繁殖。包括酵母型真菌和类酵母型真菌。

酵母型真菌:孢子。

类酵母型真菌:孢子和假菌丝。

2. 多细胞真菌 由菌丝和孢子组成,各种丝状菌的菌丝和孢子形态不同,是鉴别真菌的重要标志。

(1) 菌丝(hypha)

1) 菌丝分类:根据功能分为气生菌丝、营养菌丝和生殖菌丝。根据有无横隔分为有隔菌丝(大多致病性真菌为此)、无隔菌丝。

2) 菌丝形态:不同真菌菌丝形态不同,有梳状、鹿角、螺旋状、球拍状、结节状。

(2) 孢子:是真菌的生殖结构,与细菌的芽胞不同见表32-1。孢子由生殖菌丝产生。

可分为有性孢子(同一菌体或不同菌体上两个细胞融合,并经减数分裂而形成)和无性孢子(不发生细胞融合,一般由菌丝细胞通过有丝分裂而形成)。病原性真菌大多产生无性孢子。

无性孢子:

1) 分生孢子(conidium):包括大分生孢子和小分生孢子。

2）叶状孢子：菌丝内细胞形成。主要有芽生孢子（blastospore）、厚膜孢子（clamydospore）、关节孢子（arthrospore）。

3）孢子囊孢子（Sporangiospore）

表 32-1 真菌孢子与细菌芽胞区别

	真菌孢子	细菌芽胞
抵抗力	不强，60～70℃1 小时杀死	很强，100℃短时间不能杀死
数目	一条菌丝可产生多个孢子	一个细菌只产生一个芽胞
作用	为繁殖方式之一	为保存生命的形式
形状	多样，可在细胞内外	圆形或卵圆形，多在菌体内
种类	可分为有性孢子和无性孢子	属无性芽胞

真菌细胞壁不含肽聚糖，主要成分为几丁质（数百个 *N*-乙酰葡萄糖胺长链组成的多糖）和葡聚糖，故对抗生素不敏感。

（二）真菌的繁殖方式（reproductive pattern）

1. 有性繁殖（asexual reproduction）。

2. 无性繁殖（sexual reproduction）。

（1）芽生（buding）：常见于酵母和酵母样真菌。

（2）裂殖（binary fission）：少数双相型真菌在体内的繁殖方式。

（3）隔殖（septa）：多细胞真菌的繁殖方式。分生孢子梗形成隔膜，菌丝断裂，原生质浓缩形成新的孢子。

（4）萌管：某些真菌孢子芽管延伸形成菌丝。

（三）真菌的培养特性

1. 常用培养基 沙保弱培养基（sabouraud medium），含蛋白胨和葡萄糖。

2. pH4～6，温度 22～28℃（浅部感染真菌）或者 37℃（深部感染真菌）。

3. 菌落

（1）单细胞真菌菌落：酵母型菌落（yeast-type colony），酵母样菌落（yeast-like colony）。

（2）多细胞真菌菌落：丝状菌落（filamentous colony）。

某些二相型真菌（dimorphic fungus）在 37℃生长良好，形成酵母型菌落（体内），在 25℃体外培养则形成丝状菌落。

（四）真菌抵抗力

真菌对热的抵抗力不强。孢子不同于细菌芽胞，一般 60℃经 1 小时被杀灭。

二、真菌的致病性

由真菌引起感染并表现临床症状者成为真菌病。引起真菌病的真菌，有的属于病原性真菌；有的属于机会致病性真菌。

1. 致病性真菌感染 外源性真菌感染。

2. 条件致病性真菌感染 最常见为白假丝酵母菌和新生隐球菌。

3. 真菌变态反应性疾病 按性质可分为感染性超敏反应、接触性超敏反应；按部位分为皮肤超敏反应、呼吸道超敏反应、消化道超敏反应。

4. 真菌性中毒。

5. 肿瘤　黄曲霉毒素与肝癌发生有关。

三、真菌微生物学检查法

1. 直接镜检　皮屑、甲屑、病发可用10% KOH消化镜检。

深部感染真菌显微镜检查菌丝或孢子，或将标本接种于沙保培养基，根据菌落特征及菌丝和孢子特点进行鉴别。

2. 分离培养

3. 深部真菌感染　根据生长情况、菌落特点及孢子菌丝特征进行鉴定。

第二节　主要病原性真菌

一、皮肤癣菌(dermatophytes)

是寄生于皮肤角蛋白组织的浅部真菌，具有嗜角质蛋白的特性，是引起浅部真菌病最重要的病原菌。仅侵犯角化的皮肤、毛发或指(趾)甲，引起癣病(tinea)，包括体癣、股癣、手癣、甲癣、头癣等。通过接触污染的土壤及用品、患者、患畜感染皮肤癣菌。

(一) 表皮癣菌属(*Epidermophyton*)

只有1种，即絮状表皮癣菌(*E. floccosum*)感染皮肤及指(趾)甲。临床上可致体癣、足癣、手癣、股癣和甲癣等。形态特点是形成大分生孢子，球拍状、结节状及螺旋状有隔菌丝，无小分生孢子。

(二) 毛癣菌属(*Trichophyton*)

有20余种，其中13中对人有致病性，可侵犯皮肤、毛发和指(趾)甲。形态特点是形成细长、棒状、壁薄光滑的大分生孢子以及散在、侧生、葡萄状的小分生孢子。

(三) 小孢子菌属(*Microsporum*)

有15个种，感染皮肤、毛发。形态特点是形成梭形、壁厚的大分生孢子，菌丝侧枝末端有卵圆形的小分生孢子，梳状、结节状或球拍状有隔菌丝。

二、白假丝酵母菌

白假丝酵母菌(saccharomyces albicans)俗称白色念珠菌(*candida albicans*)。

(一) 生物学性状(biological characteristics)

1. 形态与结构　菌体圆形或卵圆形，革兰染色阳性，以出芽方式繁殖，可形成芽生孢子及假菌丝，厚膜孢子为本菌特征之一。

2. 培养特性　营养要求不高，在沙保弱培养基上形成灰白色、表面光滑、带有浓厚酵母气味的典型的类酵母型菌落。

(二) 致病性(pathogenicity)

白假丝酵母菌是条件致病菌，广泛存在于人的皮肤、口腔、上呼吸道、阴道与肠道黏膜，当机体出现菌群失调或免疫力下降引起各种念珠菌病(candidasis)。

1. 皮肤和黏膜感染　感染多发于皮肤潮湿和皱褶处，引起皮肤湿疹样症、肛门周围瘙痒症、指间糜烂症等。口腔黏膜可发生鹅口疮(thrush),(表面为白膜,下有溃疡)、口角糜烂、外阴与阴道炎,其中鹅口疮最为常见。

2. 内脏感染 有肺炎、支气管炎、肠炎、膀胱炎和肾盂肾炎等,偶尔可引起败血症。

3. 中枢神经系统感染 可有脑膜炎、脑膜脑炎、脑脓肿等。

(三)微生物学检查法(microbiological diagnosis)

病灶分泌物涂片染色镜检,观察假菌丝及芽生孢子。根据芽管形成试验、厚膜孢子形成试验和动物试验鉴定。

三、新生隐球菌(*cryptococcus neoformans*)

(一)生物学性状(biological characteristics)

1. 形态与结构 墨汁负染色镜检可见圆形或卵圆形透亮的菌体,外围以肥厚荚膜,本菌以芽生方式繁殖,但不形成假菌丝。

2. 培养特性 营养要求不高,在沙保弱(SDA)培养基上形成黏稠致密、表面光滑的酵母型菌落。

(二)致病性(pathogenicity)

新生隐球菌的荚膜多糖是重要的致病物质。本菌在土壤、鸟粪、尤其是鸽粪中大量存在,鸽是主要的传染源,但鸽对此菌不易感。可侵犯任何动物引起隐球菌病。多数引起外源性感染,也可引起内源性感染。对人类而言,它是机会致病菌。人经呼吸道吸入感染,初感染灶多为肺部,大多情况下不引起明显症状,且能自愈。从肺部可以播散至全身其他部位,播散病灶可发生在各个脏器,最易侵犯的是中枢神经系统,引起慢性脑膜炎。

(三)微生物学检查法(microbiological diagnosis)

脑脊液涂片墨汁负染色镜检,观察肥厚荚膜。荧光免疫法、乳胶凝集试验检查新生隐球菌荚膜抗原。

四、曲霉菌(*aspergillus*)

广泛分布在自然界中,对人致病主要有烟曲霉、黄曲霉、黑曲霉和土曲霉,以烟曲霉最常见,引起过敏反应、肺曲霉病及全身性曲霉病(aspergillosis)。有些曲霉能产生毒素,引起中毒,损伤肝、肾、神经等组织,与肝癌的发生密切相关。

五、毛霉菌(*mucor*)

广泛分布在自然界中,常引起食物霉变,在机体免疫力下降时引起感染,是一种条件感染性真菌。

六、肺孢子菌(*pneumocystis*)

广泛分布,可引起健康人的亚临床感染,对 AIDS 等免疫力低下者引起肺孢子菌肺炎(pneumocystis pneumonia,PCP)。对多种抗真菌药物均不敏感,治疗首选甲氧苄氨嘧啶-磺胺甲基异恶唑或戊烷脒气雾吸入。

第三节 强化训练

一、判断题

1. 新型隐球菌属于多细胞真菌。
2. 黄曲霉毒素与肝癌有关。
3. 滥用抗生素可导致白色念珠菌引起的菌群失调症。
4. 引起食物霉变的主要真菌是曲霉。
5. 白色念珠菌属于人体正常菌群成员。

二、填空题

1. ________是真菌的繁殖结构。
2. 根据形态结构,可把真菌初步分为________和________两大类。
3. 在沙保弱培养基上,真菌的菌落有________、________和________三种类型。
4. 常见的机会性感染真菌有________和________。
5. 浅部真菌生长繁殖最适温度是________,深部浅部真菌生长繁殖最适温度是________。
6. 菌丝按功能可分为________、________和________三种。
7. ________是艾滋病患者最常见的真菌感染。

三、单项选择题

【A1 型题】

1. 具有典型细胞核的微生物是
   A. 病毒　B. 真菌　C. 细菌
   D. 螺旋体　E. 衣原体
2. 真菌细胞壁中特殊成分是
   A. 胞壁酸　B. 肽聚糖　C. 磷壁酸
   D. 几丁质　E. LPS
3. 真菌的下列结构中,哪一项是细菌没有的
   A. 细胞壁　B. 核仁　C. 核蛋白体
   D. 细胞膜　E. 细胞质
4. 真菌孢子区别于细菌芽胞的特点不包括
   A. 可繁殖后代　B. 可休眠　C. 细胞核为真核
   D. 不耐热　E. 可经细胞分裂而产生
5. 真菌的繁殖方式不包括
   A. 出芽　B. 形成菌丝　C. 产生孢子
   D. 菌丝断裂　E. 复制
6. 下列哪一项是新生隐球菌的特有的鉴定指标
   A. 细胞形态　B. 培养特征　C. 芽生孢子
   D. 肥厚荚膜　E. 异染颗粒
7. 多细胞真菌的菌落是
   A. 酵母型菌落　B. 类酵母型菌落　C. 丝状菌落
   D. 粗糙型菌落　E. 光滑型菌落

8. 与原发性肝癌发病有关的是

A. 黄曲霉毒素 B. 灰黄霉素 C. 黄褐毒素

D. 串珠镰刀菌毒素 E. 青霉素

9. 新生隐球菌致病物质主要是

A. 假菌丝 B. 荚膜多糖 C. 毒素

D. 侵袭性酶 E. 芽生孢子

10. 标本涂片镜检可见圆形或卵圆形菌体,革兰染色阳性,从菌体上芽管伸出,但不与菌体脱离,形成假菌丝,将标本接种至玉米粉培养基上,可长出厚膜孢子,此微生物可能是

A. 葡萄球菌 B. 白色念珠菌 C. 链球菌

D. 放线菌 E. 毛癣菌

11. 培养真菌常用的培养基是

A. 罗氏培养基 B. EMB 培养基 C. SS 培养基

D. 沙保培养基 E. 巧克力培养基

12. 关于皮肤癣菌下述哪项是错误的

A. 主要侵犯皮肤、毛发和指(趾)甲 B. 通过直接或间接接触而感染

C. 一种皮肤癣菌仅能引起一种癣病 D. 在沙氏培养基上形成丝状菌落

E. 可根据菌丝、孢子及菌落形态作出初步诊断

13. 真菌孢子的主要作用是

A. 抵抗不良环境的影响 B. 抗吞噬 C. 进行繁殖

D. 引起炎症反应 E. 引起变态反应

14. 不属于条件致病性真菌的是

A. 白色念珠菌 B. 曲霉菌 C. 毛霉菌

D. 皮肤癣菌 E. 新型隐球菌

15. 鉴定多细胞真菌主要应用的检查方法是

A. 革兰染色后镜检 B. 墨汁负染色后镜检 C. 血清学检查

D. 生化反应检查 E. 小培养检查菌丝和孢子

16. 人类最多见的真菌病是

A. 体癣 B. 头癣 C. 手癣

D. 足癣 E. 股癣

17. 关于新生隐球菌的致病性,下列哪一项是错误的

A. 一般是外源性感染 B. 不易侵犯神经系统

C. 推测鸽子是本菌的自然宿主 D. 主要经呼吸道感染

E. 机会致病菌

18. 白色念珠菌所致鹅口疮多见于

A. 初生婴儿 B. 幼儿 C. 成年

D. 青少年 E. 老年人

19. 新生隐球菌通过血行扩散最易侵犯的组织器官是

A. 皮肤 B. 骨骼 C. 心脏

D. 中枢神经系统 E. 肺部

20. 白色念珠菌引起感染的主要原因是

A. 致病力增强 B. 对抗生素不敏感 C. 侵入数量多

D. 机体免疫力下降 E. 毒力强

【A2 型题】

1. 一女性患阴道炎，曾因治疗其他疾病长期使用过激素类药物。微生物学检查：泌尿生殖道分泌物标本镜检可见有假菌丝的酵母型菌。你认为引起阴道炎的病原体是

A. 无芽胞厌氧菌 B. 白色念珠菌 C. 解脲脲原体

D. 衣原体 E. 梅毒螺旋体

2. 有一可疑脑膜炎患者脑脊液标本离心后取沉渣涂片墨汁负染色镜检，镜下可见直径 4~12μm 透亮圆形菌体，外围以透明肥厚荚膜，你认为该患者脑膜炎是由何种病原体引起的

A. 白色念珠菌 B. 表皮癣菌 C. 黄曲霉

D. 新生隐球菌 E. 立克次体

【B1 型题】

A. 鹅口疮 B. 慢性脑膜炎 C. 过敏性鼻炎

D. 头癣 E. 甲癣

1. 表皮癣菌感染可引起
2. 白色念珠菌感染可引起
3. 新型隐球菌感染可引起

A. 致病性真菌感染 B. 条件致病性真菌感染

C. 真菌变态反应性疾病 D. 真菌性中毒

E. 真菌毒素致癌

4. 儿童患头癣属于
5. 吸入真菌孢子可能迅速发生
6. 食用发霉甘蔗最可能导致
7. 长期大量使用抗生素所致假膜性肠炎可能是

四、问答题

1. 简述真菌的形态结构。
2. 简述真菌的培养条件。
3. 简述白假丝酵母引起的疾病和微生物学检查法。
4. 简述新型隐球菌的致病性。
5. 简述真菌孢子与细菌芽胞的区别。

（孜来古丽·米吉提 编，王红英 校）

附　　录

附录1　参考答案

第一章　绪　　论

一、判断题

1. F　2. F　3. T　4. F　5. F　6. F　7. F

二、填空题

1. 原核细胞型微生物、真核细胞型微生物、非细胞型微生物，细菌、支原体、衣原体、立克次体、螺旋体、放线菌
2. 巴斯德
3. 李斯特
4. 细胞结构

三、单项选择题

【A1 型题】 1. C　2. E　3. C　4. D　5. E　6. E　7. A　8. C　9. D　10. D　11. A　12. B　13. B　14. D　15. B　16. A　17. B　18. A

【B1 型题】 1. B　2. A　3. D　4. C　5. A　6. B

第二章　细菌的形态与结构

一、判断题

1. T　2. F　3. F　4. F　5. T　6. F　7. F

二、填空题

1. 球形、杆形、螺旋形
2. 细胞壁、细胞膜、细胞质、核质
3. 鞭毛、菌毛、芽胞、荚膜
4. 聚糖骨架、四肽侧链、五肽交联桥
5. 外膜、脂蛋白、脂质双层、脂多糖
6. 物质转运、呼吸和分泌、生物合成、参与细胞分裂
7. 维持菌体的固有形态、参与菌体内外的物质交换、诱发机体的免疫应答、与致病性有关
8. 核质、质粒、质粒
9. 革兰阳性、革兰阴性
10. 普通菌毛、性菌毛、黏附、传递遗传物质

三、单项选择题

【A1 型题】 1. C　2. B　3. C　4. D　5. C　6. B　7. D　8. C　9. C　10. E　11. B　12. A　13. B　14. A　15. B　16. D　17. C　18. C　19. D　20. E　21. E　22. C　23. C　24. E　25. C　26. C　27. E　28. B　29. D　30. A　31. A　32. B　33. D

【B1 型题】 1. A　2. E　3. C　4. E　5. A　6. B　7. A　8. B　9. D

第三章　细菌的生理

一、判断题

1. F　2. F　3. F　4. T　5. F

二、填空题

1. 热原质、毒素与侵袭性酶、色素、抗生素、细菌素、维生素
2. 营养物质、温度、气体、氢离子浓度
3. 迟缓期、对数生长期、稳定期、衰亡期
4. 专性需氧菌、兼性需氧菌、微需氧菌、专性厌氧菌、兼性需氧菌
5. 基础培养基、营养培养基、选择培养基、鉴

别培养基、厌氧培养基
6. 混浊生长、表面生长、沉淀生长
7. 7.2～7.6、37℃、酸、碱
8. 热原质、毒素、侵袭性酶
9. 脂溶性、水溶性、水溶性
10. 自养菌、异养菌、异养菌

三、单项选择题

【A1 型题】 1. C 2. B 3. D 4. E 5. D 6. C 7. C 8. E 9. B 10. E 11. D 12. C 13. B 14. A 15. B

【B1 型题】 1. B 2. B 3. C

第四章 消毒灭菌与病原微生物实验室生物安全

一、判断题

1. F 2. F 3. F 4. T 5. F 6. F 7. F 8. T

二、填空题

1. 巴氏消毒法、煮沸法、流动蒸汽消毒法、间歇蒸汽消毒法、高压蒸汽灭菌法
2. 繁殖体、浓度、消毒时间
3. 穿透力弱、空气、物体表面
4. 酒精、碘伏
5. 焚烧、烧灼、干烤、红外线
6. 巴斯德、71.7 度、15～30、牛奶、酒类
7. 103.4 千帕，1.05kg/cm^2，121.3℃，15～20 分钟
8. 促进菌体蛋白质变性或凝固、干扰细菌的酶系统和代谢、破坏细菌的细胞膜
9. 200～300、265～266、干扰 DNA 的复制与转录
10. 热力、辐射、滤过、血清、毒素、抗生素
11. 微生物的种类与数量、消毒剂的性质浓度与作用时间、温度和酸碱度、有机物

三、单项选择题

【A1 型题】 1. D 2. B 3. C 4. A 5. B 6. B 7. D 8. E 9. C 10. B 11. B 12. B 13. D 14. C 15. E 16. A 17. C 18. E

【B1 型题】 1. C 2. B 3. D 4. C 5. D

第五章 细菌的遗传与变异

一、判断题

1. F 2. F 3. T

二、填空题

1. 染色体、质粒、转座因子、噬菌体
2. 溶菌性、溶原性
3. 温和噬菌体、毒性噬菌体
4. 前噬菌体，溶源性细菌

三、单项选择题

【A1 型题】 1. E 2. E 3. B 4. E 5. D 6. E

【B1 型题】 1. E 2. B 3. D 4. A

第六章 细菌的感染与免疫

一、判断题

1. T 2. F 3. F 4. T 5. F 6. F 7. F 8. T 9. F 10. T

二、填空题

1. 侵袭力，毒素
2. 半数致死剂量，半数感染剂量
3. 毒力、侵入数量、侵入途径
4. 乳酸杆菌、双歧杆菌、肠球菌
5. 宿主、环境、微生物
6. 细胞毒素、肠毒素、神经毒素
7. 非特异性免疫、特异性免疫、非特异性免疫、特异性免疫
8. 患者、带菌者、病畜或带菌动物
9. 人体正常菌群
10. 隐性感染、显性感染
11. 急性感染、慢性感染
12. 局部感染、全身感染
13. 消毒灭菌、隔离预防、合理使用抗菌药物

14. 寄居部位改变、机体免疫功能下降、菌群失调

三、单项选择题

【A1 型题】 1. C 2. D 3. C 4. B 5. C 6. A 7. B 8. E 9. A 10. D 11. B 12. D 13. D 14. C 15. C

【B1 型题】 1. D 2. B 3. E 4. C

第七章　细菌学诊断与防治原则

一、判断题

1. F 2. T 3. T 4. T 5. T 6. T 7. F

二、填空题

1. 革兰染色法、抗酸染色法、特殊结构染色法
2. 疫苗、类毒素
3. 抗毒素、抗菌血清、丙种球蛋白、细胞因子

第八章　球　菌

一、判断题

1. F 2. T 3. F 4. T 5. F 6. F 7. T 8. T 9. T 10. F 11. T 12. T

二、填空题

1. 葡萄球菌、链球菌、肺炎链球菌、脑膜炎奈瑟菌、淋病奈瑟菌
2. 血浆凝固酶
3. 食物中毒、烫伤样皮肤综合征、毒性休克综合症
4. 甲型溶血性链球菌、乙型溶血性链球菌、丙型链球菌
5. 细菌细胞壁成分、外毒素类、侵袭性酶类
6. 化脓性感染、毒素性疾病、超敏反应性疾病
7. 胆汁溶菌试验、菊糖分解试验、optochin试验
8. 巧克力(色)血琼脂平板
9. 菌毛、荚膜、脂寡糖
10. 脑脊液、血液、刺破出血斑取其渗出物
11. 干燥、寒冷、热
12. 甲型溶血性链球菌
13. 葡萄球菌
14. 性接触、淋病、淋球菌性结膜炎
15. 新生儿败血症、新生儿化脓性脑膜炎

三、单项选择题

【A1 型题】 1. A 2. C 3. A 4. A 5. D 6. E 7. C 8. B 9. B 10. E 11. C 12. E 13. A 14. A 15. E 16. E 17. C 18. A

【A2 型题】 1. C 2. D

【B1 型题】 1. D 2. B 3. E 4. A

第九章　肠杆菌科

一、判断题

1. T 2. F 3. T 4. T 5. F 6. T

二、填空题

1. 乳糖发酵
2. 吲哚试验、甲基红试验、VP 试验、枸橼酸盐利用试验
3. ETEC、EIEC、EPEC、EHEC、EAEC
4. 侵袭力、内毒素、肠毒素
5. 肠热症、胃肠炎、败血症
6. 血液、粪便、尿液
7. EMB 平板、SS-培养基、双糖铁培养基

三、单项选择题

【A1 型题】 1. A 2. B 3. B 4. D 5. A 6. B 7. C 8. E 9. D 10. A 11. C 12. E 13. D 14. A 15. D 16. E 17. B 18. C

【A2 型题】 1. D 2. E 3. E 4. C 5. B

【B1 型题】 1. B 2. A 3. D 4. B 5. C 6. E

第十章 弧 菌 属

一、填空题

1. 霍乱弧菌,副溶血性弧菌
2. 食物中毒
3. EI Tor 生物型,古典生物型
4. 水,食物,霍乱肠毒素、鞭毛、菌毛

二、单项选择题

【A1 型题】 1. E 2. A 3. C 4. E 5. D

第十一章 螺杆菌属

一、填空题

胃炎、胃溃疡、尿素酶

二、单项选择题

【A1 型题】 1. B 2. D 3. D 4. B

第十二章 厌氧性细菌

一、判断题

1. F 2. F 3. F 4. T 5. T 6. T 7. T

二、填空题

1. 破伤风芽胞梭菌、产气荚膜梭菌、肉毒梭菌
2. 顶端、鼓槌状、次极端、网球拍状
3. 伤口的厌氧微环境、破伤风痉挛毒素
4. 破伤风类毒素、破伤风抗毒素
5. 气性坏疽、食物中毒、坏死性肠炎
6. 食用前加热食物

三、单项选择题

【A1 型题】 1. B 2. B 3. C 4. C 5. C
6. E 7. A 8. C 9. A 10. D 11. C 12. C
13. C 14. A 15. B 16. A 17. B 18. D
19. C 20. C

第十三章 分枝杆菌属

一、判断题

1. F 2. T 3. T 4. T 5. F 6. F 7. T
8. T

二、填空题

1. 结核分枝杆菌、麻风分枝杆菌
2. 75% 乙醇、紫外线、湿热
3. 呼吸道、消化道、破损的皮肤黏膜
4. 阳性、红
5. 罗氏、粗糙
6. 卡介苗、乙肝疫苗
7. 避免耐药性的产生

三、单项选择题

【A1 型题】 1. A 2. B 3. D 4. C 5. C
6. B 7. D 8. D 9. C 10. C 11. D 12. A
13. D

第十四章 动物源性细菌

一、判断题

1. F 2. T 3. F 4. F 5. T 6. T 7. F
8. T

二、填空题

1. 布鲁菌、炭疽杆菌、鼠疫杆菌
2. 皮肤炭疽、肺炭疽、肠炭疽
3. 腺鼠疫、肺鼠疫、败血症型鼠疫
4. 牛布鲁菌、羊布鲁菌、猪布鲁菌、羊布鲁菌、牛布鲁菌

三、单项选择题

【A1 型题】 1. E 2. A 3. A 4. B 5. A
6. B 7. D 8. C 9. C 10. E

第十五章　其他病原性细菌

一、判断题

1. F　2. T　3. T　4. F

二、填空题

1. 百白破三联疫苗、白喉抗毒素
2. 美兰、奈瑟、异染颗粒
3. 鼻咽部、阴性、新鲜血液、V、X
4. 肠道、散发性细菌性肠炎

三、单项选择题

【A1 型题】 1. E　2. B　3. D　4. B　5. B　6. B　7. B　8. C　9. D　10. D　11. C　12. C　13. B　14. C　15. C　16. D

【A2 型题】 1. D　2. C

【B1 型题】 1. A　2. B　3. A　4. C　5. D　6. A

第十六章　放线菌属与诺卡菌属

一、判断题

1. F　2. F　3. F　4. F　5. T　6. T

二、填空题

1. 原核细胞型微生物、衣氏放线菌
2. 硫磺样颗粒、菊花
3. 土壤、外源性

三、单项选择题

【A1 型题】 1. B　2. A　3. A　4. D　5. D　6. C　7. D　8. D

【A2 型题】 A

第十七章　支　原　体

一、判断题

1. T　2. T

二、填空题

1. 细胞壁、多形性、细菌滤器
2. 3、脂质
3. 血清、油煎蛋样
4. 呼吸道、原发性非典型肺炎
5. 非淋菌性尿道炎,胎盘

三、单项选择题

【A1 型题】 1. A　2. B　3. C　4. D　5. A　6. B

【B1 型题】 1. C　2. D　3. A　4. D

第十八章　立 克 次 体

一、判断题

1. T　2. T　3. F　4. T

二、填空题

1. 人虱、流行性斑疹伤寒
2. 鼠、鼠蚤、地方性斑疹伤寒
3. 流行性斑疹伤寒、地方性斑疹伤寒
4. 内毒素、磷脂酶 A

三、单项选择题

【A1 型题】 1. C　2. C　3. C　4. E　5. D　6. D　7. A　8. B　9. E　10. A　11. B　12. E

【B1 型题】 1. C　2. A　3. D　4. E　5. C　6. A

第十九章　衣　原　体

一、判断题

1. T　2. T　3. T　4. T　5. T　6. F

二、填空题

1. 细胞内、原核
2. 原体、始体、原体、始体
3. 沙眼生物型、性病淋巴肉芽肿型、生殖生物型
4. 沙眼衣原体、溶脲脲原体
5. 沙眼衣原体、肺炎衣原体、鹦鹉热衣原体

三、单项选择题

【A1 型题】 1. B 2. C 3. C 4. A 5. B 6. C 7. A 8. A 9. B 10. C 11. A 12. C 13. B

【B1 型题】 1. A 2. B 3. C 4. A 5. D

第二十章 螺 旋 体

一、判断题

1. T 2. T 3. F 4. T 5. F 6. T

二、填空题

1. RPR、USR
2. 伯道螺旋体、蜱
3. 镀银染色法
4. 性接触、血液、胎盘传播

三、单项选择题

【A1 型题】 1. A 2. D 3. C 4. C

第二十一章 病毒的基本性状

一、判断题

1. T 2. F 3. F 4. T 5. F 6. F 7. T 8. T 9. T 10. T 11. T 12. T 13. F 14. T

二、填空题

1. 核心、衣壳
2. DNA 病毒、RNA 病毒
3. 螺旋、20 面体立体、复合
4. 顿挫感染、缺陷病毒

三、单项选择题

【A1 型题】 1. A 2. E 3. D 4. D 5. C 6. C 7. B 8. A 9. A 10. D 11. C 12. C 13. B 14. B 15. C 16. B 17. A 18. C 19. B 20. E 21. C 22. E 23. D 24. E

【B1 型题】 1. D 2. B 3. B 4. A

第二十二章 病毒的感染与免疫

一、判断题

1. T 2. T 3. T 4. T 5. T 6. T 7. F 8. T 9. T 10. T

二、填空题

1. 胎盘、产道、哺乳和密切接触
2. 水平传播、垂直传播;水平传播
3. 抗病毒、抗肿瘤、免疫调节
4. 无包膜、包膜

三、单项选择题

【A1 型题】 1. A 2. A 3. E 4. D 5. A 6. B 7. C 8. B 9. C 10. E 11. B 12. E 13. B 14. E 15. B 16. C 17. D 18. B 19. D 20. D 21. E 22. B

【B1 型题】 1. B 2. C

第二十三章 病毒感染的检查方法与防治原则

一、判断题

1. F 2. T 3. T

二、填空题

1. 动物接种、鸡胚培养、细胞培养
2. 中和试验、将异性 IgM 抗体检测、血凝抑制试验
3. 50% 组织细胞感染量测定法、血凝试验、空斑测定法

第二十四章 呼吸道感染病毒

一、判断题

1. F 2. F 3. F 4. T 5. T 6. T 7. T 8. F 9. F 10. F

二、填空题

1. 甲型、乙型、丙型、甲型
2. HA(血凝素)、NA(神经氨酸酶)

3. 先天性心脏病、先天性白内障、先天性耳聋
4. HA(血凝素)、NA(神经氨酸酶)
5. 抗原性漂移、抗原性转变

三、单项选择题

【A1 型题】 1. D 2. A 3. A 4. C 5. E 6. E 7. D 8. D 9. C 10. A 11. C 12. E 13. E 14. E 15. C 16. B 17. D 18. D 19. C 20. C 21. A 22. B

【A2 型题】 1. B 2. A 3. E

【B1 型题】 1. A 2. E 3. C 4. E 5. A 6. B

第二十五章 肠道感染病毒

一、判断题

1. T 2. F 3. F 4. T 5. T 6. F 7. T 8. T 9. F

二、填空题

1. 病人、隐性感染者、消化道、脊髓前角细胞
2. 婴儿腹泻、成人腹泻
3. OPV、IPV、OPV

三、单项选择题

【A1 型题】 1. D 2. A 3. C 4. C 5. C 6. D 7. C 8. B 9. C 10. A 11. B 12. C 13. E 14. E 15. A 16. A 17. C 18. D

第二十六章 肝 炎 病 毒

一、判断题

1. T 2. F 3. T 4. T 5. F 6. T 7. T 8. F 9. T 10. T

二、填空题

1. HAV、HBV、HCV、HDV、HEV
2. 患者、隐性感染者、粪-口途径
3. 大球形颗粒、小球形颗粒、管形颗粒、大球形颗粒
4. 病人、HBsAg 无症状携带者、血液或血制品、母-婴垂直传播、性行为传播
5. 联合感染、重叠感染
6. 血液、丙型肝炎
7. HBV、HDV
8. IgM,IgG
9. HBsAg、HBcAg、HBeAg、HBsAg
10. HBsAg、HBeAg、抗-HBc
11. HBsAg,抗-HBe,抗-HBc
12. 患者、隐性感染者、潜伏期末期、急性期

三、单项选择题

【A1 型题】 1. B 2. D 3. A 4. B 5. B 6. B 7. A 8. D 9. B 10. A 11. D 12. C 13. B 14. C 15. A 16. B 17. B 18. C 19. B 20. C 21. D 22. D 23. B 24. E 25. B 26. B 27. C

【A2 型题】 1. C 2. C

第二十七章 虫媒病毒和出血热病毒

一、判断题

1. F 2. T 3. T 4. T 5. F 6. F 7. T 8. T 9. T

二、填空题

1. 猪、带喙吻库蚊
2. HFRS、HPS
3. 汉坦病毒、克里米亚-刚果出血热病毒、埃博拉病毒
4. 鼠、呼吸道、消化道、接触
5. 亚洲璃眼蜱
6. 蜱、春季、夏季
7. 流行性乙型脑炎病毒、森林脑炎病毒、登革病毒
8. 蚊、蜱
9. 登革热,登革出血热,登革休克综合征
10. 伊蚊、人、灵长类动物

三、单项选择题

【A1 型题】 1. A 2. C 3. A 4. A 5. C
6. D 7. A 8. A 9. B 10. C

第二十八章 人类疱疹病毒

一、填空题

1. 显性感染、潜伏感染、整合感染、先天性感染
2. 三叉神经节,颈上神经节,骶神经节
3. 水痘、带状疱疹
4. 传染性单核细胞增多症、非洲儿童恶性淋巴瘤、鼻咽癌

二、单项选择题

【A1 型题】 1. A 2. B 3. B 4. A 5. A
6. D 7. D 8. C 9. E 10. D 11. D
12. A 13. C 14. C 15. A

第二十九章 反转录病毒

一、判断题

1. F 2. F 3. F 4. T 5. F 6. F

二、填空题

1. 人类免疫缺陷病毒,免疫系统,获得性免疫缺陷综合症
2. 性接触、血液、垂直传播
3. HIV 感染者和艾滋病病人
4. HIV-1、HIV-2、HIV-1
5. HIV、HBV、CMV、风疹病毒
6. ELISA、HIV 抗体
7. 免疫印迹法(Western blot)、p24 抗体和 gp120 抗体
8. gp120、gp41

三、单项选择题

【A1 型题】 1. B 2. B 3. B 4. B 5. D
6. B 7. E 8. E

【A2 型题】 C

第三十章 其他病毒

一、判断题

1. F 2. F 3. T

二、填空题

1. 内基小体
2. 单负链 RNA
3. 狂犬病
4. 犬、猫、5、唾液
5. 皮肤黏膜、瘤或疣、癌变
6. 中枢神经细胞、传出神经

三、单项选择题

【A1 型题】 1. D 2. C 3. C 4. A 5. D
6. B 7. C 8. C 9. E 10. D

第三十二章 真 菌 学

一、判断题

1. F 2. T 3. T 4. F 5. T

二、填空题

1. 孢子
2. 单细胞真菌、多细胞真菌
3. 酵母型菌落、类酵母型菌落、丝状菌落
4. 新生隐球菌、白假丝酵母菌
5. 22 ~28℃ 37℃
6. 营养菌丝、气中菌丝和生殖菌丝
7. 鹅口疮

三、单项选择题

【A1 型题】 1. B 2. D 3. B 4. B 5. E
6. D 7. C 8. A 9. B 10. B 11. D 12. C
13. C 14. D 15. E 16. D 17. B 18. A
19. D 20. D

【A2 型题】 1. B 2. D

【B1 型题】 1. D 2. A 3. B 4. A 5. C
6. D 7. B

附录2　模拟试卷及答案

医学微生物学模拟试卷A卷

一、单项选择题(每题1分,共60分)

【A1型题】

1. 专性细胞内寄生的原核细胞型微生物是
A. 病毒　B. 支原体　C. 衣原体　D. 细菌
E. 螺旋体
2. 维持细菌固有外形,参与菌体内外物质交换的细菌基本结构成分是
A. 细胞质　B. 中介体　C. 细胞膜　D. 细胞壁
E. 核质
3. 杀灭细菌芽胞最有效的物理消毒灭菌法是
A. 紫外线照射　B. 滤过除菌　C. 巴氏消毒法　D. 高压蒸汽灭菌法
E. 煮沸法
4. 常见的引起婴幼儿出血性结肠炎的大肠埃希菌致病菌株是
A. O1　B. O111:B4　C. O139　D. O157:H7
E. O114
5. 一患者发热一周,伴食欲缺乏、乏力,脾肿大,外周血白细胞总数偏低,发病后曾服用退热药及磺胺,但未退热,临床怀疑为伤寒。为进一步确诊,首选应做的检查是
A. 血培养　B. 粪便培养　C. 尿培养　D. 骨髓培养
E. 肥达试验
6. 产气荚膜梭菌特有的生长现象是
A. 卫星现象　B. 油煎蛋样菌落　C. 汹涌发酵现象　D. 迁徙生长现象
E. 钟乳石状下沉
7. 除O1群霍乱弧菌外,引起霍乱的病原体还有
A. O2群霍乱弧菌　B. O138群霍乱弧菌
C. O139群霍乱弧菌　D. O149群霍乱弧菌
E. O155群霍乱弧菌
8. 多细胞真菌的菌落类型是
A. 酵母型　B. 类酵母型　C. 丝状型　D. 光滑型
E. 粗糙型
9. 细胞壁中含脂量最多的细菌,正确的一项是
A. 结核杆菌　B. 白喉杆菌　C. 嗜肺军团菌　D. 流感嗜血杆菌
E. 百日咳杆菌
10. 流感嗜血杆菌的鉴别特征,正确的一项是
A. 异染颗粒　B. 卫星现象　C. 抗酸染色呈红色　D. 革兰染色阳性
E. 分解乳糖产酸产气

11. 炭疽杆菌最易感染的动物是
A. 草食动物 B. 肉食动物 C. 啮齿类动物 D. 原生动物
E. 节肢动物
12. 波浪热的发病机制是
A. 反复发作的菌血症 B. 反复发作的败血症
C. 反复发作的毒血症 D. 反复发作的脓毒血症
E. 速发型超敏反应
13. 镜下形态呈两端钝圆,两极浓染的卵圆形小杆菌是
A. 布氏杆菌 B. 炭疽杆菌 C. 百日咳杆菌 D. 鼠疫杆菌
E. 流感嗜血杆菌
14. 在放线菌感染的病灶组织中出现的肉眼可见的黄色颗粒称为
A. 硫磺样颗粒 B. 异染颗粒 C. Much 颗粒 D. Dane 颗粒
E. 大球形颗粒
15. 获得性梅毒的传播途径是
A. 空气飞沫 B. 性接触 C. 粪-口途径 D. 动物咬伤
E. 消化道
16. 流感病毒核酸特点是
A. 完整的(-)ssRNA B. 分节段的(-)ssRNA
C. 分节段的 dsRNA D. 分节段的(+)ssRNA
E. 完整的(+)ssRNA
17. 属于缺陷病毒的是
A. HAV B. HBV C. HCV D. HDV
E. HEV
18. 乙脑病毒的传播媒介是
A. 蚊 B. 蜱 C. 螨 D. 蚤
E. 人虱
19. 能够在无生命培养基中生长繁殖的最小的原核细胞型微生物是
A. 支原体 B. 衣原体 C. 立克次体 D. 真菌
E. 螺旋体
20. 结核杆菌的致病物质是
A. 内毒素 B. 外毒素 C. 侵袭性酶 D. 菌体成分
E. 肠毒素
21. 破伤风特异性治疗可应用
A. 青霉素 B. 抗毒素 C. 类毒素 D. 细菌素
E. 干扰素
22. 三型流感病毒中最易变异的是
A. 甲型 B. 乙型 C. 丙型 D. 甲型+乙型
E. 均不易变异
23. 新型隐球菌特有的鉴别指标是
A. 有隔菌丝 B. 肥厚荚膜 C. 叶状孢子 D. 丝状菌落

E. 分生孢子

24. 细菌的增殖方式是

A. 二分裂　B. 孢子　C. 复制　D. 出芽

E. 有丝分裂

25. 具有传染性的乙肝病毒颗粒是

A. 大球形颗粒　B. 小球形颗粒　C. 管形颗粒　D. 异染颗粒

E. 硫磺颗粒

26. 下列各种微生物，不属于原核细胞型微生物的是

A. 肺炎支原体　B. 沙眼衣原体　C. 梅毒螺旋体　D. 噬菌体

E. 立克次体

27. 专性细胞内寄生的微生物，应除外

A. 噬菌体　B. 螺旋体　C. 衣原体　D. 立克次体

E. 病毒

28. 关于质粒的描述错误的一项是

A. 由 DNA 构成　B. 非细菌生长所必需

C. 可在细菌之间转移　D. 控制细菌的某些性状

E. 不能自我复制

29. G^-菌的细胞壁组成，应排除

A. 肽聚糖　B. 脂多糖　C. 磷壁酸　D. 脂质双层

E. 脂蛋白

30. 关于铜绿假单胞菌的描述错误的一项是

A. 为 G^-杆菌　B. 有鞭毛

C. 可产生脂溶性色素　D. 为条件致病菌

E. 易产生耐药性

31. 关于链球菌的描述错误的一项是

A. 不同链球菌溶血现象不同　B. 需在含血清、血液的培养基上生长

C. 易产生耐　D. 可引起变态反应性疾病

E. 可引起猩红热

32. 关于脑膜炎奈瑟菌的描述错误的一项是

A. G^-双球菌　B. 需用血液琼脂培养基培养

C. 经呼吸道传播　D. 主要致病物质是脂寡糖

E. 用荚膜多糖疫苗可预防

33. 不能垂直传播的病毒是

A. 风疹病毒　B. 乙肝病毒　C. 巨细胞病毒　D. HIV

E. 流感病毒

34. 下列细菌引起食物中毒，无明显胃肠道症状的是

A. 金黄色葡萄球菌　B. 肉毒杆菌　C. 产气荚膜杆菌　D. 变形杆菌

E. 沙门菌

35. 关于结核菌素试验，错误的一项是

A. 用来选择卡介苗接种对象　B. 检测机体体液免疫功能

C. 作为婴幼儿结核病的辅助诊断　D. 红肿硬结直径大于 0.5cm 为阳性
E. 试验阳性说明感染过结核菌

36. 下列关于水平传播途径错误的一项是
A. 呼吸道　B. 消化道　C. 胎盘　D. 泌尿生殖道
E. 蚊虫叮咬

37. 结核杆菌的生物学特点,描述错误的一项是
A. 抗酸染色呈红色　B. 专性需氧　C. 耐酸碱　D. 易产生耐药性
E. 营养要求不高

38. 下列哪种方法不适用于 HBV 的消毒
A. 高压蒸汽灭菌法　B. 70% 乙醇　C. 100℃10 分钟　D. 0.5% 过氧乙酸
E. 环氧乙烷

39. HIV 的传播途径不包括
A. 性接触　B. 血液传播　C. 器官移植　D. 母婴垂直传播
E. 日常生活接触

40. 仅有一个血清型的病毒应除外
A. 甲肝病毒　B. 流感病毒　C. 麻疹病毒　D. 狂犬病病毒
E. 腮腺炎病毒

【B1 型题】

A. 转化　B. 接合　C. 转导　D. 溶原性转换
E. 原生质体融合

41. 受体菌直接摄取供体菌游离的 DNA 片段而使自身获得新的遗传性状,称为
42. 通过性菌毛使供体菌与受体菌接触进而使供体菌的遗传物质导入受体菌体内称为

A. 罗氏培养基　B. 沙保弱培养基　C. 碱性蛋白胨水　D. 血液琼脂培养基
E. 巧克力培养基

43. 培养淋病奈瑟菌常用
44. 培养真菌常用

A. gp120　B. p24　C. gp41　D. p17
E. P7

45. 与 HIV 吸附细胞有关的结构蛋白是
46. 与 HIV 穿入细胞有关的结构蛋白是

A. 光滑型菌落　B. 粗糙型菌落　C. 黏液型菌落　D. 油煎蛋样菌落
E. 酵母型菌落

47. 支原体形成
48. 新分离的炭疽杆菌形成

A. 毒血症　B. 病毒血症　C. 菌血症　D. 脓毒血症
E. 败血症

49. 病原菌在局部生长繁殖,不进入血流,但其产生的毒素进入血流,引起特殊的中毒症状,此全身感染称为
50. 化脓性细菌侵入血流后,在其中大量繁殖并通过血流扩散到其他组织或器官,引起新的化脓性病灶,此全身感染称为

A. 大叶性肺炎 B. 流行性斑疹伤寒 C. 慢性脑膜炎 D. 猩红热
E. 肠热症
51. 肺炎链球菌引起
52. 沙门菌引起

A. ETEC B. D 族链球菌 C. EHEC D. 变形杆菌
E. HPV
53. 引起婴儿和旅游者腹泻的是
54. 引起出血性结肠炎的是

A. 流感病毒 B. 甲肝病毒 C. 麻疹病毒 D. 狂犬病病毒
E. 腮腺炎病毒
55. 经消化道传播的病毒是
56. 在细胞内增殖形成内基小体的病毒是

A. 蚊 B. 人虱 C. 鼠蚤 D. 蜱
E. 螨
57. 莫氏立克次体的传播媒介是
58. 普氏立克次体的传播媒介是

A. 气性坏疽 B. 巨细胞包涵体病
C. 尖锐湿疣 D. 传染性单核细胞增多症
E. 生殖器疱疹
59. 产气荚膜梭菌引起
60. 人乳头瘤病毒引起

二、判断题(每题 1 分;共 10 分)

1. 紫外线只用于空气和物品表面消毒。
2. 抗原漂移是流感病毒基因重组造成的,引起疾病的小范围流行。
3. 沙门菌可分解乳糖。
4. HPV 只感染人的皮肤和黏膜上皮细胞。
5. 甲肝病毒可引起病毒血症,也可引起慢性肝炎。
6. 衣原体的始体具有感染性,原体无感染性。
7. 易感者感染麻疹病毒后多为显性感染。
8. SARS 冠状病毒是普通冠状病毒的变异株。
9. 白喉杆菌的典型形态特征是具有异染颗粒

10. 第一期梅毒和第二期梅毒的传染性强，第三期梅毒的传染性小，破坏性大。

三、填空题（每空 0.5 分，共 10 分）

1. 光镜下可以观察的细菌特殊结构是________，________和________。
2. HIV 的传染源是________和________，引起的疾病是________。
3. 破伤风梭菌的感染条件是________，致病物质是________。
4. 常见的人畜共患病原菌有________、________和________。
5. 风疹病毒通过垂直传播所引起的先天性风疹综合征（CRS）主要表现为________、________、________。
6. HSV-1 潜伏于________和________，HSV-2 潜伏于________。
7. 狂犬病病毒主要通过________途径感染人，引起________，该病又称为________。

四、简答题（每题 4 分，共 12 分）

1. 列举 6 种细菌外毒素引起的疾病。
2. 简述乙肝的特异性防治措施。
3. 简述革兰染色的方法、结果观察及实际意义。

五、论述题（8 分）

试述结核菌素试验的原理、试剂、结果分析及实际应用。

医学微生物学模拟试卷 B 卷

一、单项选择题（每题 1 分，共 60 分）

【A1 型题】

1. 结构最简单，体积最小需用电镜观察的微生物是
   A. 病毒　B. 支原体　C. 衣原体　D. 细菌
   E. 螺旋体
2. 维持细菌固有外形，参与菌体内外物质交换的细菌基本结构成分是
   A. 细胞质　B. 中介体　C. 细胞膜　D. 细胞壁
   E. 核质
3. 杀灭细菌芽胞最有效的物理消毒灭菌法是
   A. 紫外线照射　B. 滤过除菌　C. 巴氏消毒法　D. 高压蒸汽灭菌法
   E. 煮沸法
4. 常见的引起婴幼儿出血性结肠炎的大肠埃希菌致病菌株是
   A. O-1　B. O-111：B4　C. O-139　D. O157：H7
   E. O-114
5. 患者李某，疑似伤寒入院。2 次取血做肥达试验，结果如下：入院第五天，抗 H 1∶80，抗 O 1∶80，抗 A、B、C 均为 1∶40；入院第 12 天，抗 H、O 均为 1∶320，抗 A、B、C 均为 1∶40，可能诊断为
   A. 伤寒　B. 甲型副伤寒　C. 乙型副伤寒　D. 沙门菌早期感染
   E. 回忆反应
6. 产气荚膜梭菌特有的生长现象是
   A. 卫星现象　B. 油煎蛋样菌落　C. 汹涌发酵现象　D. 迁徙生长现象

E. 钟乳石状下沉

7. 除 O1 群霍乱弧菌外,引起霍乱的病原体还有

A. O2 群霍乱弧菌　B. O138 群霍乱弧菌

C. O139 群霍乱弧菌　D. O149 群霍乱弧菌

E. O155 群霍乱弧菌

8. 多细胞真菌的菌落类型是

A. 酵母型　B. 类酵母型　C. 丝状型　D. 光滑型

E. 粗糙型

9. 细胞壁中含脂量最多的细菌,正确的一项是

A. 结核杆菌　B. 白喉杆菌　C. 嗜肺军团菌　D. 流感嗜血杆菌

E. 百日咳杆菌

10. 流感嗜血杆菌的鉴别特征,正确的一项是

A. 异染颗粒　B. 卫星现象　C. 抗酸染色呈红色　D. 革兰染色阳性

E. 分解乳糖产酸产气

11. 炭疽杆菌最易感染的动物是

A. 草食动物　B. 肉食动物　C. 啮齿类动物　D. 原生动物

E. 节肢动物

12. 波浪热的发病机制是

A. 反复发作的菌血症　B. 反复发作的败血症

C. 反复发作的毒血症　D. 反复发作的脓毒血症

E. 速发型超敏反应

13. 镜下形态呈两端钝圆,两极浓染的卵圆形小杆菌是

A. 布氏杆菌　B. 炭疽杆菌　C. 百日咳杆菌　D. 鼠疫杆菌

E. 流感嗜血杆菌

14. 在放线菌感染的病灶组织中出现的肉眼可见的黄色颗粒称为

A. 硫磺样颗粒　B. 异染颗粒　C. Much 颗粒　D. Dane 颗粒

E. 大球形颗粒

15. 获得性梅毒的传播途径是

A. 空气飞沫　B. 性接触　C. 粪口途径　D. 动物咬伤

E. 消化道

16. 流感病毒核酸特点是

A. 完整的(-)ssRNA　B. 完整的(+)ssRNA

C. 分节段的 dsRNA　D. 分节段的(+)ssRNA

E. 分节段的(-)ssRNA

17. 属于缺陷病毒的是

A. HAV　B. HBV　C. HCV　D. HDV

E. HEV

18. 乙脑病毒的传播媒介是

A. 蚊　B. 蜱　C. 螨　D. 蚤

E. 人虱

19. 能够在无生命培养基中生长繁殖的最小的原核细胞型微生物是
A. 支原体　B. 衣原体　C. 立克次体　D. 真菌
E. 螺旋体
20. 结核杆菌的致病物质是
A. 内毒素　B. 外毒素　C. 侵袭性酶　D. 菌体成分
E. 肠毒素
21. 破伤风特异性治疗可应用
A. 青霉素　B. 抗毒素　C. 类毒素　D. 细菌素
E. 干扰素
22. 三型流感病毒中最易变异的是
A. 甲型　B. 乙型　C. 丙型　D. 甲型+乙型
E. 均不易变异
23. 新型隐球菌特有的鉴别指标是
A. 有隔菌丝　B. 肥厚荚膜　C. 叶状孢子　D. 丝状菌落
E. 分生孢子
24. 细菌的增殖方式是
A. 二分裂　B. 孢子　C. 复制　D. 出芽
E. 有丝分裂
25. 具有传染性的乙肝病毒颗粒是
A. 大球形颗粒　B. 小球形颗粒　C. 管形颗粒　D. 异染颗粒
E. 硫磺颗粒
26. 下列各种微生物,不属于原核细胞型微生物的是
A. 肺炎支原体　B. 沙眼衣原体　C. 梅毒螺旋体　D. 噬菌体
27. 专性细胞内寄生的微生物,应除外
A. 噬菌体　B. 螺旋体　C. 衣原体　D. 立克次体
E. 病毒
28. 关于质粒的描述错误的一项是
A. 由 DNA 构成　B. 非细菌生长所必需
C. 可在细菌之间转移　D. 控制细菌的某些性状
E. 不能自我复制
29. G^-菌的细胞壁组成,应排除
A. 肽聚糖　B. 脂多糖　C. 磷壁酸　D. 脂质双层
E. 脂蛋白
30. 关于绿脓杆菌的描述,错误的一项是
A. 为 G^-杆菌　B. 有鞭毛　C. 可产生脂溶性色素
D. 为条件致病菌　E. 易产生耐药性
31. 关于致病性葡萄球菌的描述,错误的一项是
A. 血浆凝固酶试验阳性　B. 产生金黄色色素
C. 不分解甘露醇　D. 可产生溶血现象
E. 多数具有 SPA

32. 关于脑膜炎奈瑟菌的描述错误的一项是
A. G^-双球菌　B. 需用血液琼脂培养基培养
C. 经呼吸道传播　D. 主要致病物质是内毒素
E. 用荚膜多糖疫苗可预防
33. 不能垂直传播的病毒是
A. 风疹病毒　B. 乙肝病毒　C. 巨细胞病毒　D. HIV
E. 脊髓灰质炎病毒
34. 下列细菌引起食物中毒,无明显胃肠道症状的是
A. 金黄色葡萄球菌　B. 肉毒杆菌　C. 产气荚膜杆菌　D. 变形杆菌
E. 沙门菌
35. 关于结核菌素试验,错误的一项是
A. 用来选择卡介苗接种对象　B. 检测机体体液免疫功能
C. 作为婴幼儿结核病的辅助诊断　D. 红肿硬结直径大于0.5cm为阳性
E. 试验阳性说明感染过结核菌
36. 下列关于水平传播途径错误的一项是
A. 呼吸道　B. 消化道　C. 胎盘　D. 泌尿生殖道
E. 蚊虫叮咬
37. 结核杆菌的生物学特点,描述错误的一项是
A. 抗酸染色呈红色　B. 专性需氧　C. 耐酸碱　D. 易产生耐药性
E. 营养要求不高
38. 下列哪种方法不适用于HBV的消毒
A. 高压蒸汽灭菌法　B. 70%乙醇　C. 100℃10分钟　D. 0.5%过氧乙酸
E. 环氧乙烷
39. HIV的传播途径不包括
A. 性接触　B. 血液传播　C. 器官移植　D. 母婴垂直传播
E. 日常生活接触
40. 仅有一个血清型的病毒应除外
A. 甲肝病毒　B. 流感病毒　C. 麻疹病毒　D. 狂犬病病毒
E. 腮腺炎病毒

【B型题】

A. 转化　B. 接合　C. 转导
D. 溶原性转换　E. 原生质体融合
41. 受体菌直接摄取供体菌游离的DNA片段而使自身获得新的遗传性状,称为
42. 通过性菌毛使供体菌与受体菌接触进而使供体菌的遗传物质导入受体菌体内称为

A. 罗氏培养基　B. 沙保弱培养基　C. 碱性蛋白胨水　D. 血液琼脂培养基
E. 巧克力培养基
43. 培养淋病奈瑟菌常用
44. 培养真菌常用

A. gp120　　B. p24　　C. gp41　　D. p17
E. P7

45. 与 HIV 吸附细胞有关的结构蛋白是
46. 与 HIV 穿入细胞有关的结构蛋白是

A. 光滑型菌落　　B. 粗糙型菌落　　C. 黏液型菌落　　D. 油煎蛋样菌落
E. 酵母型菌落

47. 支原体形成
48. 新分离的炭疽杆菌形成

A. 毒血症　　B. 病毒血症　　C. 菌血症　　D. 脓毒血症
E. 败血症

49. 病原菌在局部生长繁殖,不进入血流,但其产生的毒素进入血流,引起特殊的中毒症状,此全身感染称为
50. 化脓性细菌侵入血流后,在其中大量繁殖并通过血流扩散到其他组织或器官,引起新的化脓性病灶,此全身感染称为

A. 大叶性肺炎　　B. 流行性斑疹伤寒　　C. 慢性脑膜炎　　D. 猩红热
E. 肠热症

51. 肺炎链球菌引起
52. 沙门菌引起

A. B 族链球菌　　B. ETEC　　C. 乳杆菌　　D. EHEC
E. HSV

53. 引起婴儿和旅游者腹泻的是
54. 引起出血性结肠炎的是

A. 流感病毒　　B. 甲肝病毒　　C. 麻疹病毒　　D. 狂犬病病毒
E. 腮腺炎病毒

55. 经消化道传播的病毒是
56. 在细胞内增殖形成内基小体的病毒是

A. 蚊　　B. 人虱　　C. 鼠蚤　　D. 蜱
E. 螨

57. 莫氏立克次体的传播媒介是
58. 普氏立克次体的传播媒介是

A. 气性坏疽　　B. 巨细胞包涵体病
C. 尖锐湿疣　　D. 传染性单核细胞增多症
E. 生殖器疱疹

59. EB 病毒引起
60. 人乳头瘤病毒引起

二、判断题(每题 1 分,共 10 分)

1. 紫外线只用于空气和物品表面消毒。
2. 抗原转变是流感病毒基因重组造成的,引起疾病的大范围流行。
3. 大肠埃希菌可分解乳糖。
4. HPV 只感染人的皮肤和黏膜上皮细胞。
5. 甲肝病毒可引起病毒血症,也可引起慢性肝炎。
6. 乙肝病毒的 3 种颗粒均含有 HBsAg。
7. 脊髓灰质炎病毒感染以显性感染为主。
8. SARS 冠状病毒是普通冠状病毒的变异株。
9. 白喉杆菌的典型形态特征具有异染颗粒。
10. 1 期梅毒和 2 期梅毒的传染性强,破坏性也强,3 期梅毒的传染性小,破坏性也小。

三、填空题(每空 0.5 分,共 10 分)

1. 根据结构和化学组成,微生物分为________、________和________三种。
2. HIV 的传染源是________和________,引起的疾病是________。
3. 破伤风梭菌的感染条件是________,致病物质是________。
4. 常见的人畜共患病原菌有________、________和________。
5. 风疹病毒通过垂直传播所引起的先天性风疹综合征(CRS)主要表现为________、________、________。
6. HSV-1 潜伏于________和________,HSV-2 潜伏于________。
7. 乙型溶血性链球菌引起的疾病包括________、________、________。

四、简答题(每题 4 分,共 12 分)

1. 简述金黄色葡萄球菌的致病物质。
2. 简述破伤风防治方法。
3. 比较说明内毒素与外毒素的重要区别。

五、论述题(8 分)

HBV 抗原抗体系统的血清学检测项目、临床意义及实际用途。

医学微生物学模拟试卷 A 答案

一、单项选择题

1. C　2. D　3. D　4. D　5. B　6. C　7. C　8. C　9. A　10. B　11. A　12. A　13. D　14. A
15. B　16. B　17. D　18. A　19. A　20. D　21. B　22. A　23. B　24. A　25. A　26. D
27. B　28. E　29. C　30. C　31. C　32. B　33. E　34. B　35. B　36. C　37. E　38. B
39. E　40. B　41. A　42. B　43. E　44. B　45. A　46. C　47. D　48. B　49. A　50. D
51. A　52. E　53. A　54. C　55. B　56. D　57. C　58. B　59. A　60. C

二、判断题

1. T　2. F　3. F　4. T　5. F　6. F　7. T　8. F　9. T　10. F

三、填空题

1. 荚膜、芽胞、鞭毛
2. AIDS 病人、无症状 HIV 感染者、获得性免疫缺陷综合征
3. 伤口厌氧微环境、破伤风痉挛毒素
4. 鼠疫杆菌、布鲁菌、炭疽杆菌
5. 先天性心脏病、先天性白内障、先天性耳聋
6. 三叉神经节、颈上神经节、骶神经节
7. 动物咬伤、狂犬病、恐水症

四、简答题

1. 外毒素性疾病：破伤风、白喉、气性坏疽、肉毒中毒、烫伤样皮肤综合征，毒性休克综合征。
2. 乙肝的特异性防治措施：

(1) 人工主动免疫：

乙肝 HBsAg 血源疫苗，新生儿在 0、1、6 月分别免疫 3 次，可获得 90% 以上的 Anti-HBs 阳性率。其他人群 HBV"两对半"检测 5 项全阴性者也应接种。

(2) 人工被动免疫：高效价 Anti-HBs 人血清免疫球蛋白（HBIG），用于紧急预防，0.08mg/kg，8d 之内有预防效果，2 个月后需重复注射 1 次。

3. 答：

染色步骤 结晶紫，1 分钟，水洗

卢戈碘液，1 分钟，水洗

95 % 乙醇，20 ~ 30 秒，水洗

稀释复红，1 分钟，水洗

意义　鉴别细菌，辅助临床选择敏感抗生素，了解致病性。（1 分）

五、论述题

答：结核菌素实验（tuberculin test）

(1) 原理：是用结核菌素测定机体是否具有特异性抗结核细胞免疫的皮肤迟发型超敏反应试验。

(2) 试剂：有两种

1) 旧结核菌素（old tuberculin，OT），

2) 纯蛋白衍生物（purified protein derivative，PPD）：

PPD 有两种，即 PPD-C 和 PPD-BCG，均为 0.1ml/5U。

(3) 方法：取 OT 或 PPD0.1 ml 注入前臂内侧皮内，48 ~ 72 h 后观察结果。注射部位红肿硬结直径大于 0.5cm 时为阳性；红肿硬结直径大于 1.5cm 时为强阳性；红肿硬结直径小于 0.5cm 为阴性。

(4) 结果分析：

1) 阳性表明机体已感染过结核或 BCG 接种成功，对结核杆菌有特异性细胞免疫和迟发型超敏反应。

2) 强阳性表明机体可能有活动性结核病，应进一步检查。

3) 阴性表明机体未感染过结核或未接种过 BCG，对结核杆菌无免疫力。但应注意免疫功能低下者，如年老体弱者、AIDS 患者、肿瘤等用过免疫抑制剂者可能出现假阴性反应。

（5）实际应用：

1）选择卡介苗的接种对象及接种后效果的观察,阴性者接种。

2）婴幼儿结核病的辅助诊断,年龄越小,强阳性的诊断意义越大。

3）结核杆菌感染的流行病学调查。

4）测定肿瘤患者的细胞免疫功能。

医学微生物学模拟试卷B答案

一、选择题

1. A　2. D　3. D　4. D　5. A　6. C　7. C　8. C　9. A　10. B　11. A　12. A　13. D　14. A　15. B　16. E　17. D　18. A　19. A　20. D　21. B　22. A　23. B　24. A　25. A　26. D　27. B　28. E　29. C　30. C　31. C　32. B　33. E　34. B　35. B　36. C　37. E　38. B　39. E　40. B　41. A　42. B　43. E　44. B　45. A　46. C　47. D　48. B　49. A　50. D　51. A　52. E　53. B　54. D　55. B　56. D　57. C　58. B　59. D　60. C

二、判断题

1. T　2. T　3. T　4. T　5. F　6. T　7. F　8. F　9. T　10. F

三、填空题

1. 非细胞型微生物、原核细胞型微生物、真核细胞型微生物
2. AIDS 病人、无症状 HIV 感染者、获得性免疫缺陷综合征
3. 伤口厌氧微环境、破伤风痉挛毒素
4. 鼠疫杆菌、布鲁菌、炭疽杆菌
5. 先天性心脏病、先天性白内障、先天性耳聋
6. 三叉神经节、颈上神经节、骶神经节
7. 化脓性感染、猩红热、变态反应性疾病

四、简答题

1. 致病物质　血浆凝固酶,溶血素,肠毒素,表皮剥脱毒素,毒性休克综合征毒素 1。

2. 1）人工自动免疫：婴幼儿注射 DPT 三联疫苗。

2）人工被动免疫：DAT

3. （1）外毒素（Exotoxin）

1）Production：主要由 G^+ 菌和少数 G^- 菌合成和分泌到细胞外发挥毒性作用的。

2）Properties：蛋白质,不耐热,易被甲醛脱毒成为类毒素（Toxoid）。

3）Toxicity：强,选择性组织损害作用。

4）Antigenicity：强,可刺激机体产生特异性抗毒素（Antitoxin）性抗体

（2）内毒素（Endotoxin）

1）Production：G^- 菌细胞壁外膜的结构成分,即 LPS。

2）Properties：LPS,耐热。

3）Toxicity：毒性作用广泛,所有 G-菌感染释放的 Endotoxin 都有相似的毒性作用。

4）Antigenicity：较弱,刺激机体产生的特异性抗体尚未证明有保护作用,不能经甲醛脱毒成为类毒素。

五、论述题

答：1. 检测项目：HBV 抗原抗体 HBsAg，HBsAb，HBcAg，HBcAb，HBeAg，HBeAb。

2. 临床意义（见表）

HBsAg	HBeAg	HBsAb	HBeAb	HBcAb	结果分析
+	−	−	−	−	HBV 感染或无症状携带者
+	+	−	−	−	急性或慢性乙型肝炎，或无症状携带者
+	+	−	−	+	急性或慢性乙型肝炎
+	−	−	+	+	急性感染趋向恢复
−	−	+	+	+	既往感染恢复期
−	−	+	+	−	既往感染恢复期
−	−	−	−	+	既往感染或“窗口期”
−	−	+	−	−	既往感染或接种过疫苗

3. 实际用途

（1）乙肝的诊断

（2）筛选供血员

（3）乙肝流行病学调查

（4）指导预防接种

（陈锋 编，王红英 校）

附录3 参考文献

贾文祥. 2010. 医学微生物学（供 8 年制及 7 年制临床医学等专业用）. 第 2 版.［M］. 北京：人民卫生出版社

李凡，徐志凯. 2013. 医学微生物学. 第 8 版.［M］. 北京：人民卫生出版社

Warren Levinson. 2004. Medical Microbiology and Immunology. New York: Lange Medical Books/McGraw-Hill Medical publishing Division